Fach-
buch
Klett-Cotta

MENTALISIEREN IN KLINIK UND PRAXIS
Herausgegeben von Ulrich Schultz-Venrath

Mentalisieren ist die Fähigkeit, subjektive Neigungen und Motive des oder der Anderen und von sich selbst gleichermaßen wahrzunehmen und wertzuschätzen. Mentalisieren wird als wesentliche menschliche Kompetenz angesehen.

Die Fähigkeit des Mentalisierens ist bei verschiedenen psychischen Störungen unterschiedlich stark eingeschränkt oder nicht vorhanden. Dies hat häufig schwerwiegende Folgen. Die Mentalisierungsfähigkeit wieder herzustellen ist eine zentrale therapeutische Aufgabe in den verschiedenen Psychotherapien.

Die einzelnen Bände der Reihe stellen in kompakter Form die Anwendungsmöglichkeiten mentalisierungsbasierter Maßnahmen auf wichtigen Störungsfeldern vor.

Die Einzelbände behandeln folgende Themen:

1. Band: Mentalisieren in Gruppen
2. Band: Mentalisieren bei Depressionen
3. Band: Mentalisieren bei Kindern und Jugendlichen
4. Band: Mentalisieren bei Somatisierungsstörungen

Weitere Bände in Vorbereitung

Ulrich Schultz-Venrath, Helga Felsberger

Mentalisieren in Gruppen

Klett-Cotta

Klett-Cotta
www.klett-cotta.de

Printed in Germany
Cover: Bettina Herrmann, Stuttgart
unter Verwendung eines Fotos von © David-W-/photocase.de
Gesetzt von Kösel Media GmbH, Krugzell
Gedruckt und gebunden von GGP Media GmbH, Pößneck
ISBN 978-3-608-96156-0

Zweite Auflage, 2023

Bibliografische Information der Deutschen Nationalbibliothek
Die Deutsche Nationalbibliothek verzeichnet diese Publikation in der Deutschen Nationalbibliografie; detaillierte bibliografische Daten sind im Internet über http://dnb.d-nb.de abrufbar.

Inhalt

Danksagung

Dieses erste Buch einer mehrbändigen Reihe zum Thema »Mentalisieren in Klinik und Praxis« wäre ohne die freundliche Beharrlichkeit des Cheflektors Heinz Beyer niemals zu Stande gekommen. Ihm gebührt der größte Dank. Ebenso herzlich möchten wir uns für die freundschaftlich-kritischen Hinweise bezüglich der verschiedensten Versionen des Manuskripts bei Peter Döring, Ludger Hermanns, Rolf Haubl, Dorothee Venrath und Herwig Felsberger, aber auch bei den zahlreichen Mitarbeitern der Klinik für Psychiatrie, Psychotherapie und Psychosomatik im Evangelischen Krankenhaus Bergisch Gladbach bedanken, die uns immer wieder darin unterstützten, die verschiedenen Kapitel zu verfeinern.

Es gehört vielleicht zu den Besonderheiten dieser Reihe, dass sie nicht mit den Grundlagen des Mentalisierungsmodells startet, sondern mit »Mentalisieren in Gruppen«, das selbst als Grundlage eine neue Perspektive für die weitere Entwicklung von Psychotherapien eröffnet. Dabei gilt es, die verschiedenen nationalen Besonderheiten der Entwicklung des Mentalisierungsmodells in Großbritannien, Frankreich, Deutschland und den skandinavischen Ländern zu berücksichtigen, weshalb wir Anthony Bateman, Peter Fonagy, Siegmund Karterud und Steiner Lorentzen ebenfalls sehr zu Dank verpflichtet sind, die zu jedem Zeitpunkt unterstützend waren. So ist es vielleicht kein Zufall, dass im selben Monat, in dem dieses Buch fertig gestellt wurde, sich mit über 20 Teilnehmern ein deutschsprachiges »Netzwerk Mentalisieren« gegründet hat, um Wissenschaft und Lehre bezüglich des Mentalisierungsmodells weiter zu verbreiten.

Einführung

Wer keine Fragen mehr stellt, ist tot
(Mittelstraß 2014, S. 6)

Gruppen sind wie ein Spiegelsaal, der die Möglichkeit zu multipersonaler Resonanz eröffnet. Psychotherapiegruppen bieten in diesem Sinne einen idealen Ort zum Mentalisieren. Der Soziologe Hartmut Rosa (2016) spricht von der Sehnsucht nach Widerhall und verortet die Entfremdung des Menschen in der Moderne im Abhandenkommen von Resonanz. Resonanzverlangen und Resonanzsensibilität seien anthropologisch verankert. Eine existenzielle Grundangst in modernen Gesellschaften sei daher die Angst vor einem umfassenden Resonanzverlust, dem Verstummen der Welt. In der Soziologie dient der Resonanzbegriff heute als Metapher zur Beschreibung von Beziehungsqualitäten, für die sich Psychotherapeuten aller Art schon immer interessiert haben. Entwicklungspsychologie und Bindungsforschung haben das Verständnis der psychischen Entwicklung des Menschen in den letzten Jahrzehnten außerordentlich bereichert, was sich in verschiedenen theoretischen Entwicklungen psychodynamischer und kognitiv-behavioraler Psychotherapien niederschlug.

Die theoretischen Ausrichtungen fußen auf den Psychotherapien des 20. Jahrhunderts, die mit der Entwicklung und Gründung sehr unterschiedlicher und mächtiger Schulen einhergegangen waren. Trotz aller Differenzen ist dieser Epoche eine primäre Ausrichtung auf die Entwicklung des Individuums gemeinsam. So blieb es den jüngeren Psychotherapiewissenschaften vorbehalten, angesichts der psychosozialen Erkenntnisfortschritte ihren Blick auf die Bedeutung von Gruppen und deren Potenzial zu richten (Pines 2015). Weiteres wissenschaftstheoretisches und praktisches Potenzial ist in dem von der Arbeitsgruppe um Fonagy entwickelten Mentalisierungsmodell angelegt, auch wenn die britischen Pioniere gerne betonen, nichts Neues erfunden zu haben, da alle erfolgreichen Psychotherapien sich implizit mit der Förderung des Mentalisierens beschäftigen. Unseres Erachtens wurde mit der Definition von »Mentalisieren« als intrapsychischem und gleichzeitig interpersonellem Prozess ein neues Paradigma entwickelt, das besonders für Gruppenprozesse und Gruppenpsychotherapien aller Art geeignet ist. Das Mentalisierungsmodell ermöglicht eine Modernisierung der Gruppenanalyse und der verschiedenen anderen Gruppenpsychotherapien, ähnlich wie der Intersubjektivismus die Modernisierung der Psychoanalyse und der verschiedenen anderen Psychotherapien begünstigt. Dabei war Gruppenanalyse aufgrund ihrer Theorie und Technik schon immer der relationalen Psychoanalyse nahe. Die Modernisierung besteht u. a. darin, dass das zu behandelnde Problem aus einer Zusammenarbeit zwischen den Beteiligten und die Interventionen genauer auf die Mentalisierungsfähigkeit des Patienten wie des Therapeuten, unter besonderer Beobachtung von Brüchen des Mentalisierens, abgestimmt werden.

Resonanzverlangen und Resonanzsensibilität (Rosa 2016) sind eine Erweiterung des psychodynamischen Konzepts der »requests for containment« (Bion 1961 [1990]). Bions Begriff des »Containens« bezieht sich auf die Funktion des Aufnehmens und »Verwandelns« unerträglicher seelischer Inhalte in erträgliche im Rahmen von primären Bindungsbeziehungen. Rosa hingegen spricht von einer Anverwandlung der Welt, womit er ein wechselseitiges Verwandeln meint, was konstitutiv des oder der Anderen bedürfe. Alles, was wir in Gruppen einbringen, wartet jedoch nicht nur auf »Containing«, sondern auf Resonanz, wie es etwa in der regen Nutzung der sozialen Medien sichtbar wird.

Das Interesse an Gruppenbildungen in den sozialen Medien drückte sich unter anderem an der plötzlich aufkommenden Diskussion zur »Schwarmintelligenz« (Enzensberger 2015) oder »kollektiven Intelligenz«, in der Tierwelt, aus. Von anderen wurde dagegen ein Bedeutungsverlust bzw. Niedergang des Gruppenparadigmas behauptet (König 2015; Putnam 2000). Allerdings lässt sich dies mit dem Google Ngram Viewer zumindest bis 2008 – ein ausgeklügeltes Instrument für Data Mining zur Berechnung der prozentualen Häufigkeit benutzter Begriffe in Titeln der Bücherwelt – nicht so deutlich im deutschen als im angelsächsischen Sprachraum belegen. Der Begriff »Mentalisierung« scheint dabei gerade eine Reihe von Gruppenbegriffen zu überholen, was ein Hinweis darauf ist, dass sich das Verständnis und die Funktion von Gruppen seit den 60er Jahren des letzten Jahrhunderts mit dem Eintritt der digitalen Revolution dramatisch verändern.

Der Gebrauch sozialer Medien erfordert von uns, sich über »mental states« und Motivationen anderer Nutzer Gedanken zu machen und zu mentalisieren (Meshi et al. 2015), etwa wenn ein Nutzer dieser Medien sich vor dem Versenden seiner »Informationen« Gedanken darüber macht, wie der oder die Adressat(en) darauf reagieren könnte(n). Soziale Medien haben sowohl im Online- als auch im Offline-Modus die klassischen kommunikativen Prozesse wesentlich beeinflusst. Nutzer »posten« Informationen, Bilder und Gedanken über sich selbst ins »Nirwana« der sozialen Welt. Sie erwarten und erhalten umgehend von irgendjemandem in der Welt eine Antwort, den sie gar nicht kennen und der mitteilt, dass es ihm ähnlich oder auch so gehe. Darüber hinaus wird – vermutlich mehr als in anderen sozialen Verbindungen – verstärkt das neuronale Belohnungs- bzw. Bestrafungssystem durch positive und negative Feedbacks angesprochen, etwa durch ein »like« oder »dislike« bei Facebook, einer »friend«-Anfrage oder beim Lesen der Mitteilungen von anderen.

Möglicherweise hat die zunehmende Vernetzung in den sozialen Medien auch zu einem erstaunlich positiven Ergebnis einer Repräsentativerhebung geführt, in der die Einstellungen und Erfahrungen von Bundesbürgern zu bzw. mit Gruppen in Alltag, Freizeit und Beruf ebenso untersucht wurden wie die Bereitschaft, Gruppenpsychotherapie entweder selbst in Anspruch zu nehmen oder hilfsbedürftigen Freunden/Angehörigen zu empfehlen (Strauß et al. 2015). Die Ergebnisse dieser Befragung könnten durchaus als Basis für einen neuen »Schub« für Gruppenpsychotherapien gewertet werden, ebenso wie die jüngsten gesundheitspolitischen Absichtserklärungen und Maßnahmen, Gruppenpsychotherapie zu fördern.

Demgegenüber ist die »Gruppe« als zentraler entwicklungspsychologischer Theorie-»Baustein« in den meisten der etwa 250 existierenden Psychotherapien noch nicht angekommen: Das Primat der Mutter-Kind-Dyade dominiert die Theorien. Dies ist angesichts der Forschungserkenntnisse, dass die Selbstentwicklung eher mit dem Sammeln von Erfahrungen in gruppalen Beziehungen als in der Dyade vor sich gehe, überraschend (Gergely & Unoka 2011). Weitgehend unbekannt geblieben sind auch die Bemühungen von Esther Bick, geb. Wander (1902–1983), die sich in ihrer Dissertation über »Gruppenbildung im zweiten Lebensjahr« dafür interessierte, »welche innerpsychischen Prozesse im Verhalten der Kinder zum Ausdruck kommen, in welcher Weise Kinder innerpsychische Prozesse von anderen Kindern erfassen, welchen Einfluss das Erfassen der psychischen Prozesse anderer auf das Verhalten von Kindern hat und wie miteinander in Beziehung stehende Kinder durch ihr Verhalten ihrerseits wiederum auf die innerpsychischen Prozesse der jeweils anderen einwirken« (Datler 2009, S. 45; Wander 1935).

Die durch Bick gruppal angelegte Säuglingsbeobachtung wurde allerdings in der jüngeren Ausbildung von Kinder- und Erwachsenen-Psychotherapeuten auf die Beobachtung einer Dyade mit einer damit einhergehenden Verpflichtung des Beobachters zur Neutralität reduziert. Die intersubjektive Wirksamkeit des Beobachters auf das Baby und auf die Eltern war damit ebenso aus dem Blick geraten wie der Einfluss anderer Kinder und der gesamten Familie auf die Selbstentwicklung. Dies hat Ludwig-Körner (2015) unter dem Titel »Und wer denkt an das Baby?« scharfsinnig problematisiert.

Es ist inzwischen gut dokumentiert, dass es offensichtlich schon in den Anfängen der Psychoanalyse massive Ängste vor Gruppe(n) gab, obwohl andererseits einzelne Psychoanalytiker, wie z. B. Trigant Burrow, der (analytischen) Gruppe eine besondere Wirkung zuschrieben (Schultz-Venrath 2015). Nachdem Trigant Burrow (1875–1950), immerhin Präsident der amerikanischen psychoanalytischen Vereinigung (APA), in den 20er Jahren vertreten hatte, dass »die Analyse des einzelnen Elements […] der Erhaltung des Ganzen entgegengesetzt« sowie »die Kontinuität der Gruppe und die Isolierung des Individuums […] ihrem Wesen nach sich gegenseitig ausschließende Prozesse« (Burrow 1926, zit. in Schultz-Venrath 2015, S. 20) seien, bekam er massiven Gegenwind seitens des psychoanalytischen Establishments. Freud äußerte umgehend, aber kryptisch seine pessimistisch-ablehnende Haltung: »Ich glaube nicht, dass die Analyse eines Patienten auf irgendeine andere Weise als in der familiären [!] Situation, d. h. begrenzt auf zwei Personen [?], durchgeführt werden kann. Die Massensituation wird entweder sofort in einem Führer resultieren und solchen, die durch ihn geführt werden, was (zwar) bedeutet, dass es einer familiären Situation nahe kommt, die aber mit großen Schwierigkeiten in der Funktion des Ausdrucks und unnötigen Komplikationen von Eifersucht und Rivalität verbunden ist, oder es bildet sich eine ›Bruderhorde‹, in der jeder dasselbe Recht hat und ein analytischer Einfluss, so fürchte ich, unmöglich ist« (Campos 1992, S. 8).

In treuer Gefolgschaft zu Freud befürchtete wenig später Ferenczi, dass Burrows Technik der Gruppen-Analyse »auch ihn bald unter die Abtrünnigen bringen« dürfte (Falzeder & Brabant 2005, S. 135), was wenige Jahre später tatsächlich zu seinem Ausschluss aus der von ihm mitbegründeten APA führte.

So dauerte es bis zu den 1970er Jahren, dass das Thema Gruppe in den bis dahin dominierenden Theorien zur Mutter-Kind-Dyade von mehreren Autoren, erstmals wahrscheinlich durch die Arbeitsgruppe um den schottischen Kinderpsychologen Colwyn Trevarthen (1979), erfolgreich in die Entwicklungspsychologie eingebracht werden konnte. Plötzlich öffnete man sich der Einsicht, dass ein Individuum schon vor seiner Geburt vital durch die Gemeinschaft geprägt sei, die es erziehe, wozu auch die Väter gehörten (Foulkes & Pines 1990, S. 152). Ebenso konnte jetzt den sogenannten »Gleichaltrigenbeziehungen« (Peer-Beziehungen) und den Gruppenbildungen unter Kindern eine zusätzliche Entwicklungsressource zugestanden werden. Die Bedeutung des Unterschieds zwischen asymmetrischen Beziehungen (zwischen Erwachsenen und Kindern) und symmetrischen Beziehungen (zwischen Kindern) wurde als relevant für die Moralentwicklung angesehen (Brandes 2008, S. 14 f.).

Langsam, aber stetig setzte sich schließlich zumindest in Teilen der psychodynamisch[1] orientierten »community« die Erkenntnis durch, dass die gesunde Entwicklung eines Kindes nicht nur einer stabilen Primärbeziehung, sondern mindestens ebenso bedeutsam einer Gruppe bedarf: »Da das Selbst nur im Kontext mit anderen existiert, [ist] die Selbstentwicklung gleichbedeutend […] mit dem Sammeln von Erfahrungen des Selbst in Beziehungen« (Fonagy et al. 2004, S.48). Diese Erkenntnis belegt auch schon ein einfaches afrikanisches Sprichwort, dessen Herkunft und Alter nicht bekannt ist: »Um ein Kind zu erziehen, braucht es ein ganzes Dorf«. Aus entwicklungspsychologischer Perspektive ist die Fähigkeit der primären Bindungsperson, den mentalen Zuständen des Babys einen Sinn zuzuschreiben, in hohem Maße beeinflusst von folgenden Faktoren:

- Wie fühlt sie sich selbst und in der Beziehung zum Kind?
- Wird sie in ihren Beziehungen unterstützt?
- Wie hat sie sich selbst als Baby, Kleinkind, Kind gefühlt?
- Wie haben sich deren Mutter oder Vater als Baby oder Kind gefühlt?
- Wie korrespondiert ihr interaktionelles Verhalten auf der körperlichen Ebene mit ihrem kommunikativen Wechselspiel?
- Welchen Sinn kann sie heute ihrem eigenen Gewordensein, den eigenen Erfahrungen in den frühen Bindungsbeziehungen zuschreiben?

Dabei sind weniger die real gemachten Erfahrungen ausschlaggebend als das Gelingen der Reflexion während der eigenen Elternschaft. Entscheidend für ein förderliches Bindungsverhalten ist außerdem das elterliche Vermögen eine mögliche Zukunft des Kindes zu mentalisieren.[2]

Neben Trigant Burrow hat noch ein weiterer Pionier der Gruppenanalyse, Siegmund Heinrich Foulkes, schon lange vor diesen Fragen das moderne Intersubjektivitätstheorem voraussehend formuliert: »Wir können kurzerhand sagen, dass alles, was mental ist, von Anfang an eine Angelegenheit von mehr als einer individuellen Person und eines Gehirns ist« (Foulkes 2004, S.111). Foulkes' Interesse an

Gruppe(n) entstand nicht als logische Folge der Psychoanalyse, sondern durch die Erkenntnis, dass eine »Neurose« keine individuelle, sondern eine multipersonelle Manifestation, sozusagen eine »Soziose«[3], sei. Dies führte ihn Ende der 60er Jahre schließlich auch zu der Überzeugung, dass Gruppenanalyse kein Kind der Psychoanalyse, allenfalls aus historischer Perspektive, sei (Foulkes 1969 [2001], S. 27).

Inzwischen gibt es mit der Entdeckung der Spiegelneuronen-Netzwerke durch die Arbeitsgruppe um Giacomo Rizzolatti Anfang der 90er Jahre (Di Pellegrino et al. 1992; Rizzolatti et al. 1999; Rizzolatti & Sinigaglia 2008) sogar eine neurobiologische Grundlage für die Bedeutung der Entwicklung eines Individuums in Gruppen, da nach neueren Erkenntnissen nicht nur motorische, sondern auch »audiovisuelle Spiegelneurone« die Ausführung bzw. Imitation sehr ähnlicher Handlungen ermöglichen. Diese Entdeckungen sind unabhängig vom noch ungelösten Streit innerhalb der neurowissenschaftlichen »community« gültig, welche neurobiologischen Systeme beim Menschen zum eigentlichen System der Spiegelneurone gehören und inwieweit auch die Empathie-Fähigkeit damit verbunden ist. Ihr gemeinsames zentrales Funktionskriterium ist, dass sie im Gehirn des Beobachters eine innere Simulation von Handlungen produzieren, die – als tatsächlicher Vollzug – von einem anderen Menschen wahrgenommen wird. Diese Simulation begründet u. a., warum wir in der Regel die Handlungen, die andere vollziehen, intuitiv verstehen, ohne genauer zu wissen, ob der Beobachter auch fühlt, was der oder die andere(n) fühlen. Obwohl diese Kompetenz des Spiegelneuronen-Netzwerks den ersten Schritt für Mentalisieren begründet, ist das Mentalisierungsnetzwerk, das für höhere kognitive Funktionen erforderlich ist, neurobiologisch an anderen Orten im Gehirn verankert (vgl. Kap. 3.1).

Mentalisieren in Gruppen ist keinesfalls nur eine therapeutische Angelegenheit in Klein-, Median- und Großgruppen[4] sowie in Paar- und Familientherapien, sondern findet sich in verschiedenen Psychotherapien und ist auch eine soziale und hoch politische Angelegenheit. Gruppen mit großer Intoleranz gegenüber anderen Gemeinschaften, die ihre negativen Affekte (wie z. B. Fremdenhass) zur gruppalen Identitätsentwicklung nutzen und instrumentalisieren, wie z.B. radikale politische Parteien, Sekten oder sogenannte Anti-Gruppen (Nitsun 1996), reagieren in spezifischen Belastungs- bzw. Angstsituationen mit einem Zusammenbruch des Mentalisierens, insbesondere wenn sie sich bedroht fühlen.

Da Menschen primär soziale Wesen sind, deren Individualität erst mit der Renaissance, und intensiviert mit der Industriellen Revolution, in den Vordergrund rückte, ist das Ganze, die Gruppe, bedeutsamer als seine Teile, die Individuen (Foulkes 1975; Lorentzen et al. 2015). Das Individuum ist »nur« aus biologischer Perspektive die kleinste Einheit, während die Gruppe sozialpsychologisch und kulturanthropologisch gesehen die kleinste Einheit darstellt. Ein Mensch ist ohne Gruppenzusammenhang nicht denkbar, er wird in eine Familie geboren. Schon während der Schwangerschaft ist eine gute Umgebung sowohl für die Mutter als auch für ihr Ungeborenes unabdingbar, um eine gedeihliche Entwicklung, auch neurobiologisch, sicherzustellen. Die Bedeutung des Gruppenkontextes ist nach der Geburt nicht geringer, insbesondere für die Sprachentwicklung (s. Kap. 3.2). Ein Baby wird in der Regel in eine Gruppe, in die Herkunftsfamilie mit ihren familiären Ästen und Ablegern, hineingeboren. Insofern liegt die Struktur der Gruppe sowohl konzeptionell als auch zeitlich vor der Mutter-Kind-Dyade, deren spezifisches Gelingen (»attunement«) vom schon bestehenden familiären Gruppenkontext entscheidend abhängig ist (Schultz-Venrath 2011). So stellt die Familie prä- und postnatal die kleinste Gruppe dar, der in der Gesellschaft des 21. Jahrhunderts eine hervorgehobene, sozialpolitisch und sozialrechtlich mehr oder weniger schützende »Hülle« für die Mutter-Vater-Kind-Beziehung bereitgestellt wird. »Daneben gibt es eine Reihe früher Gruppenerfahrungen für Kleinkinder, wie etwa in Kinderkrippen, Krabbelgruppen, Kindergärten, bei Tagesmüttern und mit weiteren Familienmitgliedern (Großeltern, Onkeln und Tanten)« (Schultz-Venrath 2013 [2015], S.110). Mit zunehmendem Alter wird die Beziehung des Kindes/des Jugendlichen zur Gruppe auch äußerlich deutlich. In Kindergärten und Schulen werden diese Gruppen noch von Erwachsenen geleitet, die peer-groups der Jugendlichen allerdings organisieren sich bereits selbst. Kinder und Jugendliche sind aktuell spezifische Adressaten der technischen Revolution geworden, die mit rasantem Tempo über das Internet ständig neue Gruppenformate kreiert – etwa in Form von sozialen, beruflichen und wissenschaftlichen Netzwerken (z. B. »always online«, »24/7«) oder Spielgruppen. Diese Veränderungen werfen eine Reihe von Fragen auf: Welchen Einfluss üben diese neuen Gruppenformate auf die Entwicklung des Individuums und von Gruppen aus? Welchen Platz werden klassische Gruppenpsychotherapien und Psychotherapien in Zukunft in dieser Gesellschaft noch einnehmen, wenn »Skype«, »Zoom« und ähnliche Möglichkeiten den geschützten Raum in Klinik und Praxis ersetzen sollten (Nitsun 2013, 2015a; Weinberg 2014)? Insofern haben sich die ehemals »vier seelischen Bereiche« – Gruppenzugehörigkeit, Zweierbeziehung, trianguläre Konstellation und die Fähigkeit, allein zu sein –, die jeder Mensch in Einklang bringen muss (Kutter 1984, S. 165), um einen fünften seelischen Bereich – das Virtuelle – erweitert.

Erwachsene wechseln beinahe täglich zwischen selbstorganisierten und fremdgeleiteten Gruppen, wobei die Notwendigkeit des Mentalisierens zwischen den verschiedenen Gruppen ziemlich schwankt und uns die Gruppenverfasstheit des Menschen nur in ganz bestimmten Situationen bewusst wird. Der Säugling »weiß« (noch) nichts davon – er kann noch nicht mentalisieren – und auch als Erwachsene müssen wir uns die unterschiedlichen Gruppen, denen wir angehören, meist nicht bewusst machen. Trotzdem wirkt hier schon der von Foulkes eingeführte Begriff der »Grundlagenmatrix« (»foundation matrix«), um den gemeinsamen kulturellen Hintergrund von Gruppenteilnehmern zu charakterisieren, wie zum Beispiel, dass wir geboren sind, einen Körper haben, in einer Gruppe sozialisiert und von Kommunikation abhängig sind sowie eine gemeinsame Sprache teilen. Dabei spielt der Körper in Gruppen eine hervorgehobene, meist wenig wahrgenommene Rolle, weil jede Erinnerung auch ein mit dem seinerzeitigen Erleben verbundenes körperliches Korrelat hat.

Menschen sind sowohl phylogenetisch, ontogenetisch als auch aktualgenetisch (d. h. im aktuellen Prozess des Hörens und Sprechens innerhalb einer Sprachgemeinschaft) auf neurophysiologischer Ebene mit ihrer sprachlichen Umgebung verwoben. Ihre gemeinsamen intentionalen Sprech- und Hörhandlungen sind zunächst auf einer körperlichen Ebene Teil des Habitus – im Sinne von Maurice Merleau-Ponty (1945) und Norbert Elias (1939 a, b). Ähnlich sieht Waldenfels (1992) unsere Existenz als eine sich ständig in einer fungierenden Intentionalität äußernde, die sowohl in der Wahrnehmung als auch in allem motorischen, affektiven, sprachlichen und sozialen Verhalten – schon immer im Gruppenkontext – tätig ist. So wie in den Gefühlen manifestiert sich im Hören und Sprechen, in der Sprachperformanz, stets ein Bezug zur personalen leiblichen Existenz mit dem Anderen. In der zwischenleiblichen Verbundenheit über die gesprochene Sprache erweisen wir uns als soziale Wesen, die ihre Existenz in Resonanz mit anderen handelnd und sinnerzeugend hervorbringen. In diesem Sinne ist Mentalisieren auch die neugierige Bereitschaft des Sich-anstecken-, des Sich-überraschen-, des Sich-beeinflussen- und des Sich-bereichern-Lassens in der Begegnung mit dem Anderen, was von großer Bedeutung für die Entwicklung des Selbst ist. Ohne Resonanz kann sich kein »Sich-die-Welt-Anverwandeln« im Sinne Rosas (2016) ereignen.

Besonderes Interesse weckte in jüngerer Zeit die Frage, wie man sich die Entwicklung des Mentalisierens sowohl beim Einzelnen (Taubner 2015; Taubner & Sevecke 2015; Weinberg 2006) als auch in der Gruppe (Karterud 2012) psychologisch und neurobiologisch vorstellen kann, die mit dem Theory of Mind-Konzept (ToM) Ende der 70er Jahre ihren Ausgang nahm (Premack & Woodruff 1978). In Weiterentwicklung des Theory of Mind-Konzepts, das primär kognitiv und eher dyadisch orientiert ist, schließt das Mentalisierungsmodell die beziehungs- und affektregulativen Aspekte des Einzelnen wie auch von Gruppen beim Interpretieren ein.

Radikalere Überlegungen gehen dahin, dass die Fähigkeit zum Mentalisieren weniger durch einen individuell-dyadischen als durch einen gruppal-sozialen Prozess gebildet und gefördert wird (Reddy 2008). Je reichhaltiger diese Erfahrungen sind, desto reicher sollten auch die Repräsentanzen mentaler Zustände sein, die das Kind entwickelt (Fonagy & Luyten 2011, S. 906). Dies wird durch eine Reihe von Studien zur erfahrungsgestützten Neuroplastizität gestützt. Unter dieser Prämisse, die eine kritische Reflexion der (therapeuti-

Was ist Theory of Mind (ToM)?

Max isst einen halben Schokoriegel und legt die andere Hälfte in eine Schublade des Küchenschranks. Daraufhin verlässt er den Raum, um draußen zu spielen. In der Zwischenzeit kommt seine Mutter in die Küche, öffnet die Schublade und sieht den Schokoriegel. Sie legt ihn in den Kühlschrank. Nachdem Max von seinem Ausflug in die Küche zurückkommt, stellt sich die Frage: Wo wird er nach dem Schokoriegel suchen? Die Antwort scheint offensichtlich zu sein: Erstens: Max weiß nicht, dass seine Mutter den Schokoriegel verlegt hat. Zweitens, Max ist der festen, aber falschen Überzeugung, dass sein Schokoriegel in der Schublade liegt, weshalb er dort auch nachsieht. Wenn der Leser die Frage in diesem Sinne beantwortet, dann hat er eine »Theory of Mind«. Natürlich erklären wir das Verhalten eines Menschen auf der Basis seiner zugrunde liegenden Motive (»minds«), seines Wissens, seiner Überzeugungen und Wünsche. Wenn es einen Konflikt zwischen Überzeugung und Realität gibt, wird dieser eher durch die Überzeugung und nicht über die Realität entschieden. Die Erklärung eines solchen Verhaltens basiert auf einer »Theory of Mind« oder auf einer »intentionalen Haltung«.

Ein drei- bis vierjähriges Kind würde nach Anhören der Geschichte vermuten, Max werde im Kühlschrank nachsehen, da es noch nicht über eine Theory of Mind verfügt und daher nicht in der Lage ist anzunehmen, dass Max nicht auch weiß, was es selbst weiß.

schen) Dyade einschließt, ist die Entwicklung des Ich, des Selbst, der Selbst- und Objekt-Repräsentanzen sowohl in der Kindheit als auch im Erwachsenenalter nur durch das Kennenlernen anderer Psychen unter Einschluss der eigenen inneren Welt möglich. Es ist ein interessanter historischer Befund, dass Ende der 60er Jahre George Klein (1967) in der Psychoanalyse und die Krankenschwester Ruth Rubin (1975) Mitte der 70er Jahre in der Geburtshilfe – offenbar unabhängig von der Bindungstheorie – forderten, dass der Ego-Begriff durch den »We-go«-Begriff oder We-ness-Begriff ergänzt werden müsste, was Bob Emde (2009) erneut in die Debatte warf, ohne allerdings auf die Vorgänger Bezug zu nehmen. Der ungarische Gruppenanalytiker Tom Ormay (2012) polarisierte diese Diskussion in seiner Foulkes-Lecture 2011 (der jährlichen Vortragsveranstaltung der Group-Analytic Society International) mit der Formulierung »One person is no person« und bezog sich auf den »Nos«-Begriff. Trotz eines großen Wissenszuwachses zum »Wir«- und speziell zum »Nos«-Begriff und seinen verschiedenen Komponenten ist das Verständnis der Bindungsprozesse im Kontext einer Feldtheorie des sozialen Unbewussten noch weitgehend ungeklärt. Eine gewisse Brücke zu dieser Fragestellung könnte vielleicht der Begriff der »Wir-Intentionalität« von Tomasello (2009, S. 17 ff.) leisten.

Diese Wir-Intentionalität, die schon um die Wende des letzten Jahrhunderts entdeckt wurde, führte unter anderem zur Entdeckung einer Art Gruppenpsychotherapie. Einer der Ersten war der amerikanische Arzt Joseph H. Pratt (1872–1956), der 1902 für mehrere Monate bei Ludolf Krehl in Tübingen, einem frühen psychosomatischen Pionier der sogenannten Heidelberger Schule, verbracht und später als Internist am Massachusetts General Hospital in Boston (USA) gearbeitet hatte (Ambrose 2011). Er begann um 1905 damit, einmal wöchentlich chronisch erkrankte Tbc-Patienten in Gruppen zu »unterrichten«, die nicht von der Tagesklinik-Behandlung profitiert hatten (Pratt 1945). Dieses eher noch psychoedukative, nichtanalytische Gruppenkonzept bestand aus einer Mischung inspirativer Gespräche und Entspannungsübungen (!), und wurde für ihn allerdings zum Fokus psychotherapeutischer Bemühungen.

Inzwischen spielen Gruppen gesundheitspolitisch eine zunehmend bedeutende Rolle, was sich im Team- und Vernetzungsbegriff niederschlägt, da psychosomatische und psychiatrische Kliniken und Tageskliniken durch und durch gruppal organisiert sind. Gleichzeitig sollten sie als Organisation nicht mit dem Verständnis von Gruppen verwechselt werden. Angesichts der ökonomisch bedingten dramatischen Verknappung von Personalressourcen in den Gesundheitssystemen der Industrieländer müssten Gruppen*psycho*therapien, die gerne zu sogenannten Gruppentherapien verkürzt werden, eigentlich Hochkonjunktur haben. Sie haben es auch, werden aber von Assistenten in fachärztlicher Weiterbildung und Psychologen im psychotherapeutischen Praktikum geleitet, die meist keine Supervision erhalten, weil ihre Vorgesetzten ebenfalls keine umfassende gruppenpsychotherapeutische Ausbildung erfahren haben (Strauß et al. 2012; Weber et al. 2013). Dies überfordert nicht selten die jungen

Gruppenleiter und auch deren Patienten, die aufgrund der fehlenden Ausbildung schlechte Erfahrungen mit Gruppen machen.

Einige Psychoanalytiker, die auch eine gruppenanalytische Ausbildung gemacht haben, wie z.B. Peter Kutter, »outeten« sich erst im Alter: »Ich halte die Gruppen für das überlegenere Instrument gegenüber der Einzelpsychotherapie, ja sogar gegenüber der klassischen Psychoanalyse. Die Gruppe war bei meinen Befreiungen immer eine wichtige Voraussetzung, ganz im Sinne Richters (1972) ›Hoffnung auf einen neuen Weg, sich selbst und andere zu befreien‹« (Kutter 2010, S.165).

Diese Haltung hat sich leider bis heute nicht durchgesetzt, weil der geringe Anteil von Gruppenpsychotherapien in der ambulanten Versorgung allenthalben beklagt wird, der in Deutschland je nach Erhebung und Art der Kasse (privat oder gesetzlich) einen Anteil zwischen 1% und 3% an den bewilligten Psychotherapien ausmacht (Döring et al. 2011; Schultz-Venrath & Döring 2009); in Österreich wächst der Anteil gerade durch das Entstehen gruppenpsychotherapeutischer Versorgungsambulanzen. Keine Daten liegen über sogenannte »Selbstzahler« vor, die in einer psychodynamischen Gruppenpsychotherapie (analytisch oder tiefenpsychologisch[5]) behandelt werden. Dies wirft eine Reihe von Fragen auf, wie es zu einem solchen Missverhältnis kommen kann. Liegt es an der Zahl zu wenig ausgebildeter Gruppenpsychotherapeuten? Liegt es an der spezifischen Problematik der in Deutschland vorgegebenen Richtlinienpsychotherapie, die für jeden Patienten im Rahmen des Gutachterverfahrens einen ausführlichen Antrag gegenüber der Krankenkasse erforderlich macht? Sind die Praxen der Psychotherapeuten hinsichtlich Raumgröße und Ausstattung nicht geeignet? Ist es zu schwierig für Gruppenpsychotherapeuten, Patienten im ambulanten Setting für eine Gruppenpsychotherapie zu gewinnen, weil diese ihren Wunsch nach einer Dyade nicht genügend berücksichtigt sehen? Haben Psychotherapeuten, die in Gruppenanalyse oder Gruppenpsychotherapie ausgebildet sind, möglicherweise sogar Angst vor Gruppe(n)? All diese Fragen müssten genauer beforscht werden, um eine sinnvolle Gesundheitspolitik zu gestalten.

Die Effektstärken von Gruppenpsychotherapien, insbesondere die der mentalisierungsbasierten, sind durchaus mit denen der Einzelpsychotherapien vergleichbar und für bestimmte Störungsbilder sogar höher als die der Einzelpsychotherapien (Barkowski et al. 2016 a; Brand et al. 2016; Strauß 2016). Wenn man also unter Evidence based Medicine-(EbM)-Kriterien Gruppenpsychotherapien als Therapieindikation der ersten Wahl im Richtlinienverfahren anböte, hätte dies vermutlich nicht nur große ökonomische, sondern auch eine Reihe gesundheitspolitischer und sozialer Vorteile für viele Patienten, einschließlich der salutogenetischen Aspekte von Gruppenpsychotherapien für Therapeuten. Da das Gesundheitswesen aufgrund seiner komplexen und oft gegensätzlichen Interessendynamiken unter den Anbietern wie unter den politischen Akteuren zu den am schwerfälligsten zu reformierenden Systemen gehört, wird diese Möglichkeit eher eine Vision bleiben. Möglicherweise ist dieser Gedanke für den einen oder anderen Einzeltherapeuten schon so provokativ, dass er das Buch gleich weglegen möchte.

Es ist unser Wunsch, als Autoren theoretische und vor allem praktische Kompetenzen für jeden praktizierenden Gruppenpsychotherapeuten aus dem Mentalisierungsmodell bereitzustellen, um den Herausforderungen in der Therapie mit unterschiedlichen Settings und verschiedenen Patientengruppen gut gewachsen zu sein und Gruppenpsychotherapien und Gruppen je nach Situation besser leiten zu können. Es ist unser besonderes Anliegen, mit mentalisierungsbasierter Gruppentherapie keinen Gegensatz zu herkömmlichen Gruppenpsychotherapien zu etablieren, sondern mentalisierungsfördernde Interventionen in verschiedenen Gruppenmethoden, insbesondere in Gruppenanalyse und Gruppenpsychotherapie, zu vermitteln. Auf diese Weise geht es mehr um eine Erweiterung des gruppentherapeutischen »Klavierspiels«, dessen aktuelle wissenschaftliche Grundlagen, soweit sie für den Praktiker relevant sind, allerdings nicht vernachlässigt werden sollen. Es wäre vermutlich ein großer Beitrag für die Gleichberechtigung von Gruppenanalyse und Psychoanalyse, wenn Psychoanalytiker in Ausbildung verpflichtet würden, einen Teil ihrer Selbsterfahrung in Gruppenanalyse zu machen.

Dies stellt natürlich die Frage nach der Ausbildung in mentalisierungsbasierter Therapie und Gruppentherapie. Wünschenswert wäre eine Qualifikation in psychodynamischen und mentalisierungsbasierten Gruppenpsychotherapien sowohl während der Weiterbildung zum Facharzt als auch während der Ausbildung zum (psychologischen) Psychotherapeuten. Der fachliche Anspruch an die jetzige psychotherapeutische Aus- und Weiterbildung ist zwar hoch, aber für die Zukunft durchaus verbesserungswürdig, da die meisten psychotherapeutischen Aus- und Weiterbildungsinstitute in Deutschland (noch) keine Qualifikation in Gruppenpsychotherapien anbieten (ebenso in Österreich mit Ausnahme des ÖAGG – des Österreichischen Arbeitskreises für Gruppentherapie und Gruppendynamik). Darüber hinaus verfügen die Leiter von Kliniken oder Ordinarien an den Universitäten meist über keine eigene Qualifikation in Gruppenpsychotherapie. Einen Lehrstuhl für Gruppenanalyse und Gruppenpsychotherapien gibt es bisher ebenfalls noch nicht. Um ein durchschnittlich guter Gruppenpsychotherapeut zu werden, bedarf es in der Aus- und Weiterbildung bedeutend mehr als nur eines regulierten Studien- oder Ausbildungsgangs. Neben den verschiedenen Methoden und Techniken der Gruppenpsychotherapien, die keinesfalls allein für sich, sondern auch kontextabhängig wirksam sind, ist die Entwicklung einer authentischen therapeutischen Leiterhaltung erforderlich, die in der Regel Vorbilder benötigt. Dies ist umso wichtiger, wenn Neues erfunden und erprobt wird, da sich solche Entwicklungen aus einer Vielzahl von Gründen besonders schwer in die Tradition psychodynamischer Aus- und Weiterbildungsinstitute integrieren lassen. Mattke und Mitarbeiter (2015) vertreten die These, dass die Entwicklung der Ausbildungsinstitute auf dem Niveau der 70er Jahre stehen geblieben sei. Für die These könnte sprechen, dass nicht wenige Reformer von den Mitgliedern ihrer Vereinigungen an den Rand gedrängt oder gar »exkommuniziert« wurden, weil sie sich nicht widerspruchsfrei genug an deren Herrschaftsvorgaben anzupassen vermochten. Trigant Burrow, Gründungsmitglied und später Präsident der APA (American Psychoanalytic Association) von 1925 bis 1926, der als Erster den Begriff »Gruppenanalyse« bzw. des »sozialen Unbewussten« ins Feld geführt hatte, war leider auch einer der ersten, wenn nicht gar das erste Opfer einer solchen Ausschlusspolitik (Schultz-Venrath 2015).

Erfolgreiche Psychotherapeuten führen die Erfüllung ihres langen Berufslebens gerne auf die Quintessenz zurück: menschlich authentisch gewesen zu sein. Dies heißt auch, sich manchmal dem sogenannten Mainstream entgegenzustellen und eine einsame Position zu beziehen. Es ist für jeden Therapeuten immer wieder erforderlich, mit »inquisitorischer« Neugier (»inquisitive stance« ist ein MBT-Begriff) über den Tellerrand des Vertrauten zu schauen, denn kein Berufseinsteiger arbeitet nach Jahrzehnten noch so wie zu Beginn seines Therapeuten-Daseins. Die »Weisheit« des Therapeuten vermittelt sich nicht nur über bloße Theorie, sondern über Lernen, Erfahren und Erfahrung sowie Begegnungen mit wohl gesinnten Menschen und kritischen Kollegen, die diese im besten Sinne als gute Lehrerinnen und Lehrer erfahren durften.

KAPITEL 1

Was ist das Besondere an Gruppen?

»Einzeln ist der Mensch ganz erträglich, im Rudel weniger«, so Hans Magnus Enzensberger (2015). Im Alltagsleben wird häufig von Gruppen und Teams gesprochen, ohne dass man sich Rechenschaft darüber ablegt, was mit diesen Begriffen letztlich gemeint ist. Eine x-beliebige Ansammlung von Menschen ist noch keine Gruppe. In Psychologie und Soziologie wird eine Gruppe als eine Anordnung von mehr als zwei Menschen definiert, die längere Zeit miteinander interagieren, sich wechselseitig beeinflussen, ein gemeinsames Ziel verfolgen und sich als »Wir« wahrnehmen. Gruppen besitzen bestimmte Gruppenstrukturen und spezifische Werte sowie Verhaltensnormen.

Wenn Menschen zusammenkommen, sind sie gezwungen, miteinander zu kommunizieren. Diese Kommunikation kann schweigend, sozusagen ohne Worte, vor sich gehen, sie ist aber niemals nicht präsent. Man kann nicht nicht kommunizieren (Watzlawick et al. 2011). In einer therapeutischen Gruppe ist sprachliche Kommunikation sozusagen ein »sine qua non«; die Gruppenteilnehmer treffen sich, um miteinander zu sprechen. Man kommt in die Gruppe, um mehr von sich selbst, und vielleicht auch den Unterschied zu anderen, zu verstehen (Karterud 2015a, S. 87). Um aber mehr von sich und den anderen auf der Basis von transpersonalen Beziehungen zu verstehen, ist es günstig, das eigene kommunikative Repertoire stetig zu erweitern. Dies erfordert allerdings ein Sich-Einlassen auf einen Prozess der Selbstreflexion und der kommunikativen Verschiedenheit als eigentliches Ziel. Wenn man Symptome als Ausdruck einer missglückten Kommunikation privater, heimlicher und schambesetzter Phantasien und Bedürfnisse ansieht, ist es die Aufgabe des Gruppentherapeuten, die deformierte Kommunikation zu verstehen und bei der Übersetzungsarbeit hilfreich zu sein. Kommunikation, die das Unbewusste bzw. das Vorbewusste bewusst zu machen und den Prozess zu versprachlichen versucht, ist das Kernstück analytischer Gruppenpsychotherapie und Gruppenanalyse bzw. der darüber hinausgehenden Arbeit am sozialen Unbewussten im Individuum, in Gruppen und in Gesellschaften (Hopper & Weinberg 2011, 2016). Dies bedeutet nicht nur eine Neudefinition des Unbewussten, sondern aller analytischen Begriffe aus Gruppenperspektive.

Schon die Evolution begünstigte die Bildung verschiedener Stämme in Form von Gruppen – seien es Bakterien, Insekten und Primaten; es war vermutlich die vor etwa 75000 Jahren mit der Sprachentwicklung einhergehende Fähigkeit des Mentalisierens einiger weniger Hundert Menschen, die trotz folgenreicher, menschlich induzierter Katastrophen zumindest bis heute zu einem Garant einer ziemlich erfolgreichen Überlebensgeschichte geworden ist (Corballis 2009; Karterud 2011). Allein aus der bisherigen Perspektive der Evolution scheint kein Ort für Mentalisieren geeigneter zu sein als eine Gruppe – allerdings auch für den Zusammenbruch des Mentalisierens, wenn Affekte oder Emotionen ins Spiel kommen; dieser Zusammenbruch kann sich individuell in körperlichen Symptomen als Repräsentanz entstellter oder deformierter Kommunikation oder kollektiv in Form von Verschwörungstheorien äußern (Spitzer 2015). Selbst Großgruppen von gruppenanalytisch ausgebildeten Teilnehmern sind nicht vor einem Versagen des Mentalisierens in Form von paranoiden »Vulkanausbrüchen« geschützt, wie folgende Anekdote belegt: Am Rande einer Sitzung von 400 Teilnehmern wurde plötzlich ein fremder Mann entdeckt, der dort einsam auf- und abging, weil er sich als australischer Chirurg und Ehemann einer Tagungsteilnehmerin verirrt hatte; »[…] ein allgemeiner Aufschrei war die Folge – wie kam er hierher? Was macht er hier überhaupt? Wieso ist man hier von Fremden nicht abgesichert? Spioniert er uns aus? […] sie fühlten sich auf einmal verfolgt von einem einzelnen Mann« (De Mendelssohn 2014, S. 34). Fremdenfeindliche Äußerungen oder gar kriegerische Auseinandersetzungen mit Massenvernichtungswaffen sind dann die Spitze des kommunikativen Zusammenbruchs und/oder des Nichtmentalisierens. Andererseits war die onto- und phylogenetische Fähigkeit, Konflikte und andere lebenswichtige Dinge vorauszusehen, bis jetzt vermutlich ein eminenter Überlebensvorteil für den Homo sapiens, der Raubtieren und Primaten eher nur situationsgebunden und meist auf die Nahrungsaufnahme fokussiert gegeben ist.

Aristoteles wird der berühmt gewordene Satz zugeschrieben, das Ganze sei mehr als die Summe der Teile. Dies begründete in verschiedenen Gruppentheorien die Annahme, Gruppenphänomene seien nicht als Summe oder Aggregation individueller Psychopathologien anzusehen, sondern als eine »Organisationsform auf einem neuen Niveau [...], das über die Einzel-Pathologien hinausgeht (Potthoff 2014, S.144). So konnten Johnson & Dunbar (2016) in einer experimentellen Studie zeigen, dass sich mit der Größe des Netzwerks aus guten Bekannten, auf das sich die Versuchsteilnehmer verlassen konnten, Schmerz offensichtlich länger aushalten ließ.

Die Autoren vermuteten, dass Menschen mit einem größeren Freundeskreis mehr körpereigenes β-Endorphin – ein Neuropeptid – bilden, das sich an die endogenen μ-Opioid-Rezeptoren mit der Folge verminderten Schmerzerlebens bindet.

Experimentelles Studiendesign Mehr als 100 Studenten wurden dazu aufgefordert, sich mit dem Rücken gegen eine Wand zu lehnen und dabei ein Knie im 90 -Winkel gebeugt zu halten. Unabhängig vom jeweiligen Fitness-Grad beginnt der Oberschenkel irgendwann unerträglich zu schmerzen.

Nachdem der Fitness-Grad herausgerechnet worden war, stellte sich heraus: Wer früher aufgeben musste, verfügte über weniger Freunde und Bekannte als Versuchsteilnehmer, die erst später ihren Schmerzen nachgaben. Für die Schmerztoleranz kam es besonders auf die Größe jener Gruppe guter Bekannter an, die von Johnson & Dunbar (2016) als »äußere Schicht des Freundeskreises« definiert worden war, wozu Leute gehörten, zu denen die Teilnehmer wenigstens einmal im Monat, aber seltener als einmal pro Woche Kontakt hatten.

Dieses zugegebenermaßen etwas einfache Beispiel belegt, dass jede, auch nichttherapeutische, Gruppe ein eigener Organismus ist, zu dem der Einzelne zwar seinen Teil beiträgt, der aber über seine Vordergrund-Hintergrund-Dynamik und die Art der Vernetzung über das Individuum sofort hinausweist. Diese Besonderheit begründet, dass die verschiedenen Gruppenpsychotherapien mit vielen Nachbarwissenschaften interdisziplinär verbunden sind und von ihnen profitieren, gleichzeitig aber als eigenständiges Verfahren mit zahlreichen Modifikationen anzusehen sind. Vor diesem Hintergrund können für Gruppenpsychotherapien implizit spezifische Wirkfaktoren angenommen werden. Während unspezifische oder allgemeine Wirkfaktoren allen Psychotherapien gemeinsam sind (Orlinsky et al. 2015), sind spezifische Wirkfaktoren, wie z. B. »interpersonelles Lernen«, »Katharsis«, »Kohäsion«, »Altruismus« und »Reinszenierung der Familiensituation« (Yalom 2005b) bevorzugt in Gruppenpsychotherapien zu beobachten. Darüber hinaus können wir angesichts der hier vorliegenden Auseinandersetzung mit dem Mentalisieren in Gruppen annehmen, dass gerade Gruppenpsychotherapien in besonderem Maße zur Verbesserung des Mentalisierens sowie des epistemischen Vertrauens und zur Förderung von Resilienz beitragen.

Ohne die Existenz von »Gruppe(n)« und deren Fähigkeit zum Lernen durch Imitation, zum Lernen durch Unterricht und zum Lernen durch Zusammenarbeit bzw. der Fähigkeit zur kulturellen Weitergabe kognitiver Fertigkeiten, hätte es wahrscheinlich die Spezies »Homo sapiens« niemals gegeben (Tomasello 1999, S. 16 f.). Menschen haben nicht nur die Fähigkeit erworben, zu lernen, sondern auch zu lehren, was unter dem Begriff »natürliche Pädagogik« in jüngerer Zeit Interesse geweckt hat. Menschliche Kommunikation ist das evolutionäre Produkt des Bedürfnisses, kulturelles Wissen miteinander zu teilen; dies erzeugt in der Regel sofort eine Erwartung, dass andere bzgl. dieses Wissens zur gleichen Gruppe, zum gleichen Gruppenprozess gehören.

Seit Beginn des letzten Jahrhunderts ist die Literatur zu Gruppen voll von Hinweisen, dass »Gruppe« im psychischen Sinn ansteckend ist und dass die »Ansteckungsgefahr« mit der Größe einer Gruppe zunimmt, was z. B. in Paniksituationen ebenso zu beobachten ist wie in Massenveranstaltungen, in denen einem politischen »Führer« allein mit seiner Rede gelingt, eine Menschenmenge zu »hypnotisieren« (McDougall 1920).

Andererseits können (große) Gruppen auch versteinern bzw. verkrusten, insbesondere wenn sie kollektiv traumatisiert wurden. Earl Hopper beschreibt dies mit seinem Modell der Gruppen-Inkohäsion als Oszillieren zwischen einem Zustand der »Aggregation« und »Massification« (Hopper 2003). Traumatisierte Gruppen weisen mitunter eine Verunmöglichung der Kommunikation auf. Aufgrund von kontaktlosen, in sich verkrusteten (aggregated) Individuen ist Kommunikation nur in Form von Sarkasmus, Gedankenlosigkeit (mindlessness) und sadistischer Verwendung eines Sündenbocks möglich; gleichzeitig scheinen die Gruppen in der Illusion einer identitätsstiftenden Einheit (massifiziert) zu verschwimmen. In diesem Zustand höchster Unsicherheit, die von Auslöschungsangst (fear of annihilation) beherrscht wird, dominiert epistemisches Misstrauen in einer ganzen Gruppe.

Angesichts der hohen Komplexität der Prozesse und Interaktionen zwischen zwei oder mehr Menschen kann man sich fragen, wie es überhaupt möglich ist, dass sich diese Menschen mehr oder weniger untereinander verstehen und sich bis zu einem gewissen Grade auch auf einen *gemeinsamen* Sinn oder Vorgang beziehen können. In einem seiner letzten Aufsätze zur Gruppenmatrix beantwortete Foulkes diese Frage mit der Existenz einer »suprapersonellen Matrix« (Foulkes 1973, S. 227). Dies sei eine alternative Perspektive gegenüber der Interaktion einzelner Individuen. In dem Moment, in dem Menschen sich zu einer Gruppe versammeln, erzeugen sie ein neues Phänomen, ein suprapersonelles psychisches System, welches das Individuum überschreitet. Insofern ist eine Gruppe immer etwas anderes als nur die Summe einzelner Individuen.

Formal beginnt eine Gruppe eine solche zu sein, wenn mehr als zwei Personen, also wenigstens drei, für einen gewissen Zeitraum voneinander abhängig sind, miteinander leben und/oder arbeiten. Diese Definition erscheint zunächst ziemlich einfach, ist allerdings bei näherem Hinsehen ebenfalls viel komplexer, wenn sie in Abhängigkeit von der gewählten Perspektive untersucht wird: Definiert man die Gruppe aus der Perspektive des Einzelnen, wie etwa Freud, Bion oder Yalom als Basis der menschlichen Existenz oder das Individuum aus der Perspektive der Gruppe, wie etwa Burrow oder Foulkes? Letzteres führt zu einer ganz neuen Sichtweise, die zunächst irritiert, dann jedoch eine immer überzeugendere Gestalt annehmen kann.

Die Psychoanalyse als Theoriegebäude hat bis heute ein schwieriges Verhältnis zu Gruppen, weil der soziale Anteil einer Person zu keinem Zeitpunkt primär, sondern immer »nur« sekundär als Folge psychischer Prozesse gesehen wird, die in einem Individuum lokalisiert sind. Zweifellos hatte Freud ein großes Interesse an der psychoanalytischen Erforschung der Gesellschaft, mit der er eine ganze Reihe theoretischer Elemente an uns weitergab, die für unsere aktuellen Forschungsfragen zentral sind. Tubert-Oklander (2014, S. 6 f.) machte zwei verschiedene Positionen aus, zwischen denen Freud hin und her schwankte: auf der einen Seite das Konzept, dass ausschließlich Individuen »real« seien und soziale Phänomene aus der Interaktion zwischen diesen hervorgehen, insbesondere aus ihren Identifizierungen. Auf der anderen Seite spielt im Konzept, das Freud in »Massenpsychologie und Ich-Analyse« (1921 c) vertrat, die Vorstellung einer kollektiven Seele, welche die ihr eigenen Prozesse und ihre eigene Intentionalität enthält, keine Rolle. In »Totem und Tabu« (1912–13 a) hatte Freud noch die Existenz einer kollektiven Psyche angenommen, in der seelische Prozesse allerdings so in Erscheinung träten wie in der Psyche des Einzelnen. Freud (1921 c, S. 73) hatte eine Perspektive gewählt, die primär vom Individuum auf die Gruppe gerichtet war. Möglicherweise mag er durch die Auseinandersetzung mit Trigant Burrow und dessen kritischer Relativierung der Psychoanalyse und Erfindung der Gruppenanalyse schon geahnt haben, dass das Individuum auch aus der Perspektive der Gruppe definiert werden könnte (vgl. Kap. 3.1). In »Totem und Tabu«, einer Arbeit, die parallel zu seiner zunehmend kritischen Bewertung von Burrow entstand (Schultz-Venrath 2015), rekurrierte Freud auf den Begriff der »Gruppenehe«, deren Wesen darin bestehe, »dass eine gewisse Anzahl von Männern eheliche Rechte über eine gewisse Anzahl von Frauen« ausübe, wodurch sich die Kinder »mit Recht einander als Geschwister betrachten, obwohl sie nicht von derselben Mutter geboren sind, und alle Männer der Gruppe für ihre Väter halten«. So seien die klassifikatorischen »Verwandtschaftsnamen als Überrest aus Zeiten der Gruppenehe zu betrachten« und »die Gruppenehe« bei einigen »australischen Völkern der individuellen Ehe vorausgegangen und nicht geschwunden, ohne deutliche Spuren in Sprache und Sitten zurückzulassen« (Freud 1921c, S. 12–13). Vielleicht versuchte Freud deshalb, den »[...] Gegensatz von Individual- und Sozial- oder Massenpsychologie, der uns auf den ersten Blick als sehr bedeutsam erscheinen mag«, später zu relativieren: »[...] Im Seelenleben des Einzelnen kommt ganz regelmäßig der andere als Vorbild, als Objekt, als Helfer und als Gegner in Betracht, und die Individualpsychologie ist daher von Anfang an auch gleichzeitig Sozialpsychologie [...]« (Freud 1921c, S. 73). Freud hat sich im weiteren Verlauf seines Lebens weder in Theorie noch in Praxis mit der Möglichkeit der Anwendung von Methode und Techniken der Psychoanalyse in einer Gruppe auseinander gesetzt.

Trotzdem finden sich in der klassischen Psychoanalyse-Literatur zahlreiche Belege dafür, dass das Thema »Gruppe« nicht wirklich verleugnet werden konnte. Altmeyer stellte die verschiedenen Gruppenmodelle aus psychoanalytischer Perspektive (Abb. 1-1) topographisch vergleichend nebeneinander, indem er die »Gruppenmatrix« von Foulkes zwischen Loewalds genetischer Theorie der Objektbeziehungen als einer »psychischen Matrix« und Winnicotts Konzepten des »potenziellen Raums« und der »haltenden Umwelt« ansiedelte. All diese Konzepte seien allerdings keine Gruppenwirklichkeiten, sondern »in Metaphern gekleidete Modellkonstruktionen«, mit deren Hilfe sich »die tatsächliche Dynamik von Gruppen besser verstehen« lasse (Altmeyer 2011, S. 80).

In den sechziger Jahren des letzten Jahrhunderts wurde dem Individuum von verschiedenster Seite »eine tiefe Krise« bescheinigt, was dazu führte, dass »die Gruppe« als große Chance gesehen wurde, die »deformierten und entleerten Beziehungsformen mit neuem Sinn zu erfüllen« (Richter 1972, S. 33). Theoretische Vorarbeit leistete Norbert Elias als einer der Ersten, der in Zusammenarbeit mit Foulkes den Gegensatz von »intrapsychisch« versus »sozial« als dominante

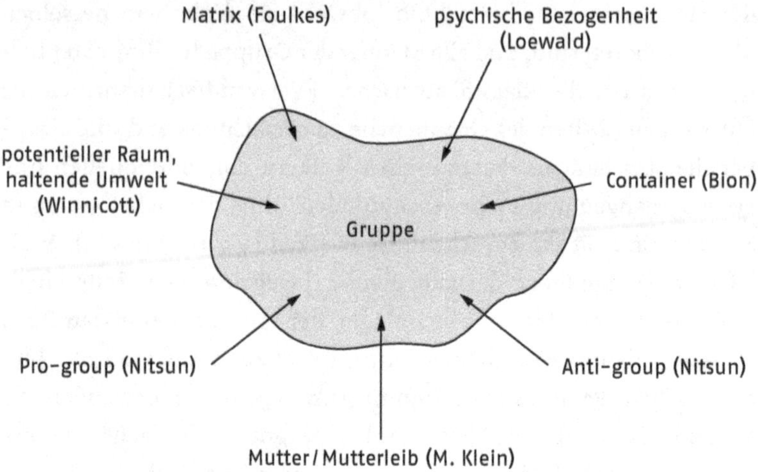

Abb. 1-1 Das Verhältnis des Einzelnen zur Gruppe – Metaphernangebote der Psychoanalyse (mod. n. Altmeyer 2011)

Tradition für falsch erklärte und kritisierte, dass Freud bei vielen seiner theoretischen Begriffe den Eindruck erweckt habe, »als ob zwischen dem, was sich im ›Innern‹ des Menschen« abspiele, »und besonders zwischen seinen affektiven Phantasievorstellungen, die er untersuchte, und der ›äußeren‹ Realität, die er nicht untersuchte, eine Mauer« existiere (Elias 1969 [2013]; 2006, S. 317). Weder stehe die »Gesellschaft« dem Einzelnen nur gegenüber, noch sei der Einzelne ein in sich geschlossenes, von gesellschaftlichen Verhältnissen getrenntes System, dessen »wahres Selbst« verborgen in seinem Inneren ruhe, jenseits äußerer sozialer Realitäten. Möglicherweise durch Bowlby inspiriert, vertrat Elias lange vor der Rezeptionswelle der Bindungstheorie, dass die »normalen Bindungen eines Menschen normalerweise Gruppencharakter« hätten, da sie in vielen Formen gleichzeitig vorkämen. Er schlug vor, anstelle des Begriffs »Libido« den Begriff der »Valenzen« bzw. »Valenzfiguration« zu verwenden: »Soweit sich sehen lässt, nehmen Affektstrebungen schon in der frühen Kindheit einen oft diffusen Gruppencharakter an. Je nach den gesellschaftlichen Figurationen, in die ein Kind hineinwächst, können sich Valenzen eines Kindes gleichzeitig nicht nur in Vater und Mutter, sondern auch in der Großmutter, im Bruder, in der Amme oder dem Hausmeister verankern« (Elias 2006, S. 319). Neuere Überlegungen versuchen mit Rückgriff auf Elias das Individuum und sein autobiographisches Gedächtnis aus der Perspektive der Gruppe koevolutionär zu definieren: »Menschen sind vielleicht viel besser zu verstehen, wenn man sie nicht als Individuen betrachtet, sondern als Schnittstellen in einem Netzwerk« (Welzer 2006, S. 127). Insofern könnte das autobiographische Gedächtnis durch seine »horizontale« Verknüpfung mit den ihn umgebenden Subjekten auch als soziobiographisches Gedächtnis bezeichnet werden. Interessanterweise hat sich darüber hinaus Freuds Annahme einer vertikalen Überlagerung und Schichtenbildung des Gedächtnisses[6] – *»das vorhandene Material von Erinnerungsspuren«* erfahre *»eine Umordnung nach neuen Beziehungen«* (Freud 1985, S. 217) – inzwischen neurowissenschaftlich gut belegen lassen (Kandel 2006; Mies 2007; Gantt & Badenoch 2013).

George Herbert Mead gehörte wie Norbert Elias zu denjenigen, die eine isolierte Betrachtung des Individuums ablehnten. Mead (1932 [2002]) hatte sich eingehend mit Einsteins Relativitätstheorie beschäftigt und daraus seine eigenen zeittheoretischen Konsequenzen gezogen, indem er den Ereignissen eine konstitutive Rolle bezüglich der Zeiterfahrung zuschrieb. Der Begriff der subjektiven Erfahrung müsse auch die objektive Realität der Perspektive berücksichtigen. Menschliche Erfahrungen seien genauso Teil dieser Welt wie jedes ihrer anderen Merkmale. Die Welt sei also aufgrund dieser verschiedenen Erfahrungen eine jeweils andere Welt. Neue Ereignisse würden so neue Vergangenheiten konstituieren und eine Rekonstruktion der Vergangenheit sei notwendig auf Zukunft bezogen. Mead (1932 [2002]) betonte den notwendigen Zukunftsbezug jeder Vergangenheitsrekonstruktion, der nur aus gegenwärtigem Material ermittelt werden könne. Die Welt würde also nicht aus jeder Perspektive einzeln konstituiert, sondern in einer gemeinsamen – einer intersubjektiven! – Praxis als gemeinsame Welt. Er betonte schließlich mit Nachdruck, dass Sozialität tatsächlich eine objektive Verschränktheit der Individuen sei und nicht das Ergebnis bewusster, auf Gesellschaftsbildung zielender Handlungen vorgesellschaftlicher Individuen. Vor-bewusste Sozialität ist seiner Ansicht nach die Voraussetzung für das Entstehen von bewusster Sozialität, von Bewusstsein überhaupt. Selbsterfahrung ist – so gedacht – überhaupt nur in Gruppen wirklich möglich. Möglicherweise hatte sich Trigant Burrow auf Mead bezogen, als er von »sozialen Erwartungsfeldern« (social images) sprach. Burrow verstand das Geschehen in einer Gruppentherapie im Lichte dieser sozialen Erwartungsfelder. Über die Analyse des Sinnes der Bewegungen Einzelner in ihrer Bezogenheit auf andere in der Gruppe könne somit herausgefunden werden, in welchen typischen sozialen Erwartungen sich der Einzelne bewegt, wie er sich an ihnen orientiert und sein Verhalten gleichsam in diesem Erwartungsfeld gestaltet. Außerdem könne analysiert werden, wie das den Gruppenteilnehmern gemeinsame »soziale Erwartungsfeld« geartet ist. Damit bekämen einzelne seelische Probleme ihre spezifische Bedeutung nur vor dem Hintergrund einer generellen sozialen Beziehungspathologie. Ziel seiner Gruppenanalyse sei es nun, die aktuell sich durch Gruppenteilnehmer konstellierenden latenten sozialen Erwartungen zu untersuchen und zu klären (Sandner 2013).

Es ist durchaus möglich, dass Elias und Foulkes von Mead inspiriert waren, als sie ihre gruppenanalytischen Konzepte formulierten. Interessanterweise spricht auch Rosa (2016) von Resonanzerwartungen, die wir intrinsisch in unserer Weltbeziehung hegen, womit er sehr nahe am Mentalisierungsmodell ist. Mentalisieren in Gruppen ist somit dem Menschen im günstigen Fall in die Wiege gelegt. Dieser Beziehungsmodus kann im ungünstigen Fall allerdings auch von Entfremdung geprägt sein, wenn Resonanz im Sinne von Gleichgültigkeit fehlt oder gar Feindseligkeit entgegentritt (Rosa 2016).

1.1 Allgemeine Rahmenbedingungen von Gruppen im klinischen Alltag

Gruppen lassen sich in Begriffen der Struktur und des Settings (einschließlich der dynamischen Administration, die u.a. der Vorbereitung des Patienten auf die Gruppe dient), des Prozesses und des Inhalts beschreiben (De Maré 1972). Um die zu erwartenden Ängste der Patienten zu minimieren und das Mentalisieren zu erleichtern, spielen Informationen eine wichtige Rolle: Eine Gruppe besteht aus sechs bis neun Patienten und folgt in meist 90 Minuten einem spezifischen Muster. Es ist nicht ohne Bedeutung, wo die Gruppentherapie tatsächlich stattfindet: ob der Raum ein Praxisraum ist und dieser im eigenen Haus oder in der eigenen Wohnung lokalisiert ist[7], oder ob sich der Raum in einer Institution, z. B. in einem Krankenhaus oder einem Medizinischen Versorgungszentrum, befindet.

Dabei füllt der Gruppenleiter mindestens zwei verschiedene administrative Rollen aus: die dynamische Leitung *der* Gruppe und die dynamische Leitung *für* die Gruppe (Karterud 2015a, S. 44 f.), wie z. B. die Sicherstellung der äußeren Rahmenbedingungen. Dazu zählt die Schweigepflicht gegenüber Dritten außerhalb der Gruppe, ohne die kein Vertrauen entstehen kann, aber auch eine Regelung, ob sich und wie sich die Gruppenteilnehmer außerhalb der Gruppe treffen, was im stationären und tagesklinischen Setting schwierig ist. Ebenso sollte die Nutzung der sozialen Medien, wie z. B. »Whatsapp«, geregelt sein, die eine leiterlose Gruppe außerhalb der Gruppe ermöglicht und die Autorität des Leiters in Frage stellt, was zumindest angesprochen werden sollte. Auch hat sich in Kliniken und Tageskliniken eine Ko-Leitung bewährt, um etwaige Abwesenheiten eines Gruppenleiters auszugleichen und die Kontinuität der Gruppe zu gewährleisten.

Diese Rahmenbedingungen gelten für alle Gruppenpsychotherapien. So konnte Nitsun (2015b) am Beispiel der Supervision einer zwölfstündigen kognitiv-behavioralen Gruppentherapie (CBT-G) zeigen, dass die besonderen Ängste der Patienten, sich von der Gruppe ausgeschlossen zu fühlen, ein Problem waren, das den Rahmen bedrohte, was mit gruppenanalytischen Kompetenzen aber erfolgreich zu lösen war. Administrative Leiterfunktionen betreffen

- das Einhalten gesetzlicher Vorgaben, in Übereinstimmung mit Normen und Regeln der Fachgesellschaften oder des gesetzlichen Rahmens allgemein
- klar definierte Zeitgrenzen bzgl. der Dauer jeder Sitzung, der Dauer der Behandlung jedes Patienten, ferienbedingte Unterbrechungen, etc.

- das Nichtüberschreiten der vereinbarten maximalen Gruppengröße sowie die Festlegung, ob es sich um eine slow-open oder um eine geschlossene Gruppe handelt
- die klare Definition des Behandlungsraums (was die Sauberkeit, den Komfort und das Arrangement der Stühle betrifft, die vor dem Eintreffen der Gruppe gestellt sein sollten)
- die Art und Höhe der Bezahlung
- die Dokumentation von jedem Patienten, einschließlich des Gruppenprozesses als Ganzem
- die Qualifikation entsprechend der jeweiligen Gesetzeslage, die garantiert, dass dieser die notwendigen Kompetenzen besitzt, eine Gruppe zu leiten, sich supervidieren lässt und mit seinen Kollegen professionell umzugehen pflegt
- die Klärung, unter welchen Umständen ein Gruppenleiter außerhalb der Gruppe kontaktiert werden kann
- Empfehlungen, wie die Patienten außerhalb der Gruppe miteinander umgehen
- eine schützende und aktive Haltung des Gruppenleiters, etwa wenn zu laute Geräusche aus dem Nebenraum die Gruppe stören oder Bedrohungen untereinander in der Gruppe auftreten.

Viele dieser administrativen Leiterfunktionen sollten vor Beginn einer Gruppe geklärt sein. Ein Gruppenleiter kann sich mit der Eröffnung einer Gruppe für neue Mitglieder allerdings schon mentalisierungshemmend ausdrücken, wenn er zu sehr die Gefahren einer Gruppe betont, worin z. B. ein Überschreiten der Grenzen oder der Toleranz liegen könnte. Zu Beginn lohnt sich immer eine Art Zusammenfassung der Ereignisse der letzten Gruppensitzung durch den Gruppenleiter, die von jedem Teilnehmer ergänzt werden kann. Jedes Gruppenmitglied hat die Chance, über sich selbst zu sprechen.

Unter *Struktur* bzw. dynamischer Administration (Behr & Hearst 2005, 2009) und unter *Setting* wird der Ort (Praxis oder Klinik), der Raum (Größe und Atmosphäre), das Arrangement der Stühle (uniform oder verschieden, bequem oder unbequem), die Dauer der Sitzung (45 – 60 – 90, 100 oder 120 min), die Größe der Gruppe, die Art der Finanzierung (schriftlich oder mündlich vereinbart, Umgang mit dem Stundenausfall) und die voraussichtliche Länge der Therapie verstanden. Zur dynamischen Administration gehört ein Gespräch mit jedem Patienten über die Arbeitsweise, über die anderen Teilnehmer und den Sinn einer Gruppenpsychotherapie. Des Weiteren sollte auf deren Ängste und Befürchtungen eingegangen werden. Mit einem Merkblatt über die Gruppenregeln und geplanten Ferienzeiten des Gruppenleiters sollten die Patienten informiert werden. Eine Möglichkeit, Patienten für die Gruppe zu erwärmen, ist der von uns gewählte Hinweis: »In der Gruppe sitzen nicht nur acht oder neun Patienten, sondern acht oder neun weitere Therapeuten, die eine neue oder andere Perspektive auf Ihr Problem werfen können«. Eine weitere Möglichkeit besteht darin, die Patienten darauf hinzuweisen, dass ihre Schwierigkeiten in der Regel in Gruppenzusammenhängen auftreten und besonders in der Gruppenpsychotherapie neu betrachtet werden können.

Der *Gruppenprozess* besteht aus einem verbalen und nonverbalen Kommunikationsstil sowie anderen Interaktionsmustern, welche sich im Verlauf einer Sitzung oder von Sitzung zu Sitzung entwickeln. Ideales Ziel einer psychodynamischen Gruppenpsychotherapie (PDGT) ist die Entwicklung einer Arbeitsgruppe, die sich am ehesten aufgabenorientiert präsentiert, alle Gruppenmitglieder involviert und sich durch eine Kommunikation der freien Gruppenassoziation auszeichnet (Lorentzen 2014, S. 7). Wie im Folgenden noch zu zeigen sein wird, unterscheidet sich mentalisierungsbasierte Gruppentherapie (MBT-G) in dieser Hinsicht. In PDGT wird die freie Kommunikation als essenziell für den therapeutischen Prozess angesehen, wobei Patienten, die nicht sprechen können oder wollen, überraschenderweise – vermutlich durch die Spiegelneuronen-Netzwerke – von der Gruppenpsychotherapie durchaus profitieren können. Eine solche Gruppe entwickelt mit der Zeit eine investigative, neugierige und persönlich offenherzige Haltung, die bei gutem Verlauf vom Gruppenleiter zunehmend weniger durch dessen Interventionen gefördert werden muss.

Der *Inhalt* einer Gruppe besteht aus einem tieferen Verständnis von Behauptungen, Beschreibungen und Interaktionen, wobei »tiefer« die vorbewussten oder unbewussten Bedeutungen der aktuellen Ereignisse sowohl für den Einzelnen als auch für die Subgruppe(n) wie für die Gruppe als Ganzes meint. Der Gruppenleiter beobachtet und reflektiert die Gruppe in Bezug auf Struktur, Prozess und Inhalt und interveniert dementsprechend.

Eine besondere Schwierigkeit für Gruppenpsychotherapeuten, die am Anfang stehen, liegt darin, dass ab einer Größe von vier Teilnehmern die Komplexität der möglichen Beziehungen nicht additiv, sondern um $n \times (n-1)/2$ zunimmt (s. Abb. 1-2, S. 43). Die Zunahme der Teilnehmeranzahl fördert mitunter die Ängste des Gruppenleiters, etwas nicht zu verstehen oder falsch zu intervenieren. Dies bedeutet z. B. für Anfänger, wenn aus strukturellen Gründen möglich, eher mit einer kleineren Teilnehmerzahl zu beginnen, ganz besonders, wenn es sich um niedrig strukturierte oder schwerer erkrankte Patienten handelt, wobei eine regelmäßige supervisorische Begleitung sehr hilfreich ist. Manche Gruppenpsychotherapeuten denken, dass für Patienten mit (entaktualisierten) Psychosen oder niedrig strukturierter Borderline-Pathologie eine Sitzungsdauer von 60 Minuten meist schon an der Grenze der Toleranzschwelle sei. Klinische Erfahrungen sprechen jedoch dafür, dass Mentalisieren häufig erst nach 60 Minuten beginnt, wenn die Teilnehmer ihr Vertrauen in die jeweilige Gruppensitzung wieder hergestellt haben.

1.2 Besonderheiten von Gruppen im klinischen Alltag

Siegmund Heinrich Foulkes (1898–1976), einer der Pioniere und Begründer der Gruppenanalyse, vertrat das Konstrukt, dass das Grundverständnis von Gruppen auf dem »Konzept des Gruppennetzwerks oder der Gruppenmatrix liege«. Darunter verstand er ein hypothetisches Netz der Kommunikation und Beziehung in einer Gruppe. Manchmal wird die Matrix auch als eine Art »Gruppengeist« verstanden, obwohl darüber keine Einigkeit in der Gruppenanalyse besteht. Um es noch etwas komplexer zu machen, unterschied Foulkes drei Arten von Matrix:

1. Die persönliche Matrix, die aus einem komplexen System intrapsychischer Prozesse bestehe und am ehesten mit dem neuronalen Netzwerk im Gehirn verglichen werden kann.
2. Die dynamische Matrix, mit der die interpersonellen Beziehungen, einschließlich der interpersonellen Phänomene zwischen den Gruppenmitgliedern beschrieben werden (Foulkes & Anthony 1965, S. 242), die nur durch die Interaktion zwischen zwei oder mehr Menschen sichtbar würden, weshalb er später dieses Konzept um den Begriff »transpersonal« erweiterte (Foulkes & Pines 1990, S. 152). Sie umfasst die »Gruppe-als-Ganzes«.
3. Die Grundlagenmatrix, die sowohl auf den biologischen Eigenschaften der Spezies als auch auf deren kultureller Einbettung beruht, wodurch Individuen verschiedener Kulturen und innerhalb der Kulturen miteinander verbunden sind (Weinberg 2014).

Entgegen der Auffassung, dass die »Gruppenmatrix kein Charakteristikum von MBT-G« (Bateman & Fonagy 2016, S. 340) sei, vertreten wir gemeinsam mit Karterud (2015a, S. 88 f.), dass das Foulkes'sche Matrix-Konzept für alle Arten von Gruppenpsychotherapien gilt, aber MBT-G und analytische Gruppentherapien unterschiedliche dynamische Matrices hervorbringen. Insofern unterscheiden sich beide Ansätze darin, auf welche Weise sie die Dynamik der verschiedenen Matrix-Ebenen verstehen und mentalisieren (»mentalizing the matrix«). So wird z. B. die gruppenanalytische Haltung, aktuelle Ereignisse/Vorgänge in der Gruppe zu deuten, was auch die Fähigkeit des Gruppenleiters voraussetzt, solche Prozesse zu »sehen«, in MBT-G nicht empfohlen, selbst wenn sich diese Deutungen auf das »Hier-und-Jetzt« beziehen und der eine oder andere Gruppenteilnehmer davon profitieren könnte. Es wird als besser angesehen, die Mentalisierungsfähigkeit der Gruppe bezüglich intersubjektiver Transaktionen zu unterstützen, etwa indem eine Frage nicht ohne Ironie in den Raum gestellt wird, wie z. B.: »Kann es sein, dass es heute ziemlich still hier ist?« oder »Hat jemand eine Idee, warum es hier heute so still ist?«. Trotzdem können Deutungen dann angebracht sein, wenn die Gruppe mentalisieren kann oder das Mentalisierungsniveau der Gruppe relativ hoch ist.

Für Gruppenleiter, die noch wenig Erfahrung mit therapeutischen Gruppen haben, sind Kenntnisse über aggressive oder zerstörerische Gruppenphänomene, die mit dem Begriff der Anti-Gruppe bestens erfasst sind, hilfreich. Ohne Gruppe gäbe es keine »Anti-Group« (Nitsun 1996). Nitsuns Theorie der »Anti-Gruppe« basiert auf der Annahme, dass es in der Regel in jeder Gruppe mindestens einen Teilnehmer gibt, der die Gruppe auf der Basis seiner unbewussten primären Objektbeziehungserfahrungen zerstören möchte, häufig aufgrund früher emotionaler Deprivations- und Verwahrlosungserfahrungen, die mit massiven Ängsten und malignem Neid verbunden sind. Irvin Yalom beschrieb ein solches Phänomen an einem Patienten mit einem hochfunktionalen Autismus (Asperger) in seiner »Schopenhauer-Kur« (Yalom 2005a), der seinen Gruppenleiter und die Gruppe zur Verzweiflung treiben konnte (Stehr 2012).

Ein wesentlicher Unterschied zur psychoanalytischen Situation auf der Couch besteht bei psychodynamischen, behavioralen wie mentalisierungsbasierten Gruppentherapien darin, dass sich alle Gruppenteilnehmer, einschließlich des Gruppenleiters, durch das Sitzen im Kreis *sehen*. Die Bedeutung des mimischen Ausdrucks und der Wahrnehmung aller körperlichen und affektiven Phänomene für die Präsenz als Voraussetzung der Repräsentanz-Entwicklung wird zunehmend auch für die psychoanalytische Dyade erkannt (Schmidt 2014). Evolutionsbiologisch und sozialpsychologisch hat sich eine Dominanz der visuellen Wahrnehmung bezüglich der verschiedenen Sinne entwickelt, die aber nicht bedeutet, dass die anderen Sinne für Resonanzphänomene keinen Zweck erfüllten. Etwas zu sehen ermöglicht, »zu intuitiver Einfühlung fähig sein und es instinktiv motorisch wie emotionell zu imitieren. Es in Worte gefasst zu hören, löst die damit verbundenen empathischen Prozesse über unser Erinnerungsvermögen wieder aus; dank dieses Speichers werden die mit den ersten Impressionen verbundenen Assoziationen dann auf einer zweiten, virtuellen Ebene aktualisiert« (Schrott & Jacobs 2011, S. 31).

Eine weitere, gleichzeitig phylo- und ontogenetische Bedeutung in der Bewusstseinsentstehung haben rhythmische Abstimmungen und Wahrnehmungsmuster zeitlicher Beziehungen, die »mit der Stimme, mit den Händen oder mit dem ganzen Körper reproduziert werden« (Donald 2001, S. 272). Dies erhöht die Komplexität bei acht bis zehn Gruppenteilnehmern, insbesondere für Anfänger und Gruppentherapie-Unerfahrene. Die Zahl möglicher Beziehungen steigt in Gruppen exponenziell zur Zahl der Teilnehmer (vgl. Abb. 1-2), und die der nonverbalen und verbalen Kommunikationsmittel und -strategien mit ihr.

N	Bez
1	0
2	1
3	3
4	6
5	10
6	15
n	n × (n - 1) / 2

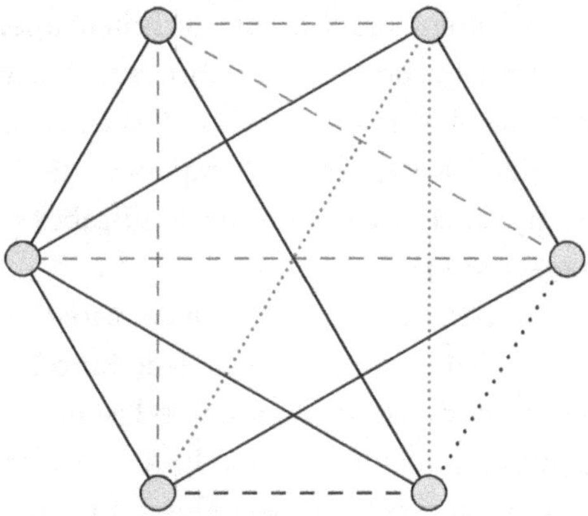

Abb. 1-2 Zahl der möglichen Beziehungen in Abhängigkeit von der Zahl der Gruppenteilnehmer[8]

Die exponenzielle Zunahme möglicher Beziehungen durch die Zahl der Gruppenteilnehmer wird noch verkompliziert durch die Hinzunahme der verschiedenen Ebenen der Kommunikationsmöglichkeiten (Tab. 1-1), die zwar meistens gleichzeitig eine Rolle spielen, »aber nicht im selben Ausmaß in Anspruch genommen (besetzt) werden« (Foulkes 1974, S. 33).

1	Alltagsebene aktueller Beziehungen (aktuelle Ebene)
2	Übertragungsebene
3	Projektive Ebene (= Ebene projizierter und geteilter Gefühle/Affekte und Phantasien, die häufig körperlich und präverbal sind, »intrapsychisch« aber geteilt in der Gruppenmatrix – das Gruppen-Unbewusste)
4	Primordiale Ebene (= das kollektive Unbewusste)
5	Das soziale (gesellschaftliche) Unbewusste

Tab. 1-1 Zur Komplexität der Kommunikationsebenen in Gruppen (modifiziert n. Foulkes 1974)

Es ist ein noch ungeklärtes Phänomen, dass mehrere, in den letzten beiden Jahrzehnten entwickelte Psychotherapien für Patienten mit strukturellen Störungen[9] und insbesondere für BPS-Patienten einzeltherapeutisch in der Dyade und *nicht* gruppenpsychotherapeutisch angelegt sind, wie z. B. die strukturbezogene Psychotherapie von Rudolf (2006 a) oder die übertragungsfokussierte Psychotherapie (Transference Focussed Psychotherapy – TFP) von Kernberg und Mitarbeitern (2008). Für die Schematherapie von Young und Mitarbeitern (Jacob & Arntz 2011, 2003) liegt bisher eine einzige Gruppentherapie-Studie vor (Farrell et al. 2009), inzwischen auch als manualisierte Kurzgruppentherapie von 18 Sitzungen, die eine Erweiterung durch sogenannte »Hausaufgaben« erhält (Van Vreeswijk & Broersen 2014).

In psychiatrischen wie in psychosomatischen Kliniken und Tageskliniken ist jede Therapie – auch jede Einzeltherapie – letztlich eine Art »Gruppenpsychotherapie«, da selbst die Einzeltherapie vom steten interdisziplinären Austausch der verschiedenen Therapeuten- und Patienten-Gruppen beeinflusst ist. Der konzeptuelle Unterschied einer Einzel-Psychotherapie in Klinik und Tagesklinik zur ambulanten Einzel-Psychotherapie ist theoretisch bisher kaum vertieft worden, ebenso, dass der therapeutische Prozess auf Station oder in einer Tagesklinik immer als Interaktion verschiedener Gruppen (z. B. Mitpatienten, therapeutische Gruppen, Team, therapeutische Gemeinschaft) anzusehen und in der Regel besonders intensiven unbewussten Gruppendynamiken ausgesetzt ist. Inzwischen konnte mittels der Analyse von täglichen Tagebuchaufzeichnungen gezeigt werden, dass sich die Teilnahme an einer psychoanalytisch-interaktionellen Gruppentherapie (ein früher deutscher Vorläufer der MBT-G, der in Göttingen entwickelt wurde) im täglichen Erleben der Patienten an solchen Tagen in mehr Feindseligkeit, Enttäuschung, Rückzug, Lustlosigkeit, Traurigkeit, Angst und Gefühlsschwankungen niederschlägt. Dabei korreliert besonders die Schwere der strukturellen Beeinträchtigung mit den oben erwähnten Symptomen (Zimmermann et al. 2016). Unklar dabei ist jedoch, welche Aspekte der Gruppentherapie diese negativen Erfahrungen und Reaktionen hervorrufen, auch wenn schon länger bekannt ist, dass das in den Gruppen vermittelte interpersonelle Feedback von vielen Patienten als anstrengend oder belastend erlebt werden kann (Burlingame et al. 2008).

Insofern kann durch jede Art von Gruppenkompetenz im tagesklinischen wie im stationären Setting sowohl die Kohäsion von Teammitgliedern als auch die von Patienten verbessert werden. Im stationären und tagesklinischen Setting gibt es sehr verschiedene Konzepte bezüglich einer Kombination von Einzel- und Gruppenpsychotherapien, die zum Teil theoretisch noch wenig durchdacht sind. Aufgrund der Ökonomisierung des Gesundheitswesens ist eine ständige Überprüfung der Konzepte erforderlich. So sollte jährlich überprüft werden, ob das stationäre oder teilstationäre therapeutische Angebot im Rahmen der Verweildauer überhaupt noch für den jeweiligen Patienten hilfreich ist. Aus unserer Erfahrung scheint es sinnvoll zu sein, dass die gleichen Patienten, die an der mentalisierungsbasierten Gruppentherapie teilnehmen, in der gleichen Gruppe an Tanz-, Körper-, Kunst-, Musik- und Sozialtherapien beteiligt sind und sich austauschen. Wenn sich das Therapeuten-Team über diese Prozesse regelmäßig abstimmt, fördert dies das Mentalisieren ungemein.

Patienten mit einer Persönlichkeitsstörung, speziell mit einer Borderline-Persönlichkeitsstörung, stellten eine neue Herausforderung für das Verständnis von Gruppendynamiken und deren mögliche Heilkraft dar (Pines 1990). Unabhängig davon, dass unter DSM-IV bezüglich der Borderline-Diagnose aufgrund der zahlreichen Kriterien mindestens 256 verschiedene Kombinationen möglich waren, wird in den Gruppenpsychotherapie-Studien manchmal zu wenig unterschieden, ob es sich um eine homogene oder um eine heterogene Gruppe mit einigen wenigen Patienten mit Persönlichkeitsstörungen handelt. Lorentzen und Mitarbeiter (2014) konnten nachweisen, dass Patienten mit milden bis mittelschweren Persönlichkeitsstörungen (gemessen mit dem GAF, der SCL-90-R und der IIP-Skala) von analytischer Gruppenpsychotherapie profitierten. Allerdings hatten 40 % der Patienten keine Persönlichkeitsstörung, was sich als günstig für die anderen hätte erweisen können. Bekanntlich sind es gerade diese Patienten, die als Schlüsselfiguren für die Gruppenkohäsion und das Gruppenklima »zuständig« sind.[10]

Obwohl in der klinischen Literatur der allgemeine Tenor ist, Einzel- und Gruppenpsychotherapie speziell für Patienten mit Persönlichkeitsstörungen zu kombinieren, ist die empirische Datenlage für dieses Angebot sehr schmal. Lediglich Jorgensen und Mitarbeiter (2013) verglichen die Wirksamkeit einer MBT-Kombinationstherapie aus Einzel- und Gruppentherapie (zwei Termine/Woche) mit einer supportiven Gruppentherapie (zweiwöchentliche Treffen), jeweils über den Zeitraum von zwei Jahren, in einer randomisierten Studie an BPS-Patienten durch jeweils dieselben Therapeuten. In beiden Gruppen fanden sich signifikante Veränderungen in den erhobenen Parametern (z.B. allgemeines Funktionsniveau, soziales Funktionsniveau, diagnostische Kriterien für eine BPS nach dem SKID-Interview). Lediglich die durch die Therapeuten beurteilte GAF-Skala[11] zeigte ein höheres Ausmaß an positiven Veränderungen in der Gruppe der MBT-Kombinationsbehandlung, in der sich ebenfalls ein Trend zu einer höheren Erholungsrate fand.

KAPITEL 2

Grundlagen des Mentalisierens und der Mentalisierungsbasierten Psychotherapie in Gruppen (MBT-G)

Mentalisieren ist die intentionale Fähigkeit, das Handeln anderer und das eigene in Begriffen von Gedanken, Gefühlen, Wünschen und Sehnsüchten zu verstehen; es handelt sich um eine Kompetenz, die den meisten menschlichen Alltagsinteraktionen zugrunde liegt. Mentalisieren ermöglicht nicht nur ein robustes Selbstverständnis, sondern auch konstruktive soziale Interaktionen, Austausch in Beziehungen und ein persönliches Sicherheitsgefühl (Fonagy et al. 2004). Insofern ist Mentalisieren ein fundamentaler psychologischer Prozess (und kein Zustand, weshalb das Substantiv »Mentalisierung« auch weniger geeignet ist), dessen Beeinträchtigung vermutlich bei allen psychischen Störungen eine Rolle spielt und dessen Förderung in der psychiatrischen wie psychosomatischen Behandlung von großer Bedeutung ist (Allen 2003; Choi-Kain & Gunderson 2008).

Mentalisieren integriert zugleich selbstreflexive wie auch interpersonelle Komponenten, weshalb es sich besonders gut als Konstrukt in Gruppenkontexten eignet. Mentalisieren ist darüber hinaus ein allgemeines Konzept für die Entwicklung von epistemischem Vertrauen[12] (Vertrauen in die Authentizität und persönliche Bewertung von interpersonell vermittelter Information, aber auch von innen kommenden Erfahrungen) zwischen Patient und Therapeut. Dadurch können Patienten unterstützt werden, ihre Rigidität aufzugeben. Es fördert über das Phänomen, sich in seiner Subjektivität verstanden zu fühlen, die Möglichkeit, die eigene Wahrnehmung bzgl. des Selbst und der sozialen Welt zu ändern.

Ohne Mentalisieren gibt es kein robustes Verständnis des Selbst, keine konstruktive soziale Interaktion, keine Wechselseitigkeit in Beziehungen und keinen Sinn persönlicher Sicherheit (Bateman & Fonagy 2016, S. 3). Die Fähigkeit und das Potenzial zum Mentalisieren scheinen beim Menschen angeboren zu sein (Kovacs et al. 2010). Der volle Erwerb dieser Fähigkeit ist das Ergebnis einer Entwicklung, die sehr wahrscheinlich auf eine Reihe besonderer Umwelteinflüsse zurückgeht (Fonagy et al. 2003), insbesondere auf die Qualität früher Bindungserfahrungen und auf die des sozialen Lernens in den ersten und späteren Lebensmonaten. Spezifische Bedeutung erlangt dabei die Fähigkeit der primären Bindungsfiguren, die affektiven Signale des Kindes mit kontingenten und markierten Affektausdrücken zu »spiegeln«. Da dieses »Spiegeln« keine umgekehrte Kopie des mentalen Zustands des Babys ist, sondern, wenn gelingend, etwas über- oder untertrieben, kann Mentalisieren als fundamental zweiseitiger und/oder als transaktionaler sozialer Prozess verstanden werden. Er enthält bereits trianguläre Momente und wird von der Fähigkeit des Mentalisierens der Bindungsfiguren ebenso beeinflusst wie von den Charakterzügen des Kindes (z. B. seinem Temperament) und den sinnträchtigen Person-Umwelt-Interaktionen (Fonagy et al. 2015 b).

Mentalisieren ist ein jüngeres »Zauberwort«, ein psychologisches Konstrukt, das gleichzeitig Elemente der Kognitionswissenschaften, der Psychoanalyse, der Entwicklungspsychologie, der Affektforschung und der Neurobiologie enthält (Bateman & Fonagy 2011; Fonagy et al. 2004; Schultz-Venrath 2013 [2015]). Entwicklungspsychologische Daten sprechen dafür, dass die Fähigkeit für explizites Mentalisieren etwa im Alter von vier bis sechs Jahren entwickelt ist. Explizites Mentalisieren ermöglicht ein Bewusstsein verschiedener mentaler Perspektiven gegenüber dem gleichen Phänomen, wodurch ein Kind in der Lage ist, sich selbst aus der Perspektive eines Anderen wahrzunehmen, was ein (re-präsentationales) Selbst voraussetzt.

Das Mentalisierungsmodell hat englische, französische und deutsche Wurzeln, die sich bisher wenig miteinander austauschten und bei genauerer Analyse doch auch Differenzen in dem einen oder anderen Aspekt aufweisen. Beeinflusst ist das Konzept unter anderem durch die »Theory of Mind« (ToM), die Alexithymie- und Autismusforschung, die intersubjektive, relationale Psychoanalyse und durch eine zunehmende Zahl an Befunden aus den Neurowissenschaften. Den stärksten Einfluss hat wohl die Bindungsforschung, wobei jedoch inzwischen einiges dafür spricht, »dass Bindung und Mentalisierung zwei voneinander unabhängige, durch Selektion entstandene Anpassungsleistungen sind, die qualitativ unterschiedlichen Funktionen dienen« (Gergely & Unoka 2011, S. 863); so verfügen beispielsweise zahlreiche gesellig lebende Nagetierarten oder Rhesusaffen offenbar nicht über die Fähigkeit zum Mentalisieren, obwohl bei ihnen ein angeborenes Bindungssystem zwischen Jungtier und versorgendem Individuum zu beobachten sei.

Mentalisieren bedeutet, sich auf die eigenen inneren, »mentalen« Zustände (Gedanken, Gefühle, Wünsche, Bedürfnisse, Hoffnungen, Überzeugungen etc.) und die Anderer zu beziehen, sie als dem Verhalten zugrunde liegend zu begreifen und darüber nachdenken zu können. Ein wesentlicher Aspekt des Mentalisierens in therapeutischen Beziehungen ist aber auch die neugierige Bereitschaft (»inquisitive stance«) des Sich-anstecken-, Sich-überraschen-, Sich-beeinflussen- und Sich-bereichern-Lassens in der Begegnung mit dem Anderen (Bateman 2007).

Mentalisieren im Alltag könnte sich beispielsweise so darstellen: »Ich fürchte, du hast dich über mich geärgert, weil ich nicht auf der Beerdigung deines Vaters war.« Mentalisieren enthält somit *zugleich* eine selbst-reflexive, intrapsychische und eine interpersonelle Komponente, die je nach Störung und Diagnose entweder mehr in der einen oder anderen Richtung oder in beiderlei Hinsicht beeinträchtigt sein kann.

Mentalisieren wird häufiger vereinfachend als Fähigkeit verstanden, empathisch gegenüber anderen Menschen sein zu können, wobei Empathie »nur« *eine*, allerdings wichtige Fähigkeit für das Mentalisieren darstellt, aber: »Empathizing is not Mentalizing!« Empathie beschreibt aus unserer Sicht im Vergleich mit Mentalisieren »nur« die Fähigkeit, sich in das Gegenüber einzufühlen. Es fehlen der Selbstbezug bzw. der prozessuale, gleichzeitige Wechsel zwischen Selbst und Anderen.

Die Fähigkeit zu mentalisieren setzt mindestens vier Dimensionen voraus (vgl. Tab. 2-1), die ihren gemeinsamen Ursprung jedoch in körperlichen, impliziten Resonanzphänomenen haben, die als physiologische Rhythmen zunächst eine synchrone Kommunikation ermöglichen (Schore 2007; Schumacher & Calvet 2008). Heutzutage wird die *limbische Resonanz* als ein biologisches Zentrum für Empathie und nichtverbale Verbindungen angesehen (Lewis et al. 2000), das die Basis aller sozialen Bindungen ist (Schlapobersky 2016, S. 252–253). Aktuell kann man die Befriedigung dieser limbischen Resonanz daran beobachten, wie Myriaden von Menschen »am Twittern, Chatten, Mailen, Bloggen, Hashtaggen, Googeln und Downloaden« sind, Selfies posten oder diese über soziale Netze versenden, als ob sie alle auf »der Suche nach Resonanz« seien (Altmeyer 2016). Kommunikation durch Resonanz hat eine zum Teil noch unbekannte neurobiologische und neurophysiologische Eigengesetzlichkeit, mit der fundamentale Gebiete der Psyche unter Umgehung anderer sensomotorischer Rezeptoren betreten und besetzt werden, um Zugang zum Unbewussten auf manchmal ungewöhnlichen Wegen zu erlangen (Schlapobersky 2016 b).

Im günstigsten Falle spielen die primäre Bindungsperson und der Säugling miteinander, mit Blicken, mit mimischen Gesten, mit Gurrlauten bzw. mit sogenannten Vokalisierungen, die entweder vom Säugling oder von der Mutter initiiert und in einem zeitlich sehr engen Rahmen resoniert werden. Diese resonanten Antworten, wie z. B. das Lächeln der Mutter auf das Lächeln des Säuglings, sind erste Spiegelphänomene, die mit der Entwicklung des Säuglings variiert und durch leichte Über- und Untertreibungen im Sinne des markierten Spiegelns zu sogenannten »ostensive cues«, zu bedeutsamen Hin-Weisen, ausgebaut werden. Dies geschieht zuweilen durch die Veränderung der Tonhöhe. »Indem die Mutter synchronisiert und mit Resonanz auf die Rhythmen der dynamischen inneren Zustände des Säuglings reagiert und die Erregungshöhe dieser negativen und positiven Zustände reguliert, stellt sie eine Bindungsbeziehung durch eine somatisch ausgedrückte emotionale Kommunikation her«

(Schore 2007, S. 65) und damit auch eine erste Erfahrung der Affektregulation. Diese synchrone, resonierende Kommunikation wird auch als Protokommunikation oder »kommunikative Musikalität« (Malloch & Trevarthen 2009) bezeichnet. Vermutlich ist diese Erfahrung eine entscheidende Voraussetzung für die Entwicklung des sogenannten epistemischen Vertrauens, des Erkenntnisvertrauens, das nicht dem umgangssprachlich verwendeten »Urvertrauen« entspricht, welches in der weiteren Entwicklung durch weitere Prozesse des Mentalisierens (s. u.) allerdings unterstützt wird. Die Unter- oder Übertreibung des vom Säugling gezeigten Affekts durch die primäre Bindungsperson bewirkt, dass der Säugling wahrnimmt, dass das markierte Spiegeln sein Schmerzgefühl meint. Analoge Prozesse finden in Gruppen in Sekundenschnelle statt. Die körperlichen Empfindungen des oder der Patienten können als Resonanzphänomene im Körper des Psychotherapeuten/des Gruppenleiters im Sinne von sensomotorisch-affektivem Mitschwingen wahrgenommen werden, allerdings vermutlich auch umgekehrt, soweit es die Störungsebene der Patienten zulässt. Auch hier ist ein markiertes Spiegeln als Intervention in der Regel mentalisierungsfördernd und in länger bestehenden Gruppentherapien können auch Patienten markiertes Spiegeln gegenüber einem Mitpatienten einbringen. Wiederholtes markiertes Spiegeln ist vermutlich die bedeutsamste Intervention für die Entwicklung einer Repräsentanz.

Die Bostoner Arbeitsgruppe um Daniel Stern (2012, S. 53 f.) hatte ihr Forschungsinteresse bezüglich der Veränderungsprozesse in dyadischen (!) Psychotherapien auf die Beobachtung zentriert, »dass die meisten Patienten besondere Momente einer authentischen, sehr persönlichen Verbundenheit mit ihren Therapeuten in Erinnerung behalten, die ihre Beziehung zu ihm und dadurch auch ihre Selbstwahrnehmung veränderten«. Aufgrund der bisherigen Literatur sahen sie sich gezwungen, zwei verschiedene Repräsentationsprozesse zu konzeptualisieren, von denen die erste Form der Repräsentation als semantische formuliert wurde, »weil es sich um eine Symbolisierung durch Sprache handelt«, während die zweite als »prozedurale Repräsentation« definiert wurde, die regelgestützte Repräsentationen betreffe. Darunter wird jenes Wissen verstanden, wie man bestimmte Dinge ausübt, wie zum Beispiel Fahrradfahren, die »unter Umständen nie symbolisch kodiert werden«. Wichtiger war ihnen jedoch das Wissen darüber, »wie man Dinge zusammen mit anderen« ausübe, was sie als »implizites Beziehungswissen« bezeichneten, das gleichermaßen affektiv, interaktiv (!) und kognitiv sei. Dieses implizite Beziehungswissen werde zunächst in einer noch nicht näher bekannten Form repräsentiert, lange bevor dem Kind die verbale Sprache zur Verfügung stehe, und operiere lebenslang, typischerweise außerhalb der Aufmerksamkeit und des bewussten Erlebens sowie ohne Übersetzung in verbale Sprache. Die Sprache werde im Dienste dieses Wissens genutzt, doch die impliziten Kenntnisse, von denen intime Interaktionen gesteuert werden, sind nicht sprachgestützt und werden gewöhnlich nicht in eine semantische Form übertragen. Zweifelsohne kann die Entdeckung eines solchen nichtsymbolisch gestützten Repräsentationssystems zu den bedeutendsten Beiträgen der Säuglingsforschung gezählt werden (Beebe et al. 1997). Es ist auch Basis für die Unterscheidung zwischen einem impliziten und expliziten Mentalisieren, einschließlich der Unterscheidung zwischen einem prozeduralen (impliziten) und deklarativen (expliziten) Gedächtnis (Allen et al. 2011, S. 71; Eichenbaum 2002).

Implizites Beziehungswissen wird auch in Gruppen und Gruppenpsychotherapien über Körperempfindungen und sensomotorische Kommunikation ausgetauscht, wobei im günstigen Verlauf der therapeutische Prozess einen Teil des impliziten Beziehungswissens langsam und stetig in bewusstes explizites Wissen transformiert. Dies ist allerdings ein anderer Prozess als das Bewusstmachen von Unbewusstem in psychodynamischen Gruppentherapien. Mit diesen Befunden, die inzwischen auch neurowissenschaftlich gut belegt sind, können vier unterschiedliche Modalitäten des Mentalisierens beobachtet werden, die sich sowohl in der mentalisierungsbasierten Einzel- als auch in der Gruppenpsychotherapie als hilfreich erwiesen haben (Bateman 2016, S. 11):

- Automatisches Mentalisieren versus kontrolliertes Mentalisieren
- Selbstorientiertes Mentalisieren versus fremdorientiertes Mentalisieren

- Innerlich fokussiertes Mentalisieren versus nach außen fokussiertes Mentalisieren
- Kognitives Mentalisieren versus affektives Mentalisieren

Dies bedeutet für Patienten und Therapeuten: sich vom automatisch-impliziten zum explizit-kontrollierten Mentalisieren zu bewegen, Gefühle (Affekte) mit Gedanken (Kognition), die Innenwelt mit der Außenwelt und umgekehrt zu verbinden und sich selbst von anderen als getrennt wahrzunehmen.

Implizit / Automatisch / Prozedural »Gewusst wie«	Explizit / Kontrolliert / Deklarativ »Wissen, dass«
Reflexhaft	Erfordert ein Bemühen
Schnell	Langsam
Erfordert wenig Aufmerksamkeit	Erfordert Aufmerksamkeit
Unterhalb unserer Bewusstseinsebene	Setzt Bewusstheit voraus und ist oft verbal

Tab. 2-1 Implizites und explizites Mentalisieren (mod. n. Bateman & Fonagy 2010, S. 191)

Es gibt verschiedene Arten von Mentalisieren, die vom Nichtmentalisieren bis zum Missbrauch des Mentalisierens reichen, wie sie z. B. bei forensischen Patienten oder Hochstaplern, meist erst nach einem erfolgreichen Täuschungsakt, zu diagnostizieren sind.

Arten des Mentalisierens

- Mentalisieren
  - Explizit
  - Implizit
- Nichtmentalisieren
- Pseudomentalisieren
- Hypomentalisieren
- Hypermentalisieren
- Missbrauch von Mentalisieren

Nichtmentalisieren ist klinisch wahrscheinlich am leichtesten erkennbar, weil keine Kommunikation zustande kommen kann. Wenn man sich mit den anderen Arten des Mentalisierens, speziell der Diagnostik des Hypermentalisierens schwer tut, kann man auf einen Video-Test zurückgreifen, wie z. B. dem MASC (Movie for the Assessment of Social Cognition) für Theory of Mind-Fragestellungen (Dziobek et al. 2006). Das Drehbuch dieses Films basiert auf der ToM-Theorie. Es wird ein Abend zu viert gezeigt, bei dem zwei Frauen (Sandra und Brigitte) und zwei Männer (Michael und Klaus) zusammentreffen, gemeinsam kochen und etwas spielen. Alle Charaktere zeigen stabile individuelle Persönlichkeitsmerkmale, alle vier haben verschiedene Motivationen, um am Abend teilzunehmen. Es wird über Freundschaften und Beziehungen gesprochen. Im Multiplechoice-Verfahren werden nach kurzen Unterbrechungen des Films falsche Annahmen, Täuschungen, Fauxpas, Überredungen, Metaphern, Sarkasmus und Ironie überprüft. Die 46 Items werden verschiedenen Subkategorien zugeteilt, etwa der Bewertung verschiedener Modalitäten mentaler Zustände: Emotionen, Gedanken, Absichten (z. B.: Was fühlt X? Was denkt X? Was hat X vor?). Die Ebenen der Verarbeitung des Beobachters betreffen die Wahrnehmung vs. Bewertung (z. B. Gesichtsausdruck richtig wahrnehmen vs. Gesagtes bewerten) und die Valenzen mentaler Zustände: positiv, negativ, neutral.

> Folgendes Beispiel mag die Einordnung in Mentalisieren, Nicht-, Hypo- (»ToM-oberflächlich«) und Hypermentalisieren (»ToM-übertrieben«) an einer Videosequenz eines 15-minütigen Films im MASC (Szene 20) erläutern: Klaus trifft als Erster zum gemeinsam verabredeten Abendessen bei Sandra ein. Die beiden unterhalten sich angeregt über Klaus' Schwedenurlaub. Als Michael in die Runde stößt, dominiert er die Unterhaltung. Er richtet sich dabei ausschließlich an Sandra. Sandra ist genervt von Michaels Angeberei. Sie guckt kurz in Klaus' Richtung und fragt Michael dann: Sag mal, warst du eigentlich schon mal in Schweden?

> Frage an den Probanden: Warum fragt Sandra das?
> Antwortniveaus:
> *Mentalisieren:* »Um Klaus in das Gespräch zu integrieren.«
> *Hypermentalisieren:* »Sie will die beiden miteinander vergleichen.«
> *Hypomentalisieren:* »Weil sie wissen will, ob Michael schon einmal in Schweden war.«
> *Nichtmentalisieren:* »Um auf das Thema Schweden zurückzukommen.«

In diesem Test, der primär für Patienten mit einer Schizophrenie- oder Asperger-Diagnose entwickelt wurde, ist keine Unterscheidung zwischen Pseudo- und Hyper-Mentalisieren getroffen worden. Unter Pseudomentalisieren wird eine »überwiegend eigennützige, unzutreffende Beschreibung psychischer Zustände« verstanden, die dadurch »intrusiv« sein kann, dass der Betreffende weiß, was andere denken oder fühlen. Eine Überschneidung zum Hypermentalisieren liegt vor, wenn diese Beschreibungen »exzessiv detailliert, abgekoppelt von der (affektiven) Realität« sind. Insofern bedeutet ein Hypermentalisieren immer die Aktivierung des Als-ob-Modus, geht allerdings häufig auch mit Aussagen einher, die eher dem Modus der psychischen Äquivalenz zuzuordnen sind, etwa wenn auf zerstörerische Weise innere Zustände anderer verleugnet und »durch eigene Konstruktionen ersetzt werden (›Du willst mich vernichten, das weiß ich ganz genau. Versuche erst gar nicht es abzustreiten. Ich glaube dir sowieso nichts mehr‹)« (Luyten et al. 2015, S. 88). Insofern ist die Schnittmenge zwischen beiden prämentalistischen Modi ziemlich groß und eine Zuordnung danach sinnvoll, welcher Aspekt dominiert.

Das Mentalisierungsmodell beruht auf der Beobachtung, dass das zentrale Problem für viele Patienten, insbesondere für BPS-Patienten darin liegt, besonders verletzlich zu sein und zu befürchten, des Mentalisierens plötzlich verlustig zu gehen oder – durch Deprivation in existenziellen Notlagen – zu hypermentalisieren. Diese Verletzlichkeit entwickelt sich in frühen, primären Bindungsbeziehungen und verbindet sich mit einer interpersonellen Sensitivität, die mit einer Dysregulation von Emotionen und Impulsivität einhergeht, wobei das Gefühl des Zurückgewiesenseins (rejection sensitivity) offenbar die emotionale Dysregulation bei BPS-Patienten am stärksten beeinflusst (Staebler et al. 2011).

Beispiele für Störungen des Mentalisierens

- Beeinträchtigung der Gefühls- und Affektwahrnehmung
- Fehlende und mangelhafte Selbst- und Objektdifferenzierung
- Fehlende Differenzierung zwischen Phantasie und Realität
- Beeinträchtigung der Gefühls- und Affektregulation
- Schwierigkeiten, Nähe und Distanz zu regulieren
- Unfähigkeit, innere Spannungen adäquat zu regulieren

Neuere Überlegungen bezüglich der Entwicklung des Mentalisierens integrieren eine andere wichtige Funktion der frühen Bindungsbeziehungen: die Entwicklung von »epistemic trust« – was wohl am besten mit Erkenntnisvertrauen, Vertrauen in die Validität der Erkenntnistätigkeit des Gegenübers bzw. epistemischem »Urvertrauen« (Gergely 2007) zu übersetzen ist[13] – womit überhaupt erst soziales Lernen in einem sich ständig verändernden Kontext möglich wird (Fonagy & Campbell 2015, S. 238). Mentalisieren in Psychotherapien setzt einen Prozess sich entwickelnden epistemischen Vertrauens zwischen Patient und Therapeut auf eine Weise voraus, z. B. Vertrauen in die Authentizität und persönliche Relevanz interpersonell vermittelter Informationen (Sperber et al. 2010), die dem Patienten zunehmend jene Rigidität aufzugeben hilft, welche gerade Individuen mit einer anhaltenden Persönlichkeitspathologie auszeichnet. Das Wiedergewinnen von Flexibilität erlaubt den Patienten, durch neue Erfahrungen im sozialen Sinne voranzuschreiten und eine Veränderung ihres Verständnisses ihrer sozialen Beziehungen sowie ihres eigenen Verhaltens und ihrer Handlungen zu erreichen.

Ohne »epistemic trust«, ohne Erkenntnisvertrauen, scheint sich Mentalisieren nicht entwickeln zu können. Die besondere Erfahrung, dass unsere Subjektivität verstanden und mentalisiert wird, ist ein notwendiger Trigger für uns, um soziales, d. h. gruppales (!) Wissen aufnehmen und von ihm lernen zu können. So wird es möglich, unsere Wahrnehmung von uns selbst und unserer sozialen Welt zu verändern (Fonagy & Allison 2014).

Klinisch tätigen Psychotherapeuten ist das nonverbal spürbare oder früh geäußerte Misstrauen von Patienten mit strukturellen Störungen gegenüber Behandlungsvorschlägen jeglicher Art, etwa nach einem Erstgespräch, wohlvertraut. Insofern könnte das Fehlen von »epistemic trust« oder die Dominanz von »epistemic mistrust« sowohl ein Anlass für das häufige Nichtantreten als auch für das Scheitern einer Psychotherapie sein. Schwieriger ist allerdings zu verstehen, wie sich ein solches epistemisches Vertrauen entwickelt, wodurch Kleinstkinder lernen, den Gebrauch verschiedenster Objekte für sich zu nutzen. Gergely & Unoka (2011) sind der Auffassung, dass zu einer wechselseitigen Struktur dieser pädagogischen Kommunikation implizite Annahmen gehören, die beim Kind durch kommunikative »ostensive cues« – anschauliche Fingerzeige, wie z.B. Augenkontakt, kontingente Reaktivität, prosodisches Muster der Ammensprache und Ansprache über den eigenen Namen[14] – mobilisiert werden. »Wenn das Baby gegenüber dem ostensiv kommunizierenden Anderen eine lernende Haltung einnimmt, begreift es ihn als Träger relevanten kulturellen Wissens. Als ›Schüler‹ erwartet das Baby vom ostensiv agierenden Anderen, dass er kooperatives Wohlwollen zeigt, das heißt, dass er dem Kind nur vertrauenswürdige und wirklich relevante Informationen anbietet« (Gergely & Unoka 2011, S. 885). Ohne darauf explizit Bezug zu nehmen, haben die Autoren mit dieser Formulierung des »kulturellen Wissens« die »foundation matrix« von Foulkes, also die gruppale Bedingung psychischer Entwicklung ins Spiel gebracht. Das Problem des Erlernens wird dadurch verkompliziert, dass entgegengesetzt auch eine epistemische Wachsamkeit in Form von Vorsicht und Unterscheidung des jungen Lernenden erforderlich ist, um nicht ausgetrickst und falsch informiert zu werden (Sperber et al. 2010). Diese Überlegungen erweitern das Mentalisierungsmodell um die Entwicklung und den Erwerb von Skills im Mentalisieren.

Durch ein empirisch fundiertes und erweitertes Verständnis der Emotions- und Affekttheorie, die zu Lebzeiten der Begründer der Gruppenanalyse, Trigant Burrow (1926), Siegmund H. Foulkes

(Foulkes 1946; Foulkes & Lewis 1944) und ihren Zeitgenossen – entsprechend der heutigen Differenzierung – noch nicht entwickelt war, sind die kollektiven Prozesse des Mentalisierungsversagens in Behandlungen, aber auch in politischen Großgruppenprozessen, z. B. im Nationalsozialismus oder in den terroristischen Entwicklungen heute, schärfer in den Fokus gerückt.

2.1 Neurobiologische Wechselwirkungen

Die frühen imitativen Kompetenzen von Säuglingen in den ersten Lebenstagen beschrieben Meltzoff & Moore (1977), für deren Phänomenologie sie allerdings aufgrund des noch nicht entwickelten neuronalen Systems in dieser Lebensphase keine überzeugende Erklärung hatten. Heute wird davon ausgegangen, dass Imitationen und Resonanzphänomene an das Vorhandensein eines Spiegelneuronen-Netzwerks (MNS) gebunden sind (Bauer 2005; Iacoboni & Mazziotta 2007). Imitatives Verhalten und Resonanzphänomene sind für verschiedene entwicklungspsychologische Schritte des Menschen erforderlich und eine Voraussetzung für Mentalisieren. Neurobiologisch ist jedoch das sich entwickelnde Mentalisierungsnetzwerk (MENT) für höhere kognitive Funktionen an anderen Orten im Gehirn verankert[15] als das MNS, wobei die wechselseitigen Beziehungen zwischen MENT und MNS noch nicht ausreichend geklärt sind.

Das Angebot an ein Individuum, sich zum ersten Mal mit anderen Menschen in einer Gruppensituation zu begegnen, löst meist eine mentale Reaktion aus, die mit einer affektiven Bewertung der Situation (z. B. »Gruppe, nein danke!«) einhergeht. Für diese Reaktion stehen dem Individuum spezifische neurobiologische Netzwerke zur Verfügung, die den sozialen Kontext verarbeiten. Eine erste, sehr schnelle automatische Verarbeitung einer solchen Situation beinhaltet die Entscheidung, sich dem Stimulus oder der/den Person/en zu nähern oder sie zu meiden. Für soziale Annäherung spielen Hirnregionen wie z. B. das ventrale tegmentale Areal (VTA), Hypophyse/Hypothalamus, Striatum und der ventrale mediale orbitofrontale

Kortex (OFC) eine besondere Rolle. Aversive soziale Ereignisse, die mit Angst und negativen Affekten verbunden sind, werden durch Amygdala, Hippocampus, Insula, anterioren cingulären Kortex (ACC) und anterioren Temporalpol (ATP) aktiviert (Vrticka & Vuilleumier 2012). Die Aktivierung dieser Regionen variiert mit den Unterschieden der Bindungsstile der jeweiligen Personen: Individuen mit einer unsicher-vermeidenden Bindung zeigen eine verminderte Aktivierung im dorsalen ACC in Situationen des sozialen Ausschlusses (Dewall et al. 2012) und ebenso schwächere Antworten gegenüber traurigen und ängstlichen Gesichtern. Individuen mit unsicher-ängstlichem Bindungsstil reagieren mit einer vermehrten Aktivierung des sozialen Aversionssystems auf negative soziale Ereignisse (Suslow et al. 2009; Zhang et al. 2008).

In den letzten Jahrzehnten verwiesen zahlreiche Befunde auf die Bedeutung von Bindung und früher Entwicklung für die Reifung des Gehirns sowie für die soziale und emotionale Anpassung über die gesamte Lebensspanne. Lange Zeit ging man davon aus, dass die Bildung von Nervenzellen, die sogenannte Neurogenese, beim Menschen und allen anderen Säugern zwar während der Hirnentwicklung auf Hochtouren läuft, dann aber so gut wie abgeschlossen sei. Inzwischen ist hinreichend gut belegt, dass sowohl im Vorderhirn als auch im Hypothalamus in bestimmten Regionen im erwachsenen Gehirn neue Nervenzellen im Sinne der Neo-Neurogenese entstehen können. Schlüsselmechanismen der Neurogenese scheinen die Epigenetik und der Umbau der Chromatin-Struktur (chromatin remodeling) zu sein. Sie kontrollieren die Expression von Genen und fördern die Differenzierung von Nervenzellen aus Vorläuferzellen, den neuronalen Stammzellen. Wie genau das Zusammenspiel von Epigenetik und Chromatin-Umbau die Differenzierung der Stammzellen reguliert, ist bisher noch wenig verstanden. Des Weiteren spielen für die funktionelle neuronale Kompetenz und Integrität interaktive Austauschprozesse zwischen sensorischen und motorischen Neuronen, Interneuronen und Gliazellen eine Rolle. Aus neuen Studien stammt die Beobachtung, dass für diese Austauschprozesse extrazelluläre Vesikel, wie z. B. Exosome und Mikrovesikel, erforderlich sind, die beim reziproken Signalaustausch zwischen myelinisierender Glia und Neuronen die Immunantwort, den Synapsenaufbau und die Plastizität unterstützen (Budnik et al. 2016). Inzwischen wurden die gleichen Vesikel als bedeutsame Faktoren bei der Entwicklung neurodegenerativer Erkrankungen und Hirntumore entdeckt. Diese extrazellulären Vesikelfunktionen erweitern eine bisher unbekannte Ebene der Komplexität transzellulärer Interaktionen im Nervensystem. Die ständige Interaktion zwischen Gehirn und Gruppe schlägt sich in ersten Belegen nieder, dass die soziale Netzwerkgröße, in der sich ein Nutzer bewegt, auch mit einer dichteren grauen Substanz korreliert und Nutzer eines größeren sozialen Netzwerks auch eine größere Amygdala aufweisen (Bickart et al. 2011).

Die frühen interdisziplinären neuro-psychodynamischen Überlegungen Kurt Goldsteins, die u.a. seinen Assistenten Siegmund H. Foulkes zur Begründung der Gruppenanalyse anregten, sind angesichts der neurowissenschaftlichen Revolution in den letzten Jahrzehnten etwas in Vergessenheit geraten. Beiden war schon bewusst, dass der Mensch während seines gesamten Lebens mit seiner Spezies neuronal »verdrahtet« ist, um über die am besten abgestimmten Bindungen verfügen zu können: Unsere frühen Beziehungen gestalten die besondere Struktur unseres Gehirns und das Meer unserer interpersonellen Begegnungen, in dem wir schwimmen, arbeitet fortgesetzt daran, unser Gehirn zu modifizieren« (Badenoch & Cox 2010, S. 1; Übers. USV). Epigenetische und psychosoziale Einflüsse, insbesondere Bindungsstörungen und Traumatisierungen, haben Einfluss auf die Plastizität der Gehirnstrukturen, auf die Neurotransmitterfunktionen und auf die Veränderbarkeit von neuronalen »pre-sets« (William James), für die umgangssprachlich der Begriff »angeboren« benutzt wird. Dabei bedeutet »angeboren« sowohl die Berücksichtigung intrauteriner »Erfahrungen«, welche sich im sozialen Gefüge der mütterlichen (Familien-)Gruppe bilden, als auch die epigenetischen Prägungen, die auf die Lebensereignisse der Vorgeneration(en) zurückgehen. Frühe Bindungsstörungen und Traumatisierungen führen, bevorzugt bei Vorliegen einer epigenetischen oder genetischen Disposition, zu neuronalen Reifungsstörungen im limbischen System, im orbitofrontalen Kortex, in der Hypothalamus-Hypophysen-Nebennierenrinden-Achse (HHNA) und im Hippocampus (mit Gedächtnisstörungen). Zudem beeinträchtigen stressinduzierte Cortison- und Katecholamin-Ausschüttungen das »re-routing«, die Neurogenese, die Neo-Neurogenese und die Myelinisierung (Herpertz et al. 2001; Joseph 1999; New et al. 2007; Rinne et al. 2002).

Schon vor diesen Erkenntnissen des 21. Jahrhunderts verstanden eine Reihe von Neurowissenschaftlern das Nervensystem als komplexe Entität, das immer als Ganzes und nicht als Summe einer großen Anzahl einzelner Neurone reagiere (Goldstein 1934). Aus dieser Perspektive *ist* das Netz der gegenseitigen Verbindungen das Nervensystem und die einzelnen Neuronen sind »nur« dessen Knotenpunkte, in denen sich verschiedene Wege und Abläufe kreuzen.

Der aus einer relativ dünnen, etwa sechs Millimeter tiefen Schicht bestehende Neokortex wickelt sich um den inneren Kern jenes Reptiliengehirns, das alle Wirbeltiere besitzen, und das bei Säugetieren etwa 10–40 %, bei Primaten mehr als 50 % und bei Menschen etwa 80 % der gesamten Hirnmasse ausmacht. Dabei scheint die Größe der Gehirnrinde mit der Gruppenstärke von Säugetieren zu korrelieren: »Affen, Delphine oder Wale leben im sozialen Verband – und die Größe ihrer Gehirnmasse lässt sich jeweils auch auf die Gruppenstärke umrechnen. Die sich innerhalb der Gruppe herausbildenden Verhaltensformen mögen die Herausbildung besonders jenes frontalen Gehirnlappens befördert haben, der schon bei den Primaten im Vergleich zum restlichen Hirn übermäßig stark ausgebildet ist« (Schrott & Jacobs 2011, S. 20). Nach einer solchen Berechnung bezüglich der Größe von Sozialverbänden ganz unterschiedlicher Säugetiere wäre das menschliche Gehirn für einen sozialen Verband von maximal 150 Individuen ausgelegt.

Die empirischen Befunde der Säuglings- und Bindungsforschung legen für die Selbstentwicklung nahe, dass die frühe Affektentwicklung und -regulation in der (familiären) Gruppe eine entscheidende Rolle spielt. Inzwischen konnte in fMRT-Untersuchungen belegt werden, dass bei Patienten mit einer Schizophrenie eine verminderte Konnektivität innerhalb des Spiegelneuronensystems (MNS) und auch des Mentalisierungsnetzwerks (MENT) vorliegt. Dabei korrelierte die Diskonnektivität des MNS mit der Schwere der Erkrankung, während dies für das MENT nicht der Fall war (Schilbach et al. 2016).

Die seelische Entwicklung eines Menschen fußt vor allem auf dem Bindungssystem, wobei Bindungen soziale Beziehungen sind, die auf neurobiologischer Ebene über das mesokortiko-limbische dopaminerge Schleifensystem mit dem Nucleus accumbens und Oxytocin (OT) als »Bindungshormon« assoziiert sind (Ferguson et al. 2001; Ferguson et al. 2002; Insel & Young 2001). Das Neuropeptid OT (im Amerikanischen auch »Kuschelhormon« genannt) hat eine wesentliche Mediatorfunktion zwischen frühen widrigen Lebenserfahrungen und späterer Schmerzvulnerabilität. Es wird durch Bindung, Beziehung und das Erleben sozialer Unterstützung vor allem im Bereich des Hypothalamus aktiviert und ist sowohl zentral als auch peripher wirksam. OT reduziert Stress, Angst und Depression (Rash et al. 2014). Eine emotional Sicherheit gebende primäre Bindungsperson in den ersten beiden Lebensjahren führt neurobiologisch über die Aktivierung des ventromedialen präfrontalen Kortex offensichtlich lebenslang zu einer Fähigkeit der Schmerzdämpfung (Egle 2016).

Darüber hinaus moduliert OT die Wahrnehmung und Wiedererkennung anderer Individuen. Wie viele andere Tiere nutzen Mäuse vor allem den Geruchssinn, um soziale Reize wahrzunehmen. Das zerebral ausgeschüttete OT verbessert das Signal-zu-Rausch-Verhalten in der sensorischen Informationsverarbeitung. Dadurch werden sogenannte Top-down-Projektionen aus der Großhirnrinde in sensorischen Netzwerken aktiviert, die dort hemmende Neurone antreiben. Diese Top-down-Aktivierung durch OT verbessert die Signalqualität im Sinne eines Aufmerksamkeitsfilters, so dass die sensorische Information dann verändert an höhere Hirnareale weitergeleitet wird. Über diesen Mechanismus stärkt OT die Verarbeitung relevanter sozialer Signale und verbessert so die spätere Erkennung vorheriger sozialer Interaktionspartner.

Neben OT scheint auch das Neuropeptid Arginin Vasopressin (AVP) in Form eines Nasensprays einen bedeutsamen Einfluss auf kooperatives menschliches Verhalten als biologische Voraussetzung für erfolgreiche Interaktionen in Gruppen zu haben (Brunnlieb et al.

2013a,; 2013b, 2016). In Tierversuchen hatte AVP einen modulierenden Einfluss auf monogames Bindungsverhalten und elterliche Fürsorge, aber auch auf aggressives Verhalten männlicher Tiere gegenüber Eindringlingen. Um den Einfluss von AVP auf den Aspekt der sozialen Kooperation zu untersuchen, wurden 59 männliche Probanden in einer placebo-kontrollierten Doppelblindstudie mit AVP-Nasenspray untersucht, wobei die placebo-kontrollierte Gruppe Kochsalzlösung erhielt. Anschließend spielten die Probanden in Zweiergruppen ein Spiel, das für einen maximalen Gewinn die Kooperation der Spielpartner erfordert. Die Teilnehmer gewannen am meisten Geld, die sie sich für ein kooperatives Verhalten entschieden und deren Gegenüber dies auch tat. Dagegen bekam ein Spieler besonders wenig, wenn er sich zwar kooperativ verhielt, sein Gegenüber dies aber nicht tat. Es zeigte sich, dass unter AVP die Probanden eine stärkere Bereitschaft zu einer solch risikobehafteten Kooperation zeigten als unter Placebo. Um auszuschließen, dass sich lediglich die Risikobereitschaft veränderte, wurde das Verhalten der Probanden zusätzlich in einer Lotterieaufgabe untersucht. In dieser Lotterieaufgabe unterschieden sich die Gruppen mit und ohne AVP nicht. AVP veränderte also nicht die Risikobereitschaft per se, sondern nur die Risikobereitschaft im sozialen Kontext. In einer weiteren fMRT-Untersuchung an 34 Männern konnte gezeigt werden, dass kooperatives Verhalten unter AVP die Aktivität von Hirnstrukturen (ventrales Pallidum) veränderte, die für Handlungskontrolle, Wahrnehmung von Risiko und die Verarbeitung von Belohnungsreizen verantwortlich sind. Dies führt zu der pharmakologischen Frage, ob der Einfluss von Vasopressin eventuell auch im klinischen Bereich genutzt werden könnte, etwa bei Patienten mit Beeinträchtigungen in sozialen Interaktionen (Brunnlieb et al. 2016).

Das gleiche neuronale Netzwerk, das bei Bindung aktiviert wird, von Panksepp und Biven (2012, S. 95 f.) als *Seeking*-System definiert, scheint allerdings auch bei Suchterkrankungen eine bedeutsame Rolle zu spielen (Insel 2003) – Bindung kann süchtig machen! Dabei kommt es zu einer Aktivierung des Oxytocin/Vasopressin-sensitiven Schleifensystems innerhalb des anterioren Hypothalamus, der mit dem ventralen tegmentalen Areal und dem Nucleus accumbens verbunden ist. OT scheint darüber hinaus kontext- und geschlechtsabhängig sehr unterschiedliche Wirkungen zu haben. Eine für Gruppenverhalten bedeutsame Wirkung scheint durch OT darin gefördert zu werden, dass es als Nasenspray-Applikation Vertrauen und Einfühlungsvermögen in andere Menschen erhöht (Kosfeld et al. 2005), weshalb das Hormon inzwischen auch großes Interesse als mögliches Medikament zur Behandlung von Autismus-Spektrum-Störungen geweckt hat (Andari et al. 2010; Tauber et al. 2011). Gordon und Mitarbeiter (2013) fanden bezüglich der Wirkung von OT an 17 Kindern und Jugendlichen (im Alter von acht bis 16,5 Jahren) mit hochfunktionalem Autismus ohne Zeichen von kognitiven Störungen im Rahmen einer randomisierten MRT-Studie, dass die intranasale OT-Applikation die Aktivität in Zentren verstärkte, die mit Belohnung und dem Erkennen von emotionalen Signalen in Verbindung gebracht werden. Während die beruhigende und euphorisierende Wirkung des Stillens durch OT schon länger bekannt ist, hat die Bedeutung für Paare noch wenig Resonanz gefunden. So gehen Bergwühlmäuse, die ein vermindertes OT aufweisen, nach dem Sex ihrer eigenen Wege, während sich Präriewühlmäuse nach dem ersten Mal ein Leben lang treu bleiben. Genetisch veränderte Bergwühlmäuse hingegen, die zu einer höheren OT-Produktion befähigt werden, bleiben sich ebenfalls ihr Leben lang treu.

Die Beobachtungen, dass neben dem Einfluss von OT auf prosoziales Verhalten und Bindungsfähigkeit (Kosfeld et al. 2005) auch andere Hormone, wie z. B. Testosteron, die menschliche Kooperationsbereitschaft zu beeinflussen scheinen, führten in den angelsächsischen Ländern schließlich zu einem eigenen Forschungszweig, der »social neuroscience«. Neuere Studien belegen, dass OT auch eine besondere Rolle bei der sozialen Kognition und der zwischenmenschlichen Interaktion zukommt und dieses eine zentrale Rolle in der Regulation naher Beziehungen aufweist. In den ersten Monaten nach Geburt eines Kindes erhöht sich die OT-Konzentration im elterlichen Blut, abhängig davon, wie fürsorglich sich die Eltern gegenüber ihrem Kind verhalten. Interessanterweise steigt die OT-Konzentration sowohl bei den Eltern als auch beim Säugling nach einer Interaktion, darüber hinaus korrelieren die OT-Konzentrationen zwischen Eltern und ihrem Kind: Eltern mit hohen OT-Konzentrationen haben Kinder mit hohen OT-Konzentrationen und umgekehrt (Feldman et al. 2010).

Andererseits ist Oxytocin sowohl im Liquor als auch im Plasma oder Urin bei frühem Kindheitstrauma, aggressivem Verhalten und Suizidversuchen erniedrigt, was z.B. für Frauen mit einer BPS gegenüber Frauen ohne BPS nachgewiesen wurde: Diese reduzierten OT-Konzentrationen blieben selbst nach Kontrolle von Östrogen, Progesteron und Kontrazeptiva-Einnahme stabil. Darüber hinaus korrelierte Plasma-OT negativ mit Kindheitstraumata-Erfahrungen, insbesondere mit emotionaler Vernachlässigung und Missbrauch. OT scheint allerdings kein prominenter Mediator für die Verbindung zwischen Kindheitstrauma und Borderline-Störung zu sein. Insofern lässt sich nur behaupten, dass die Befunde Dysregulationen im OT-System bei BPS-Patienten belegen, die weitere Longitudinal-Forschungen erforderlich machen, die Beziehung zwischen Traumatisierungen im Kindesalter, OT-System und Psychopathologie zu klären (Bertsch et al. 2013 a).

Zahlreiche Metaphern belegen im Volksmund die Folgen von Trennung oder Zurückweisung seitens einer geliebten Person wie z.B. »gebrochenes Herz«, »Stich ins Herz« »Trennungsschmerz« oder »wie ein Schlag ins Gesicht«. Naomi Eisenberger und ihre Mitarbeiter (Eisenberger 2012, 2003) konnten mittels funktioneller Kernspintomographie nachweisen, dass Trennungsschmerz seine neurobiologische Grundlage hat. Im Rahmen eines computergesteuerten, virtuellen Spiels mit zwei weiteren Spielern (»Einschluss«) wurde bei der ersten Messung den Probanden erklärt, dass durch einen »Computerfehler« die Vernetzung nicht möglich sei, sie könnten aber den beiden anderen Spielern zusehen (»Ausschluss 1«). Bei der zweiten Messung wurden die Probanden von den Mitspielern angespielt (»Einschluss«). Beim dritten Messdurchgang wurden sie zunächst angespielt, dann spielten die beiden virtuellen Mitspieler dem Probanden den Ball bis zum Ende des Spiels aber nicht mehr zu (»Ausschluss 2«). In beiden Ausschlussbedingungen fand sich im Vergleich zum Einschluss eine erhöhte Aktivität in mittelliniennahen Strukturen des Gehirns, die dem dorsalen anterioren Cingulum (dACC) zugeordnet werden konnten. Die Aktivität in diesen Hirnarealen korrelierte hoch positiv mit dem selbst eingeschätzten »distress«: Je intensiver »distress« erlebt wurde, desto höher war auch die Aktivierung. Nur in der Ausschlussbedingung 2, als die Probanden glaubten, durch die Mitspieler und nicht durch einen technischen Fehler vom Spiel ausgeschlossen zu sein, zeigte sich zusätzlich eine vermehrte Aktivierung im rechten präfrontalen Kortex, die wiederum negativ mit den Aktivierungen im dACC korrelierte. Dies weist darauf hin, dass das Gefühl von Ausgeschlossensein bzw. sozialem »distress« durch höhere kognitive Prozesse gegenreguliert wird (Beutel et al. 2006).

Mit dem Nachweis, dass zwischen physischem und sozialem Schmerz eine Überlappung besteht, wurde die von Panksepp & Biven (2012) begründete soziale Schmerztheorie erweitert. Sozialer Schmerz wird als »spezifische emotionale Reaktion auf die Wahrnehmung« definiert, »dass man aus ersehnten Beziehungen ausgeschlossen wird oder durch ersehnte Beziehungspartner oder Gruppen abgewertet wird« (Macdonald & Leary 2005, S. 202). Evolutionsbiologisch könnte sein Sinn darin bestehen, erfolgreicher zu überleben, indem das Kampf-/Fluchtsystem aktiviert wird, um drohenden Ausschluss frühzeitig zu erkennen und darauf zu reagieren. Dies führt in der Regel »zu vorübergehender Verminderung des Schmerzempfindens, zum Anstieg des Plasmakortisols, zu Störungen kognitiver Verarbeitungsprozesse höherer Ordnung und – gleichfalls ähnlich dem physischen Schmerz – auch zu vermehrter Aggressivität« (Beutel et al. 2006, S. 246). MacDonald & Leary (2005) konnten zeigen, dass Personen, die besonders sensibel für Zurückweisungen waren, auch mit einer erhöhten Schmerzsensibilität reagierten. BPS-Patienten unterschieden sich von Gesunden im gleichen Experiment dadurch, dass sie unter Ausschlussbedingungen eine deutliche Reduktion des Plasma-OT-Spiegels aufwiesen (Jobst et al. 2014). Dabei korrelierte das fehlende Ansprechen von OT bei BPS-Patienten mit der Schwere emotionalen und körperlichen Missbrauchs in der Kindheit. Im Unterschied zu Bertsch und Mitarbeitern (2013b) fanden sie jedoch keinen OT-Plasma-Konzentrationsunterschied zu Gesunden unter Baseline-Bedingungen.

Interessanterweise fühlen sich BPS-Patienten (Renneberg et al. 2012) und chronisch depressive Patienten schneller ausgeschlossen, auch wenn sie gar nicht ausgeschlossen sind (Jobst et al. 2014, 2015). Neurobiologisch zeigte sich ein gegenüber gesunden Versuchspersonen verminderter OT-Plasmaspiegel in beiden Patientengruppen, wobei unklar ist, ob dies die Ursache oder die Folge von epistemischem Misstrauen ist.

Dass Sozialverhalten auch durch Hormone beeinflusst werden kann, ist für das weibliche Geschlecht durch dessen Hormonschwankungen über den Menstruationszyklus hinweg gut belegt. Bekannt sind Stimmungsschwankungen und Reizbarkeit vor der Regelblutung, aber auch die erhöhte sexuelle Bereitschaft um die Zeit des Eisprungs. Anderl und Mitarbeiter (2015) untersuchten die weibliche Kooperationsbereitschaft in der Zeit während und kurz nach der Menstruation (frühe Follikularphase), wenn die Konzentration der Hormone Östrogen und Progesteron niedrig ist, und einige Tage nach dem Eisprung (mittlere Lutealphase), wenn der Östrogen- und Progesteronspiegel besonders hoch ist. Frauen waren während der Menstruation und kurz danach deutlich eher bereit, ihre eigenen Ressourcen mit einer fremden Person zu teilen, als Frauen einige Tage nach dem Eisprung. Je höher der zyklusabhängige Spiegel des Östrogens, desto geringer war die Teilungsbereitschaft der Frauen. Möglicherweise wird die Schwankung der Teilungsbereitschaft über den Zyklus nicht allein von Östrogen verursacht. Interessant sind diese Ergebnisse auch im Hinblick auf die hormonelle Verhütung.

Neben OT scheinen jedoch auch Serotonin und Dopamin eine Schlüsselrolle in der Entwicklung von Gruppenverhalten (»gregarious behaviour«), z.B. bei Heuschrecken, zu spielen, wobei diese Monoamine-Neurotransmitter auch bedeutsame Regulatoren sozialer Interaktionen in der gesamten Tierwelt sind (Rogers 2014). Darüber hinaus scheint eine Wechselwirkung zwischen Mentalisieren und dem menschlichen Immunsystem zu bestehen, wenn eingeschränktes Mentalisieren im Alter zu Einsamkeit führt: Soziale Isolation gefährdet die Gesundheit und erhöht das Sterberisiko leicht (Cole et al. 2015). Bei einsamen Menschen kommt es zu einem Phänomen, das als »conserved transcriptional response to adversity«

(CTRA) bezeichnet wurde. Gemeint ist eine beständige Expression, sprich Aktivierung von Genen, die durch feindliche Situationen ausgelöst werden (Cole et al. 2015). Einsame Menschen reagieren hier besonders empfindlich. Die CTRA hat zwei Komponenten. Zum einen werden Gene aktiviert, die eine Entzündungsreaktion veranlassen. Zum anderen werden Gene, die eine Interferon-Antwort auf Virusinfektionen vermitteln, gebremst. Beides könnte erklären, warum einsame Menschen anfälliger für Krankheiten sind und damit auch ein erhöhtes Morbiditäts- und Mortalitätsrisiko aufweisen. Die insuffiziente Immunreaktion verstärkt die Einsamkeit weiter, wodurch es zu einem Kreislauf kommt, an dessen Ende Krankheit und ein vorzeitiger Tod stehen.

2.2 Frühe Sprachentwicklung und Gruppenbindung

In learning to communicate, the group can be compared to a child learning to speak

(Foulkes & Anthony 1957, S. 263)

Von gruppenanalytischer wie gruppentherapeutischer Seite ist der Sprache und ihrer Bedeutung für das Mentalisieren wie für die Selbstentwicklung, speziell durch und in Gruppen, bisher wenig Aufmerksamkeit zuteil geworden. Dabei wird sie benötigt, um die eigenen Gedanken und Gefühle auszudrücken, um zu appellieren, zu informieren, zu manipulieren, in Beziehung zu treten oder Kontakt zu halten. In Einzel- wie Gruppenpsychotherapien geht es primär immer um Versprachlichung, Bewusstmachung und Vermittlung von Gefühlen und Gedanken. Dabei spielen die Erfahrungen, wie sicher auf Bindung und Verbundenheit zurückgegriffen werden kann, eine entscheidende Rolle. Das erworbene Sprachvermögen steht je nach kognitiver Ausstattung und Lebensumständen wie ein ausgereiftes oder im Fall von psychischen Störungen wie ein eingeschränktes oder gar nicht funktionierendes »Werkzeug« für diese Zwecke zur Verfügung.

So bedeutsam der Andere für die Selbstentwicklung ist, so bedeutsam ist der Andere auch für die Sprachentwicklung, einschließlich der Wahrnehmung der Sprache des Anderen. Der kommunikative Erfolg entscheidet darüber, welche Wörter und Formen sich in einer Sprachgemeinschaft durchsetzen. Dieser wird neben der »erfolgreichen« Verständigung auch durch die soziale Akzeptanz der verwendeten Sprachformen bestimmt. Entscheidend dafür, dass Menschen Sprache überhaupt entwickelt haben, sind die Impulse, die von den kommunikativen Bedürfnissen ihrer Gemeinschaften ausgehen (Krischke 2016). Diese ermöglichen dem Einzelnen, den oder die Anderen geographisch, regional, sozial, aber auch politisch und weltanschaulich zuzuordnen. Diese Zuordnung entscheidet über das Zugehörigkeits- oder Fremdheitsgefühl. Der Zusammenhang zwischen sprachlicher Entwicklung und kommunikativer Kompetenz scheint aus dieser Sicht kaum erklärungsbedürftig. So bestimmt die Sprache, die jemand spricht oder eben nur teilweise beherrscht, das Ausmaß seines (oder ihres) Zugehörigkeitsgefühls.

Eine weitere bedeutsame Funktion der Sprache ist ihre Bindungsfunktion (Mead 1934 [1962]). Anthropologische Forschungen bestätigen eine sehr frühe Sprachevolution, weil Sprache neben der symbolischen Information eine hohe Bindungsfunktion hat (Henke & Rothe 2015). Die mit der Sprache einhergehende Gruppenbindung kann ebenfalls als ein mehr oder weniger bewusstes Gefühl der Zugehörigkeit verstanden werden. Es beinhaltet das Gefühl, in einen sozialen Kontext eingebunden zu sein, zumindest aber in unterschiedlicher Weise und in unterschiedlichem Ausmaß, weltanschaulich, kulturell, sprachlich, bildungsbezogen, ausreichend anknüpfen zu können. Gruppenbindung hängt eng und grundlegend mit der frühen Sprachentwicklung zusammen.

Da Menschen in der Regel in sozialen Zusammenhängen leben, wird meist selbstverständlich von »Gruppenbindung« ausgegangen, unabhängig davon, wie gut sie sich ein soziales Netz schaffen, Sozialkontakte aufrechterhalten und gesellig sind. So entscheidet die Sprache darüber, ob jemand zum Außenseiter oder zum Einzelgänger wird und ob er ein- oder ausgeschlossen wird. Auch MBT-G-Gruppenleiter sind regelmäßig mit bewussten und/oder unbewussten

Dynamiken der Ausgrenzung, des Ein- und Ausschlusses, des Ausstoßens und/oder der Vereinnahmung konfrontiert.

In der Entwicklungsgeschichte der Kognition des Homo sapiens spielte neben sozialer, technischer und linguistischer Kompetenz sowie Intelligenz die Vernetzung auf dem Boden von Sprache und Musik als Symptom der Gruppenbindung eine besondere Rolle (Mithen 2005). Alt- und Mittelpaläolitiker hätten zwar über eine hohe Intelligenz innerhalb des technischen und sozialen Feldes verfügt, aber diese Fähigkeiten seien in »mentalen Silos« verborgen geblieben, da es nur wenig vernetztes Denken gegeben habe. Die frühen Kommunikationsformen hätten sich aus einem gemeinsamen Vorgängersystem, aus einer aus verschiedenen Lautäußerungen entstandenen Proto-Sprache entwickelt, deren zentrale Merkmale holistisch, manipulativ, multimodal, musikalisch und mimetisch gewesen seien. Obwohl sich das Denken des modernen Menschen von dem seiner Vorfahren und Verwandten durch seine sogenannte kognitive Fluidität (cognitive fluidity) unterscheide, hätten erst die emotionalen, prosodischen Aspekte der Vernetzung wesentlich zur Entwicklung der Kognition beigetragen. Insofern habe nicht die kognitive Entwicklung eine Modifizierung des Bindungssystems in Gang gesetzt, sondern der wichtige Selektionsvorteil habe darin bestanden, »dem Kind Gelegenheit zur Entwicklung der sozialen Intelligenz und zur Konstruktion von Bedeutung zu geben: *die Bindung treibt auch die kognitive Entwicklung voran*« (Bateman & Fonagy 2008, S. 106). Interessanterweise ergänzen die Merkmale der Proto-Sprache »die allgemein anerkannten Komponenten des Bindungsverhaltens, die zur Herstellung und Aufrechterhaltung von Nähe dienen«. Sie bestehen aus Signalen, »mit denen die Kinder ihre Bezugspersonen anlocken (z. B. Lächeln)«, aus »aversiven Verhaltensweisen (z. B. Weinen), die die gleiche Funktion erfüllen« und »skelettmuskuläre(n) Aktivität(en) […], die es dem Kind ermöglich(en), zur Bezugsperson hinzugelangen«, sowie Verhaltensweisen im Alter von etwa drei Jahren, die über die Entwicklung »innerer Arbeitsmodelle« (internal working models, IWMs im Sinne von Bowlby (1969, S. 81) die menschliche Fähigkeit von Voraussicht und Einsicht bilden (Bretherton 2005).

Übertragen auf das gruppentherapeutische Mentalisierungsmodell trifft dies auch für die in Gruppen sich ereignenden Interaktionsprozesse zu, für die Foulkes den Begriff der transpersonalen Matrix entwickelte, der nicht nur Kommunikation, sondern das Gewebe von Interaktionen und Beziehungen auf einer Tiefenebene beschreiben soll (Foulkes & Anthony 1957, S. 258). Kommunikation und Matrix stünden in einem dialektischen Verhältnis: Das Entstehen der Matrix beruhe auf der Summe der Kommunikationen; umgekehrt basierten auch die jeweils neuen Kommunikationsbeiträge darauf, was die Matrix vorgebe. Im Zentrum stehe die Förderung der Verbalisierungsfähigkeit, die durch die Möglichkeit zum freien Sprechen, im Annehmen, Zuhören, Miterleben, Geben-Nehmen, erleichtert werde. Schon Foulkes ging davon aus, dass eine Neurose oder psychische Störung auf unvollständiger Kommunikation beruhe und sich als nicht sprachfähig, d. h. als nonverbal, inszeniere (Foulkes 1964, S. 158 f., 208). In der einschlägigen Literatur wird Sprache durchwegs in der Bedeutung von *verbaler* Sprache in Abgrenzung zur *nonverbalen* »Sprache« gesehen. Der nonverbalen »Sprache«, die immerhin etwa zwei Drittel unserer Kommunikation ausmacht, wird auf dem Feld der »talking cure« leider noch immer nicht die gleiche Bedeutung beigemessen.

Aus Sicht des Spracherwerbs treten neben Lesen und Schreiben zwei der performativen Sprachkompetenzen – nämlich Hören und Sprechen – lange vor der verbalen Sprachkompetenz mit den entsprechenden Repräsentationsmöglichkeiten auf den Plan. Das Hören von Sprache beginnt schon im Mutterleib und ist mit dem bald nach der Geburt einsetzenden Erwerb des Sprechens durch und durch körperlich. Diese Körpererfahrung verbindet den Embryo intensiv (und intersubjektiv) mit den Funktionen von Gehör und Kehlkopf der primären Bindungsperson und die sie umgebenden Personen. In Bezug auf das Sprechen arbeiten Gehör und Stimmapparat nur in Kooperation mit dem Anderen. Das Gehör und der Kehlkopf des Säuglings können ihre Funktion in Bezug auf Sprache ohne einen bedeutsamen Anderen nicht entwickeln. Dies ist eine höchst erstaunliche physiologische, aber auch physikalische Tatsache.

Die Entwicklung der Stimme und die emotionale, kognitive sowie soziale Entwicklung eines Kindes werden in erster Linie durch die musikalischen Elemente elterlicher Sprache, d.h. durch die emotionale Prosodie der Eltern gefördert (Trehub 2003). Das elterliche Singen, z.B. von Wiegen- und Spiel-Liedern, und das eigene Singen der Kinder treibt die allgemeine sprachliche Entwicklung voran. Auf diese Weise wird auch Sprachentwicklungsstörungen sowie Stimm- und Sprechstörungen vorgebeugt (Fuchs 2008; Jentschke et al. 2008).

Der Produktion emotionaler Vokalisationen liegen unterschiedliche neuronale Systeme zugrunde, dennoch weisen Sprechen und Gesang im Gehirn eine starke Überlappung auf. Das periaquäduktale Grau ist in die Initiierung sowie Produktion von emotionalen Lauten, der anteriore cinguläre Kortex (ACC) in die emotionale Anfärbung von Vokalisationen sowie in die willentliche Kontrolle emotionaler Vokalisationen involviert. Der orbitofrontale Kortex (OFC) moduliert die Aktivität des ACC entsprechend der Persönlichkeit eines Sprechers. Über diese neuronalen Verbindungen beeinflusst die Persönlichkeit des Sprechers die individuelle Stimme bzw. manifestiert sich die Persönlichkeit über die Projektionen des OFC in den ACC in der Stimme. Die neuronalen Systeme für die Produktion von Gesang weisen eine leicht rechtshemisphärische, diejenige für Sprechen eine leicht linkshemisphärische Gewichtung auf. Dies begründet, warum z.B. Musiktherapie bei Kindern mit Sprachentwicklungsstörungen oder mit selektivem Mutismus hilfreich ist und das Wiedererlangen von Sprache bei Aphasikern unterstützt (Koelsch 2008).

Die Arbeitsgruppe um Koelsch (2008; Koelsch et al. 2013) geht davon aus, dass die Produktion emotionaler Vokalisationen ebenso wie der Stimmapparat durch das Vegetativum sowie durch Hormone und Immunparameter beeinflusst wird. Die Sprache entwickelt sich mithilfe der Spiegelneurone durch vokale Imitation, welche die willentliche Kontrolle des Stimmapparats braucht. Die Spiegelneurone sind beim Hören und Sehen von Sprache genauso aktiv wie bei der Produktion von Sprache (Rizzolatti & Craighero 2007) und befinden sich im sogenannten Broca-Areal, aber auch in anderen Teilen des prämotorischen Kortex. Das Mirror-Neuron-System (MNS) ist beim

Hören von Musik aktiv (Koelsch 2006; Koelsch et al. 2006). Beim Hören einer Melodie wird dadurch automatisch die kortikale Repräsentation der Larynx im sogenannten Rolandischen Operculum, oberhalb der Sylvischen Fissur am Übergang vom motorischen zum sensorischen Kortex, aktiviert. Diese Neurone sind beim Anhören wie beim Produzieren dieser Melodien gleichermaßen aktiv. Da die Larynx das Organ ist, mit dem wir sprechen und singen, spielt das MNS für das Erlernen von beidem eine wichtige Rolle. Entgegen der populären Auffassung, dass die Abhängigkeit der Sprachorgane vom sprachlichen Gegenüber und der sprachlichen Umgebung ab einem gewissen Punkt ende, endet diese »inter-leibliche Organfunktion« aber nicht.

Zwar können sich Erwachsene mit hinreichend sicheren Bindungsrepräsentanzen eigenständiger und explorativer von anderen wegbewegen, aber die Gruppenbindung bleibt zeitlebens und sogar transgenerational von der sprachlichen Einbindung abhängig. Eine fehlende Gruppenbindung stellt einen hohen Risikofaktor für das Auftreten psychischer Erkrankungen dar. Menschen sind vom gemeinschaftlichen Funktionieren ihrer Sprache lebenslang – sozusagen »auf Gedeih und Verderb« – abhängig.

Hören und Sprechen sind für die Entwicklung und Aufrechterhaltung des Selbst und der Identität von enormer Bedeutung. Nagy (2008) konnte in einem Still-Face-Experiment an 90 Neugeborenen (3 bis 96 Stunden postpartal) zeigen, dass diese ihr Verhalten an der sozialen Responsivität ihrer Interaktionspartner ausrichten. Verhält sich der Interaktionspartner still, ohne Reaktion, vermindern Neugeborene den Augenkontakt und zeigen Stress-Symptome, die selbst dann noch als eine Art Überschuss zu beobachten sind, wenn der Interaktionspartner die Kommunikation wieder aufzunehmen versucht.

Hören und Sprechen sind Teil des Mentalisierens der (intersubjektiven) Matrix und somit auch Ausdruck von »epistemic trust«, da es der permanenten auditiven Außenschleife über den oder die Anderen, über den oder das Fremde bedarf, um sich als Selbst zu vergewissern: »Die Kohärenz des Selbst – und darauf haben viele Autoren hingewiesen – ist bis zu einem gewissen Grad illusionär. Normalerweise wird diese Illusion durch die kontinuierliche narrative Kommentierung, d. h. durch das Mentalisieren des Verhaltens, aufrechterhalten, das Lücken füllt und uns das Gefühl vermittelt, dass unsere Erfahrungen Bedeutung besitzen« (Bateman & Fonagy 2008, S. 160).

Die frühesten sprachlichen Fertigkeiten, Hören und Sprechen, sind durch und durch sinnlich-leiblich und gerade dadurch das intersubjektiv Verbindende. Das repetitive Hören des Singsangs unserer sprachlichen Umgebung beginnt im Mutterleib und umgibt uns Menschen zeitlebens wie ein akustisches Kissen, eine Badewanne aus Klang. Leikert (2007, S. 464) verweist darauf, dass das Ungeborene mit der Stimme der Mutter durch eine kinetische Semantik verbunden sei. Wie die Rückversicherung des Babys im »Glanz in den Augen der Mutter« (Kohut 1971) ist eine zugewandte, akustisch spiegelnde, stimmliche Umgebung notwendig für die Entwicklung einer sicheren Bindung, der Mentalisierungsfähigkeit und der Fähigkeit des Sich-Einbindens in soziale Kontexte, in eine intersubjektive Matrix.

Stimme macht mich für mich selbst hörbar! Der frühe Spracherwerb ist letztendlich ein Geschehen verkörperter Intersubjektivität – im Sinne von Merleau-Pontys »intercorporéité« oder Waldenfels' »leiblichem Selbst« –, eine Abfolge von Rückkoppelungsprozessen und Fremdheitsreflexionen. Die Stimme begibt sich auf eine auditive Außenschleife und kommt vermittelt über eine fremde Stimme als Co-Kreation an mein Ohr zurück. Nur in dieser Rückkopplung mit dem Anderen können sich die Stimme, und damit das Selbst, entwickeln.

Auf die immense Bedeutung von Sprache als sozialem Rückkopplungsprozess mit ihrer akustisch-stimmlichen Dimension verwies schon Mead (1934 [1962]). Hören und Sprechen können nicht bloß als Produktion und Perzeption von Schall in der Kommunikation zum Zweck der Vermittlung von verbaler Sprache verstanden werden, sondern ebenso wie das Gesicht, schon vor der Geburt, als »interface« für die emotionale Entwicklung. Hören und Sprechen sind hoch bedeutsam für die Entwicklung einer Identität, des Gefühls von Autonomie und Zugehörigkeit. Sie sind damit auch maßgeblich beteiligt an der Entwicklung von »epistemic trust« (Fonagy & Allison 2014; Fonagy et al. 2015a).

Klinikern ist hinreichend vertraut, dass Patienten mit psychischen und psychosomatischen Störungen ein spezifisches Defizit der Versprachlichung, aber auch des Hörens aufweisen. Sprachliche (v.a. akustisch-stimmliche) Isolation und damit einhergehend kognitiv-affektive Fragmentierungen und Entkopplungen äußern sich allerdings am deutlichsten in schizophrenen Psychosen, Störungen des basalen leiblichen Selbsterlebens. Aber auch im Begriff der »Dissoziation« finden sich Beeinträchtigungen der Perzeption und Produktion emotionaler Prosodie. Auf der sozial-gesellschaftlichen Ebene ereignet sich »Dis-Soziation« in der Migration oder in dem von Brizic (2006) beschriebenen »Sprachtod« einer ganzen Sprachgemeinschaft.

Hören beginnt, wenn der Fötus im Mutterleib etwa 22 Wochen alt ist. Der Fötus hört die Stimme der Mutter zusätzlich zu all ihren inneren Körpergeräuschen sowie die gedämpften Stimmen des Vaters und der Familienmitglieder bis zur Geburt. Schon ein paar Tage nach der Geburt kann der Säugling die Stimme seiner Mutter erkennen und ihre Muttersprache von anderen Sprachen unterscheiden. Menschliche Stimmen werden zu seiner natürlichen sprachlichen Umgebung, einer Art akustischem Kissen, auf dem er ruhen oder wie in einem Meer von vertrauten Geräuschen »baden« kann. Insofern hat die Stimme seiner primären Bezugsperson eine ähnlich bestätigende und beruhigende Wirkung auf ihn wie der Blickkontakt. Man kann davon ausgehen, dass das Hören für die Entwicklung der Bindungsbeziehung und des Selbst von großer Relevanz ist, insbesondere für die Realisierung, d.h. Produktion und Perzeption der Stimme *als eigene* Stimme.

Am Anfang unseres Lebens begreifen wir den anderen und uns selbst durch das Hören und die Erkundung der eigenen und des anderen Stimme. Sprache beginnt als sehr körperliche Erfahrung, wobei Hören und Sprechen als körperliche Sinne fungieren, um in Verbindung zu kommen und ein Gefühl der Verbundenheit oder Gruppenbindung zu entwickeln. Die Sprache der Säuglingsmutter wird ein Leben lang »Muttersprache« des Säuglings mit all ihren regionalen und sozialen Färbungen und Mischungen als Bezugspunkt für das individuelle Selbstverständnis bleiben. Der Klang der ihn umgebenden Stimmen trägt mehr oder weniger dazu bei, sich in sozialen Kontexten verbunden zu fühlen, einen Platz in der »akustischen Matrix der Gruppe« zu finden, wie ein Akkord in seiner Harmonie-Umgebung. Mead (1934 [1962]) beschrieb in allen Einzelheiten den langen Weg menschlicher Äußerungen von der vokalen Geste zum symbolischen Zeichen. Die gestische Kommunikation geht der lautsprachlichen voraus und hat sich im Laufe der Evolution von einem ikonischen zu einem abstrakten, visuellen Sprachzeichensystem entwickelt, das nun der lautsprachlichen Kommunikation als Basis dient. Dies ging ursprünglich mit der Befreiung der Hände einher, um diese für die Herstellung von Werkzeugen und die Stimme für Instruktionen zu nutzen (Corballis 1999, S. 45).

Die menschliche Stimme ist quasi ein Musikinstrument, das erstaunlich virtuos beherrscht wird. Dies wird darin deutlich, dass Menschen ihre Muttersprache ohne Akzent sprechen können, während es nicht mehr möglich ist, eine im Erwachsenenalter erlernte Fremdsprache exakt und akzentfrei zu sprechen. Außerdem können alle Kinder bei normaler Stimm- und Sprachentwicklung, und wenn es ihnen keiner ausgeredet hat, singen. Die gesprochene Sprache hat einen ganz bestimmten Rhythmus und eine ganz spezielle Melodie, von der aus der Schritt zum Singen oft nur sehr klein ist. Interessanterweise finden sich in etlichen afrikanischen Sprachen gar keine unterschiedlichen Wörter für Singen und Sprechen, möglicherweise eine Folge der Ähnlichkeit der neurobiologischen Netzwerke für Sprechen und Singen (Callan et al. 2006; Ozdemir et al. 2006).

In der Mainstream-Linguistik und auch in der psychoanalytischen Literatur wurde Sprache vereinfachend als Zeichensystem, als Struktur oder als Kulturtechnik aufgefasst, die als Wortsprache »ein grundlegendes Paradigma der Organisation von Repräsentationen darstellt« (Picht 2015, S. 1115) und in der analytischen Situation in der Wechselbeziehung von Entäußerung und Verinnerlichung für die Bildung von Symbolen steht (Jappe 1971, S. 140 f.). Dabei geriet ein wesentlicher Bestandteil der Sprache, der leibliche und der intersubjektive Aspekt der Gruppenbindung, aus dem Blickfeld. Der Perspektivenwechsel bezüglich einer Theorie von Sprache bedeutet für das Mentalisierungskonzept eine entscheidende Ergänzung: Mentalisierungsfähigkeit und »epistemic trust« sind in Zusammenhang mit der sprachlichen Einbettung des Individuums in seiner sprachlichen Verbundenheit zu sehen, wobei Sprache hier nicht als Struktur, sondern im Sinne von Sprechhandlungen verstanden wird.

In der Auseinandersetzung mit dieser Thematik war es Alfred Lorenzer (in Bezug auf Cassirer und Langer), der den psychoanalytischen Begriff des »Symbols« kritisierte und zwischen präsentativer (gestisch-affektiver) und diskursiver Symbolik unterschied. Er unterschied die Sprache von anderen »symbolischen Formen« (Kunst, Musik) und wies darauf hin, dass Sprache verschiedenen Zwecken diene: Zum einen ist Bedeutung mit Handlung verbunden, zum anderen sind Worte verbale Darstellungen von Emotionen. Und schließlich sei die Sprache ein Medium, in dem Gruppen gebildet werden (Lorenzer 1972a, b).

In den 1980er Jahren befasste sich Daniel Stern (1985), inspiriert durch die Forschung zur nonverbalen Kommunikation von Kindern und ihren Eltern, mit der Frage, wie das Relationale auf eine nichtverbale Art und Weise kommuniziert werde. Er beschrieb vier unabhängige Schichten kindlicher Entwicklung: das auftauchende Selbst (0–2 Monate), das Kern-Selbst (2–6 Monate), das subjektive Selbst (7–15 Monate) und das verbale Selbst (ab 15–18 Monate). In der späteren Ausgabe von 1998 fügte er noch zwei weitere hinzu: das Kern-Selbst-mit-einem-Anderen vor dem subjektiven Selbst und das narrative Selbst, das sich aus dem verbalen Selbst (3.–4. Lebensjahr) entwickle. Da die frühen Erfahrungen der Mutter-Kind-Interaktion kleinen Narrativen entsprächen, entwickelte Stern (1977 [2002]; 1995) den Begriff der »proto-narrativen Hülle« und argumentierte, dass intersubjektive Erfahrungen und Kommunikation zu Beginn des zweiten Lebensjahres zu beobachten seien.

Die Unterscheidung zwischen minimalem (bzw. Kern-)Selbst und narrativem Selbst wurde von Zahavi (2010) kritisiert, weil Ersteres vorsprachlich und vorsozial sowie körperlich und eine Art von Ich-Perspektive sei, während das narrative Selbst die soziale Dimension beinhalte. Zahavi (2005, 2007, 2009) fragte sich, ob es nicht vorsprachliche Formen der Sozialität gebe, die die Entstehung und Entwicklung des Selbst direkt beeinflussten, und postulierte deshalb ein interpersonales Selbst. Während das Auftauchen geteilter Aufmerksamkeit (»joint attention«) ursprünglich dem Alter von 9–12 Monaten zugeordnet wurde, konnte Reddy (2008) zeigen, dass auch schon Säuglinge sich der Aufmerksamkeit anderer bewusst sind, sobald diese auf sie gerichtet wird. Primäre Intersubjektivität, interpersonale Beziehung und Selbsterfahrung träten nach Reddys (2008) Beobachtungen sehr früh im Leben auf, wobei der Spracherwerb mit einer zunehmenden Fähigkeit zur Perspektivenübernahme und zum Perspektivenwechsel verbunden sei. Geteilte (triadische) Aufmerksamkeit (»joint ›triadic‹ attention«) kann man als eine Plattform verstehen, auf der zwei oder mehr Menschen ihre Intentionen, Wünsche, Emotionen, Überzeugungen und/oder ihr Wissen (z.B. über ein Objekt oder ein gemeinsames Ziel) koordinieren und/oder kommunizieren (Tomasello 2009).

Die sozial-interaktionistische Theorie des Spracherwerbs, die hauptsächlich auf Lev Vygotskij und seinen Mitarbeitern basiert, betont die Rolle von Umweltfaktoren in der Sprachentwicklung (Vygotskij et al. 2012). Vygotskij verstand Spracherwerb in Bezug auf Kulturvermittlung und interpersonale Kommunikation und wurde weitgehend von Kurt Goldstein und Kurt Lewin beeinflusst. »Sprache lernen«, unterstützt von anderen Sprechern, gehe der kognitiven Entwicklung voraus. Ein derartiger Spracherfassungsmechanismus bestehe aus verschiedenen kognitiven und perzeptiven Funktionen, die auch bei höheren Tieren zu finden seien. Die Entwicklung der notwendigen höheren kognitiven Funktionen für Sprache komme durch die praktische Tätigkeit in einem sozialen Umfeld in Gang.

Mainstream-Linguisten, die eher der nativistischen Position (Chomsky) zuzurechnen sind, verstehen unter Sprache Sätze, Strukturen (Semantik, Syntax), selten aber phonologische Phänomene und deren anatomische Grundlage (Ohr und Kehlkopf). Es gibt keinen anderen Weg, um deren Funktionsweise zu bilden, als durch das entsprechende »Attuning« (Eintönen) im Rahmen des ersten akustischen Kontakts zwischen primärer Bindungsperson und Kind.

Die akustische und vokale Matrix des sozialen Umfelds, in das die Bezugspersonen eingebettet sind, ist von großer Bedeutung. Jede Sprachumgebung hat ihre typischen Klänge, die produziert werden müssen, wodurch der Stimmapparat, das Zwerchfell etc. in eine spezifische Position gebracht werden müssen, womit typische körperliche Empfindungen erlebt werden – das Formen der Lippen, das Gefühl in Brust und Zwerchfell bei der Erzeugung von Verschlusslauten oder aspirierten Lauten, das Berühren von Zunge und Zähnen, Tonhöhe, Modulation, Rhythmus in Übereinstimmung mit Bewegung und Herzschlag, metrische Aspekte, Atem, Spannung der Stimmbänder und des Trommelfells. Dies alles sind winzige, aber immer noch ansteckend wirkende körperliche Aktivitäten und Empfindungen, die in einer Sprachgemeinschaft geprobt und abgestimmt werden müssen. Wer eine der Muttersprache nicht verwandte Fremdsprache – für Deutschsprachige etwa das Arabische – erlernt, kann die Erfahrung machen, wie schwierig es ist, die neuen Positionen, Bewegungen des Sprechapparats und die entsprechenden Klänge samt Prosodie bewusst zu erzeugen.

Nicht so für ein Neugeborenes. Es scheint in der Lage zu sein, Sprachen wie ein Schwamm aufzusaugen. Aber dies ist sehr viel komplexer, als es aussieht. So kann das Vermitteln der emotionalen Prosodie auch misslingen, wenn die Bindungsbeziehung in der Familie und in der größeren Gruppe nicht sicher und/oder fragmentiert ist. Die Entwicklung von Intonation und prosodischer Phrasierung geht dem Beginn der kombinatorischen Sprache voraus. Prosodie fördert wahrscheinlich sogar die weitere Sprachentwicklung nicht nur in der Wahrnehmung, sondern auch in der Produktion. Die prosodische Phrasierung entsteht unabhängig von der Syntax (Frota et al. 2011). Studien zur Wahrnehmung affektiver Prosodie belegen, dass emotionale Botschaften der Stimme in anderen neuronalen Netzwerken entschlüsselt werden als die (nichtemotionale) Semantik von Botschaften (Wildgruber et al. 2004). Allerdings können die unterschiedlichen Netzwerke für das Entschlüsseln von emotionalen und nichtemotionalen Botschaften gesprochener Sprache durch Aufmerksamkeit aktiviert werden (Koelsch 2008).

Aus dem »mentalen Silo« herauszukommen heißt nicht nur,

in Kontakt mit den anderen zu kommen, sondern auch mit sich selbst. Mentalisieren in Gruppen gelingt durch Gruppenbindung, die die Begegnung mit dem anderen, aber auch mit dem »Selbst als Urheber/Agens« ermöglicht. Die ersten Laute und Klänge, die u.a. in den Stimmritzen und im Innenohr Körpersensationen erzeugen, schwingen in mindestens zwei Personen gemeinsam und gleichzeitig. Die Sprachprosodie erfasst mittels Akzent, Klang, Intonation, Tonhöhe, Dynamik, Rhythmus und Pausen die emotionale Stimmung und verbindet im günstigsten Fall. Wer eine vokale Interaktion zwischen Säugling und Mutter beobachtet, das sogenannte »Motherese« (am besten wohl als Ammensprache zu übersetzen) und das Gurren und Babbeln des Kindes, spürt förmlich den affektiven Gehalt des Singsangs, die Körpersensationen der beteiligten Membrane und Muskelgruppen, des Zwerchfells, der Stimmbänder, des Trommelfells, das wie ein Lachen ansteckt. Die physiognomische Funktion der Stimme ist in eine appellative und affektive Intersubjektivität eingebettet, und deren »pathische Kommunikation« ist zutiefst mit der Körperlichkeit der Kommunizierenden verwoben.

Sprachstrukturen sind also nicht Produkte einzelner Sprecher, sondern interaktionelle Leistungen, Epiphänomene von Sprechakten und Interaktionen. Sprachstrukturen hängen von der Sequenz der Interaktion ab und sind gleichzeitig maßgeschneidert für die Organisation der Interaktion. Die Interaktion ist andererseits durch Sprachstrukturen in bestimmten Kontexten sequenziell organisiert (Selting & Couper-Kuhlen 2000). Dies hat schwerwiegende Konsequenzen für die Theorien über die Entwicklung des Selbst, denn wer ich bin, hängt auch damit zusammen, wie ich spreche. Lange Zeit hat die Mainstream-Linguistik den Blick auf den enormen Einfluss von Sprache auf das Mentale und Körper-Selbst verstellt. Erst durch die auditive Außenschleife ist das Gehörte als vom Individuum selbst Produziertes erkennbar, das Fremde als das Eigene wahrnehmbar; markiert als Entäußerungsschleife über den anderen Hörer wird erst der Übergang von der vokalen Geste zum signifikanten Symbol möglich, wie es Mead (1934 [1962]) beschrieb: »Die Bedeutung der vokalen Stimuli liegt darin, dass der Einzelne hören kann, was er sagt, und indem er hören kann, was er sagt, hört er tendenziell die

Antwort des Anderen« (Übers. HF). Waldenfels (2003) ist überzeugt, dass die Fremdheit der Stimme des Anderen in der Fremdheit der eigenen Stimme Widerhall findet, welche daher nur bis zu einem gewissen Grad als eigene Stimme bezeichnet werden kann. Dies stelle auch die Grundlage für das Kommunikative der Sprache dar. Die Resonanz der Stimme, das Sich-selbst-Hören, gehe der Reflexion, dem Wiedererkennen im Spiegel, voraus. Im Spiegel sehe ich nicht nur etwas schon Gesehenes, sondern werde mit mir selbst konfrontiert, und in gleicher Weise höre ich durch das Echo meiner Stimme nicht nur etwas schon Gehörtes, sondern mein Selbst wird für mich hörbar. Das Hören der eigenen Lautbewegungen, so Tomatis (1978, S. 74), ermögliche erst Selbstreflexivität und dadurch Selbsterkenntnis; ohne sie könnte sich unsere Stimme kaum ausbilden. Auf Bahktin (1979) verweisend behauptet Trabant (1988), dass nur der Dialog der Äußerung ihr eine individuelle Physiognomie gibt. Meine Äußerung bezieht sich auf jemanden, und das macht sie zum Zeichen eines fremden Standpunktes, einer fremden Stimme. Der Klang meiner Stimme muss von mir gehört werden und muss vom Ohr des Zuhörers zurückkehren, damit meine Gedanken Form und Halt finden. Bahktin bezieht sich hier auf die tatsächlichen Äußerungen als Sprechhandlungen. Mit Physiognomie ist das stimmlich-lautliche, also das leibliche Korrelat der Sprache gemeint.

Entwicklungsgeschichtlich sind die perzeptorischen Voraussetzungen für Sprache älter als der Homo sapiens selbst. Damit wird deutlich, dass sich die menschliche Sprache auf der Grundlage des auditiven Systems herausbildete und nicht – wie lange Zeit angenommen – das auditive System als evolutionäre Anpassung an zuvor existierende Sprachen (Bogner 2004). Neuere Forschungen bestätigen die flexible und aktive Qualität des Gehörs. Beim Sprechen ist das Hören aktiv rezeptiv, kein passives Empfangen, sondern ein Hinhören, ein aktives Vernehmen. Unsere Hörwahrnehmungen werden bedingt durch Detektion, Identifikation, Diskrimination, Wiedererkennen, Kategorisieren und Klassifizieren, ein Geschehen, das von Anfang an durch den psychischen und physischen Gesamtorganismus aktiv gestaltet wird. Es handelt sich nicht um einen Vorgang der Informationsverarbeitung, sondern um einen der Informationsgenerierung, eine Kette von Musterbildungsprozessen (Euler 1990). Die akustische Spur – eine externe Schleife – erlaubt dem Sprecher, seine Klangerzeugung als seine eigene zu erkennen – als etwas Äußeres, und das etwas Fremde als das Eigene. Da die Außenschleife den Zuhörer mit einschließt, markiert dies den Übergang von der vokalen Geste über die Entwicklung einer Repräsentanz zum bedeutsamen Symbol. Dies wird besonders deutlich beim Dialekt, der nicht nur die Zugehörigkeit zu einer Gruppe, zur »Heimat«, definiert, sondern stets auch die Exklusion. Die Grenzen meiner Sprache sind die Grenzen meiner Welt.

Waldenfels' Konzepte (2006 [2012], 2007, 2011) befassen sich mit der Phänomenologie und dem Paradoxon des Fremden und des Eigenen, des Anderen und des Selbst. Als Schüler von Maurice Merleau-Ponty übernahm er die Vorstellung, dass nicht nur das Attribut »fremd«, sondern auch das Attribut »selbst« einen relationalen Charakter habe (Waldenfels 2011, S. 75). Damit bezog er sich auf ein »leibliches Selbst«, bei dem das Auge (der Blick) und die Stimme eine vermittelnde Rolle im Prozess der Konstruktion des Selbst über den Anderen haben.

Was die Stimme betrifft, kann sie vielleicht mehr als das Auge als eine Schnittstelle, als »joint embodiment« (geteilte Verkörperung) gesehen werden, welche physisch zwei oder mehrere Teilnehmer für ihr bloßes Funktionieren benötigt. Während des gesamten Prozesses des Erwerbs der Sprache und des Selbst braucht das Kind die konstante und verbindliche Antwort der Eltern, aber auch die akustische Umgebung seiner Gruppe als Referenzpunkte. Schon früh wird diese akustische Umgebung zur vertrauten Umgebung, ähnlich wie vertraute Landschaften, Gerüche oder Geschmäcker, wie eine innere Karte zur Orientierung, die akustische Matrix, die eine physische und psychodynamische Verbundenheit ermöglicht.

Untersuchungen zum intrauterinen Musikerleben (Parncutt 2006; Partanen et al. 2013) fanden, dass für die Mutter beruhigende Klänge während der Schwangerschaft vom Neugeborenen wiedererkannt werden und ebenfalls als beruhigend erlebt werden, selbst wenn es objektiv keine ruhigen Klänge sind, wie z. B. Hardrock-Musik. Auf ähnliche Weise kann die Sprachumgebung (und insbesondere die

Prosodie) die weitere Entwicklung des Fötus prägen, im günstigen Fall Sicherheit spenden.

Eine Besonderheit der Musikalität der Sprache ist ihre zeitliche Aktualität, ihre Augenblicklichkeit, worin eine Parallele zur Stimme gesehen werden kann, der eine zentrale Rolle im Beziehungsgeschehen zuzuschreiben ist. Stimme ist kein Datenträger, der zur bloßen Mitteilung von Informationen notwendig ist, »Stimme ist eine Handlung, kein Potential« (Ogden 2004, S. 67). Die Stimme selbst sei die Aktualität – in ihr ist das Geschehen und nicht neben ihr. Es sei irreführend zu sagen, die Stimme sei ein Ausdruck des Selbst, »denn dies erweckt den Anschein, ›innen‹ befände sich ein Selbst, das durch das Individuum spreche (so wie ein Bauchredner durch eine Puppe spricht) und sich so eine hörbare Form gebe. Meines Erachtens ist es eher so, dass Stimme ein Erleben dessen ist, wie das Selbst im Akt des Sprechens [...] zu sein beginnt« (Ogden 2004, S. 68). Dazu braucht die Stimme aber die akustische Umgebung der Gruppe wie ein musikalischer Akkord die Umgebung anderer Akkorde, um einen bestimmten Sinn in einer Harmonie zu ergeben, oder je nach Umgebung, einen jeweils anderen. Die Eingebundenheit in eine akustische Matrix ist wahrscheinlich ein sehr aktuelles Geschehen, das wie das Musikerleben sehr an den Augenblick gebunden ist, vielleicht vergleichbar mit dem Begegnungsmoment von Daniel Stern (2007).

Ogden (2004) überträgt diese Erkenntnisse auf die Fähigkeit des Psychoanalytikers, die »lebendigen« Momente einer Sitzung wahrzunehmen. Er betont dessen bedeutsame Aufgabe, unter Berücksichtigung der Nuancen in Sprache, Gesten und Handlungen die intersubjektive Konstruktion zu erfassen, die Patient und Analytiker Moment für Moment erschaffen. Dies gilt idealiter auch für die Gruppe, deren »Mehrstimmigkeit« deshalb gerne mit einem Orchester so wie der Gruppenleiter mit einem Dirigenten (»conductor«) verglichen wird.

Denn wenn das Selbst im Akt des Sprechens zu sein beginnt, dann macht es einen Unterschied, in welcher Weise und in welch emotionaler Intensität das Individuum angehört und wie zu ihm gesprochen wird. Was passiert, wenn es nicht gehört oder nicht mit ihm gesprochen wird, wenn es über eine lange Zeit hinweg isoliert bleibt? Oder wenn in gehäuft feindseliger oder konstant missverständlicher Weise zu ihm gesprochen wird? Was passiert mit einem Säugling, der keine oder wenig Ansprache (kein »motherese«) kennen lernt, weil die Mutter oder vielleicht die ganze Familie depressiv oder psychotisch ist? Was geschieht, wenn die akustische Matrix fragmentiert ist, etwa in Situationen der Flucht, der Migration oder wenn der Betreffende Teil einer unterdrückten sprachlichen Minderheit ist. Inzwischen ist eine höhere Prävalenz für Psychosen bei Menschen belegt, die Migration erlebt haben (Tost & Meyer-Lindenberg 2012; Van Os et al. 2010). Wie Kinder, die in depressiven oder psychotischen Umgebungen leben, können auch in Isolation verharrende Migranten nicht an einer »joint vocal attention« (geteilten stimmlichen Aufmerksamkeit) teilhaben. Einschränkungen oder Verzerrungen in der emotionalen Prosodie könnten die Folge sein, wie sie bei schizophrenen Patienten beschrieben sind (Alba-Ferrara 2011; Rossell et al. 2013). Möglicherweise leiden diese Patienten auch an den Konsequenzen einer faktischen Dis-Soziation, einem Herausfallen aus dem sprachlich-sozialen Zusammenhang bzw. aus der akustischen Matrix und daher auch an einer Deprivation bezüglich einer leiblichen – Sicherheit vermittelnden – Verbundenheit.

In der Geschichte der Philosophie war es Maurice Merleau-Ponty, der in Erweiterung der Intersubjektivität den Begriff »intercorporéité« entwickelte (Merleau-Ponty 1945, 1965 [1974]), um damit das Konzept des Körpersubjekts zu begründen. Diese zwischenkörperliche intersubjektive Interaktion wurde von Waldenfels mit dem Begriff des »leiblichen Selbst« (Waldenfels 2006 [2012]) und von Flakne (2007) als Chora-graphie [χορα (griech.): Raum] weiterentwickelt, womit eine gegenseitige Konstituierung von Raum zwischen zwei oder mehr Körpern gemeint ist. Der japanische Phänomenologe Yasuhiko Murakami (2013) spricht von »affection of contact«. Eine kommunikative Situation beginnt mit einem Blickkontakt, mit der Stimme oder einer Berührung, die sich an mich richtet und eine affektive Dynamik in Gang setzt, bevor das Gesicht oder der restliche Körper wahrgenommen wird. Der Augenkontakt verläuft dabei unabhängig von der Gesichtswahrnehmung: Er geht mit einer Aktivierung des Sulcus temporalis superior und der Amygdala einher, während die Gesichtswahrnehmung von der Aktivierung des Gyrus fusiformis abhängig ist (Hooker et al. 2003; Hooker et al. 2008).

Es braucht tatsächlich den Kontakt mit Auge, Ohr, Körper und Stimme (»affection of contact«), um die Sprache und einen Sinn für das Selbst zu entwickeln. Sprache kann nicht aus einem individuellen Geist mit innewohnender universeller Grammatik (im Sinne von Chomsky) erwachsen, der den Anderen lediglich zur Ausformung der Semantik und Syntax benutzt. Das Ohr und der Stimmapparat benötigen andere Ohren und Stimmapparate, um ihre Funktion auszuformen, den Spracherwerb überhaupt in Gang zu bringen und damit auch die Entwicklung eines Selbstgefühls.

Die große Bedeutung für das Mentalisieren in Gruppenpsychotherapien ergibt sich dadurch, dass in den Interaktionen ein affektansteckender Kontakt die Runde macht oder machen könnte. In der gruppentherapeutischen Arbeit mit schizophrenen oder depressiven Patienten liegen genau hier die Schwierigkeiten. Oft ist es ein Nicht-von-sich-absehen-Können, ein Im-Innen-Verharren, ein Nicht-in-die-Gegenwart-(der-Anderen)-Treten, eine wenig neugierige Haltung, welche bei solchen Patienten in der Gruppe zu beobachten ist. In den Interaktionen findet sich anfangs wenig Blickkontakt, kaum neugieriges Fragen, kaum »inquisitive stance« und wenig gegenseitiges Gehör. Etwas ist nicht kommunizierbar und bleibt wie in »mentalen Silos« im Sinne von Steven Mithen (2005) verborgen, weil kaum Vernetzung stattfindet. »Mentale Silos« kann man als Metapher für schlummernde affektive, kognitive und soziale Potentiale verstehen, die noch nicht angezapft oder ausgeschöpft wurden. Erforderlich dafür ist eine ausreichende Bindungssicherheit mit dem Gefühl des Verbundenseins in einer Gruppe, was wir Gruppenbindung nennen. Dieses Konzept hat Ähnlichkeit mit dem Begriff der Gruppenkohäsion, die aber eher vorübergehenden Charakter hat und auf die aktuelle Gruppensitzung oder auf die Zeit einer Gruppenteilnahme beschränkt ist. Der Begriff Gruppenbindung bezieht sich also auf ein grundlegenderes Gefühl der (sprachlichen) Verbundenheit mit anderen Menschen, auf ein tiefgreifendes Wir-Gefühl und auf das Selbsterleben und die Identität. Sprache meint hier nicht eine spezifische Sprache wie Deutsch oder Chinesisch, sondern eine generelle Sprachmächtigkeit, die man mit Wirkmächtigkeit in Zusammenhang bringen kann. Es geht um ein Gefühl der Verbundenheit im Sinne einer gegenseitigen Wirkmächtigkeit.

Eine angeborene Musikalität ermöglicht es uns, in der Interaktion mit anderen »im Takt und im Einklang« zu sein und so zu einer gemeinsamen Bedeutung der Erfahrung zu gelangen (Wotton 2015). Der Psychoakustiker Stephen Malloch prägte den Begriff »kommunikative Musikalität« für die Qualität der menschlichen Interaktionen. Er untersuchte, wie Menschen der interpersonalen Zeit durch Ausdruck und Kommunikation, d. h. durch gezielte gestische Narrative von Stimme und Körper, Gestalt verleihen. Dazu beforschte er Mutter-Kind- und psychotherapeutische Interaktionen (Malloch 1999; Malloch & Trevarthen 2009).

Emotionale Prosodie ist, wie das Erkennen von Emotionen in Gesichtern, ein entscheidender Aspekt der sozialen Kognition. In der Beobachtung eines wenig affektansteckenden Kontakts zwischen einer depressiven Mutter und ihrem Säugling, selbst beim Wickeln, wird dies besonders spürbar. Erst in jüngerer Zeit ist entdeckt worden, dass die Erkennung sozialer Emotionen im Gesicht bei verschiedenen psychischen Störungen, wie Psychosen, schweren Depressionen oder Persönlichkeitsstörungen (z. B. BPS) beeinträchtigt ist.[16]

Versteht man Sprache nicht nur als Symbolsystem, sondern auch als leiblich-körperliches Geschehen, kann man ihre Bedeutung für die früh einsetzende Entwicklung des Selbsterlebens und der Eingebundenheit in einen Sprachkontext ermessen. Die Stabilität und auch Flexibilität im Selbsterleben sowie in der Gruppenbindung ist wiederum für die epistemische Orientierung von Bedeutung, nämlich dafür, ob später überwiegend epistemisches Vertrauen, Vigilanz oder Misstrauen im Selbsterleben Platz greift (Fonagy & Allison 2014).

2.3 Bindung, Mentalisieren und epistemisches Vertrauen

In mehreren, inzwischen als klassisch zu wertenden Studien konnten Fonagy und Mitarbeiter (Fonagy et al. 1991 a; Fonagy et al. 1991 b) zeigen, dass die Mentalisierungsfähigkeit der Mutter bezüglich ihrer eigenen frühen Bindungserfahrungen, gemessen mit dem Adult Attachment Interview (AAI), den Bindungsstil des Kindes 16 Monate nach Geburt mit einer an Sicherheit grenzenden Wahrscheinlichkeit voraussagen kann. Aufgrund dieser empirischen Befunde lag der Vorschlag nahe, Mentalisieren als einzigartige menschliche Fähigkeit des Individuums anzusehen, sich seiner eigenen Affekte bewusst zu sein und sich die Gefühle und Gedanken anderer vorstellen zu können, was eine wichtige Rolle in der transgenerationellen Weitergabe von Bindung spielt.

Inzwischen konnte eine Reihe von zum Teil überraschenden intergenerationellen Einflüssen der elterlichen Mentalisierungsfähigkeit gefunden werden, durch die eine Vorstellung darüber induziert wird, was das Verhalten des Kindes bezüglich seiner Gefühle, Bedürfnisse und Wünsche ausdrückt. So ist die Mentalisierungsfähigkeit der Mutter bezüglich ihrer eigenen frühen Bindungsbeziehungen hoch bedeutsam für das spätere Elternverhalten und die Bindungsbeziehung ihres Kindes (Ensink et al. 2016). Die kanadische Arbeitsgruppe um Karin Ensink (2015) konnte in Übereinstimmung mit anderen Studien belegen, dass sexuell missbrauchte Kinder Schwierigkeiten des Mentalisierens aufweisen[17]; interessanterweise war auch die Reflexionsfähigkeit der Eltern bezüglich ihrer Kinder vermindert, sie zeigten sich darüber hinaus weniger in der Lage, die subjektive Welt der Gefühle der Kinder wahr- und aufzunehmen[18]. Auch fand sich eine enge Beziehung zwischen negativem Elternverhalten, verminderter mütterlicher Reflexionsfunktion und desorganisiertem Bindungsstil des Kindes. Darüber hinaus scheint die mütterliche Mentalisierungsfähigkeit bezüglich ihrer eigenen frühen Bindungsbeziehungen hoch bedeutsam für den Übergang zu sein, selbst Elternfigur zu werden. Mentalisieren scheint in dieser Hinsicht eine wichtige Rolle für Mütter zu spielen, negatives Elternverhalten, das kindliche Bindungssicherheit und -organisation unterlaufen würde, frühzeitig wahrzunehmen und zu blockieren.

Mehr und mehr kam in jüngerer Zeit allerdings auch in den Fokus, dass die Bindungsbeziehung zwischen Kind und primärer Bezugsperson noch eine wichtige Funktion jenseits der Sicherung der körperlichen und psychischen Entwicklung des Kindes hat: Sie spielt eine zentrale Rolle in der Entwicklung von epistemischem Vertrauen, welches auf dem basalen Vertrauen in eine Bezugsperson als sichere, authentische Informationsquelle beruht (Sperber et al. 2010; Wilson & Sperber 2012). Kommunikation übermittelt nicht nur Information bezüglich eines Objekts oder Sachverhalts, sondern signalisiert auch die damit einhergehende Intentionalität gegenüber dem Adressaten. Die Art des Blickkontakts, die geteilte Aufmerksamkeit, der Sprecherwechsel (»turn-taking«) und die »Ammensprache« (»motherese«) begleiten und fördern das Vertrauen des Kindes in die Wichtigkeit und Generalisierbarkeit der Mitteilungen und Äußerungen der Bezugsperson (Csibra & Gergely 2009), aber auch in die aus seinem Inneren kommenden Signale und Informationen, z. B. Informationen vermittelt durch die eigene Wahrnehmung oder die interpersonale Interpretationsfunktion. Dabei scheint das epistemische Vertrauen eines Kindes vom Bindungsstil abhängig zu sein. So konnte die Arbeitsgruppe um Corriveau (2009) zeigen, dass Kinder im Alter von fünf bis sechs Jahren in Abhängigkeit von ihrem Bindungsstil entschieden, ob ein Phantasietier (z. B. 75 % Pferd und 25 % Kuh) entweder ein Pferd oder eine Kuh ist, nachdem die Mutter und eine fremde Person das Objekt unterschiedlich benannten. (Die Mutter nannte es z. B. eine Kuh, die fremde Person ein Pferd). Kinder, die sicher gebunden waren, antworteten flexibel. Sie bevorzugten die Aussage der Mutter, trauten aber der eigenen Wahrnehmung, wenn die Aussage der Mutter vom objektiven Bild abwich. Unsicher gebundene Kinder trauten der eigenen Wahrnehmung insgesamt weniger als sicher gebundene Kinder. Besonders unsicher-desorganisiert »gebundene« Kinder gerieten in eine epistemische, angstgesteuerte, intensive Wachsamkeit (»epistemische Hypervigilanz«), da sie weder sich selbst noch den anderen, speziell der Mutter oder der fremden Person, vertrauen konnten.

Die Evolution hat uns Menschen damit ausgestattet, kulturell relevantes neues Wissen bezüglich unserer Welt entweder wegen des Inhalts (d. h. aufgrund logischer deduktiver Ableitung anderer Überzeugungen) oder wegen unserer Lehrer, deren Autorität wir anerkannt haben, aufzunehmen und zu akzeptieren. Dieser Prozess der Anerkennung einer oder mehrerer Personen, und die Wissensquelle wirklich als vertrauenswürdig anzusehen, führt zu einem Allgemeinwissen, das von der eigenen Gruppe und Kommunität, einschließlich der sozialen Normen, akzeptiert wird. Lehren und Lernen kann nicht genetisch vermittelt werden. Insofern findet das Erlernen kultureller Gewohnheiten und Normen in einem Entwicklungskontext in engen Beziehungen mit primären Bindungspersonen statt, denen vertraut wird.

Wird das Bindungsbedürfnis des Kleinkindes durch Missbrauch oder Deprivation erschüttert, führt dies häufig zu psychopathologischen Entwicklungen im Erwachsenenalter, wie Depressionen (Staun et al. 2010; Taubner et al. 2011), Angststörungen, Persönlichkeitsstörungen und anderen psychischen Störungen, die sich unter anderem durch eine Erschütterung epistemischen Vertrauens auszeichnen. Diese Erschütterung erzeugt z. B. bei BPS-Patienten eine besondere Rigidität, die paradoxerweise mit Instabilität kombiniert ist (Fonagy et al. 2015a). Die Einbuße der Fähigkeit, sich zu verändern, »neue Daten« zu verwerten, die Nichtbeachtung interpersonaler Informationen, paart sich mit einer Unfähigkeit, sich flexibel auf Nähe-Distanz-Dimensionen zu bewegen, ohne das Gefühl von Autonomie oder die Zuneigung der Bindungsperson als Gegensatz erleben zu müssen. Anhand der Schwierigkeiten, die BPS-Patienten offenbaren, wird die Bedeutung epistemischen Vertrauens für das psychische Wohl des Menschen ersichtlich.

Mentalisieren und soziale Kognition unterstützen den Menschen darin, bedeutsame Interaktionen innerhalb großer sozialer Gruppen zu tolerieren und sogar davon zu profitieren. Insofern ist der Mensch nicht nur ein »Gruppentier« (ein »groupish animal«, wie Bion meinte), sondern ein Großgruppenwesen, denn er kann Wissen trans- oder intergenerational kommunizieren. Kommunikation könnte neben Sexualität und Aggression als dritter menschlicher

Instinkt im Rahmen der Evolution angeführt werden. Bezüglich der menschlichen Evolution werden von Tomasello und Mitarbeitern (1997) drei parallel verlaufende Stränge für bedeutsam gehalten: das Hervorbringen und Verwenden von konventionellen Symbolen (die gesprochene und die geschriebene Sprache sowie die Musik), die Herstellung und Verwendung von komplexen Werkzeugen in immer anspruchsvolleren Technologien sowie das Hervorbringen von sozialen Systemen, Strukturen und Organisationen, um die soziale Interaktion zu erleichtern. Soziales Lernen ermöglicht zudem die Anhäufung und Speicherung von Wissen. Intentionalität bestimmt die Wissensweitergabe, durch imitatives Lernen liegt der Fokus auf dem Lernziel und lässt Lernen von den eigentlichen physischen Gegebenheiten abstrahieren. Der Wissenserwerb entsteht also mit der Weitergabe durch die soziale Gruppe, durch »joint attention« (geteilte Aufmerksamkeit) und imitatives Lernen.

Schon George Herbert Mead (1934 [1962], S. 67) wies auf die Bedeutung der Intentionalität hin und beschrieb ein der Konversation innewohnendes soziales Lernen als sozialen Rückkopplungsprozess: »[…] unsere Reaktion auf die Bedeutung dessen, was wir sagen, ist ständig an die Konversation gebunden. Wir müssen unaufhörlich auf die eigenen Gesten reagieren, wenn wir danach trachten, eine stimmliche (lautliche) Konversation erfolgreich voranzubringen. Die Bedeutung dessen, was wir sagen, ist die Tendenz, darauf zu reagieren. Man bittet beispielsweise jemanden, dem Gast einen Stuhl zu bringen. Man ruft also die Tendenz, einen Stuhl zu bringen, im anderen hervor. Wenn er aber langsam reagiert, holt man den Stuhl selbst. Die Reaktion auf eine stimmliche Geste ist die betreffende Handlung, und gleichzeitig ruft man diese Tendenz auch in sich selbst hervor. Man reagiert immer auf sich selbst, wie auch die anderen reagieren. Man geht davon aus, dass die Reaktion bis zu einem gewissen Grad identisch ist. Es ist gemeinschaftliches Handeln« (Übers. HF). Mit dieser gemeinsam geteilten sozialen Handlung (»joint social action«) der sprachlichen Interaktion entsteht epistemisches Vertrauen, welches nicht nur das Vertrauen in interpersonale Informationen darstellt, sondern gleichzeitig ein Vertrauen in die eigene Erkenntnisfähigkeit. Mead sieht die Notwendigkeit des Individuums, selbst ein

Objekt zu werden, um sich als Selbst zu erleben, sich selbst von außen wahrzunehmen, um sich von innen zu erfahren. Die Entwicklung des Selbst, der Identität besteht also eher in der Objekt- als in der Subjektwerdung. »Es ist der soziale Prozess, andere in einer Art sozialen Akts zu beeinflussen, dann durch das Aufkommen eines Stimulus die Haltung der anderen einzunehmen, und dann auf diese Antwort zu reagieren, die ein Selbst bildet« (Mead 1934 [1962], S. 171). Er definiert das Selbstsein im Sinne von Reflexivität und sieht den (aktualgenetischen) Sprach- oder Kommunikationsprozess als hauptverantwortlich für die Entwicklung des Selbst. »Kommunikation fordert vom Individuum die Haltung des Anderen auf sich bezogen einzunehmen, d. h. ein Mensch, der etwas mitteilt, spricht zu sich selbst, was er zu anderen sagt, andernfalls würde er nicht wissen, worüber er spricht« (Mead 1934 [1962], S. 69; Übers. USV).

Das gruppenanalytische Credo »Trust the group!« scheint aus dieser Sicht grundlegender für die Entwicklung von epistemischem Vertrauen zu sein, als bisher vermutet. Entwicklungspsychologisch ist Gruppenbindung eng mit epistemischem »Gruppenvertrauen« verknüpft und Voraussetzung für epistemisches Vertrauen und »epistemisches Selbst-Vertrauen«. Ein Kind, in dessen Umfeld von Anfang an, d. h. schon in der Schwangerschaft, intensiv kommuniziert und interagiert wird, entwickelt eine andere Qualität epistemischen Vertrauens als ein Kind, das in einer spracharmen oder sprachlosen Umwelt aufwächst, wenn etwa Familienmitglieder schwer depressiv, emotional distanziert/widersprüchlich oder gar psychotisch sind. Hier geht es nicht nur um die Entwicklung eines Gefühls des Urvertrauens, sondern um basale Funktionen der Wahrnehmung, des Denkens, des Schlussfolgerns und des Interpretierens im Zusammenhang mit sozialer Kognition. Markiertes Spiegeln in der Bindungsbeziehung ist eine wichtige Voraussetzung für die Entwicklung von epistemischem Vertrauen. Akustische und visuelle ostensive Reize, wie sie durch die emotionale Prosodie, durch die Ammensprache und geteilte Aufmerksamkeit ausgetauscht werden, entscheiden vermutlich auch über den Grad an Resilienz oder Vulnerabilität der Persönlichkeit. Persönlichkeit kann letztendlich als Schnittstelle (»interface«) der interpersonalen Begegnung definiert werden, ähnlich wie Mead die Entwicklung des Selbst zu verstehen meinte. Persönlichkeit wäre in dieser Hinsicht ein »per-sonare«, ein »Durch-Tönen«, mehr oder weniger ein Eingebettetsein in eine sprachliche Matrix. So gibt es einen offensichtlichen Zusammenhang zwischen der Fähigkeit der Mutter, das Empfinden des subjektiven Selbst des Säuglings zu »lesen«, und der Wahrscheinlichkeit einer sicheren Bindungsbeziehung.

In der angelsächsischen Literatur hat sich für diese »Lese«-Lern-Dynamik der Begriff »ostensive cueing« eingebürgert, worunter gestisch anschauliche Hinweise/Fingerzeige verstanden werden, die den stimmlichen Kontakt begleiten. Anomalien früher Mutter-Säuglings-Kommunikation, wie z.B. ein irreführendes »ostensive cueing«, begünstigen nicht nur eine desorganisierte Bindung, sondern lassen auch die Wahrscheinlichkeit einer pathologischen Persönlichkeitsentwicklung vorhersagen (Out et al. 2009). Unter irreführendem »ostensive cueing« werden anomale Bewegungen und Posen verstanden, simultane Widersprüche in der Vokalisation, plötzliches Innehalten und Einfrieren der Pose, Bestürzung als Reaktion auf das kindliche Verhalten, plötzliche Veränderungen in der Stimme, plötzliche und unerwartete Stimmungsschwankungen oder angstvolle Reaktionen in eigentlich nicht ängstigenden Situationen. Durch die Fehlattribuierung von Intention und eine zunehmend argwöhnische (paranoide) Interpretation des Verhaltens anderer können fixe Überzeugungen über sich in Bezug auf andere nicht modifiziert werden, soziales Wissen kann nicht auf den neuesten Stand gebracht werden. Dies führt in der Folge zu einer besonderen Rigidität.

In gewissem Sinne ist es ein Paradox, dass epistemische Vigilanz (etwa als natürliches Misstrauen) explizit in der Paranoia auftritt, an sich aber eine angemessene und natürliche Haltung ist, denn epistemisches Vertrauen ist die unnatürlichere Haltung, die neurochemische Unterstützung durch Oxytocin und Dopamin benötigt, um in Aktion zu treten (Bartz et al. 2011). Möglicherweise kommt es nicht zuletzt aufgrund einer biologischen Prädisposition durch Hypermentalisieren zu einer Blockade des Modifizierens von »stabilen« oder fixen Überzeugungen.

Epistemisches Misstrauen beeinflusst den Beginn und Verlauf aller Psychotherapien und ist Gruppenpsychotherapeuten bestens bekannt, wenn Patienten den Vorschlag einer Gruppenpsychotherapie mit der Formulierung »Gruppe, nein danke!« ablehnen. In Abwesenheit von epistemischem Vertrauen kann ein Therapeut nicht davon ausgehen, dass das, was kommuniziert wird, auch aufgenommen und verstanden wird und zu einer Veränderung führt. Informationen können nicht zum »Updaten« von sozialer Kognition (Verstehen) verwendet werden. Sowohl in Einzel- als auch in Gruppenpsychotherapien scheinen die Betroffenen in gewisser Weise ihre Lernfähigkeit eingebüßt zu haben, die Patienten sind schwer erreichbar, unnahbar, manchmal unerreichbar, was als Therapieresistenz, Widerstand oder maligne Regression in der analytischen Literatur seitenfüllenden Niederschlag gefunden hat. Schwerer scheint zu wiegen, dass ein epistemisch misstrauischer Patient wenig bis gar nicht auf seine inneren Gewissheiten zurückgreifen kann: »Ich bezweifle, dass ich mir selbst vertrauen kann. Wenn ich Hunger verspüre, denke ich im nächsten Moment, vielleicht ist das gar kein Hunger. Vielleicht täusche ich mich nur. Wie kann ich das denn wissen«, beschreibt eine Patientin mit Anorexia nervosa ihre quälende Ungewissheit. Obwohl viele Gründe dafür angeführt werden könnten, liegt die wesentliche Ursache in einem epistemischen Misstrauen, d.h. der Patient oder die Patienten vertrauen nicht darauf, dass die Information einer vertrauenswürdigen Quelle entstammt und auf andere soziale Kontexte generalisiert werden kann. Im Extremfall ist eine epistemische Versteinerung zu beobachten, wenn sich ein Individuum/eine Gruppe durch interpersonale Erfahrungen nicht verändern kann. Informationen werden zwar erinnert, aber nur als Einzelereignis, das allerdings nicht in das prozedurale und semantische System inkorporiert wird, welches in sozialen Situationen das menschliche Verhalten steuert. Dabei ist epistemisches Misstrauen nicht auf mangelndes Interesse zurückzuführen, im Gegenteil: Wir können sogar einen epistemischen »Hunger« vermuten, der in dringendem Verlangen besteht, die eigene Erfahrung validiert zu bekommen. Trotzdem fühlen sich die meisten Patienten durch epistemisches Misstrauen unerträglich isoliert. Durch diese

Unmöglichkeit der Kommunikation sind wir als Behandler frustriert und »beschuldigen« gerne den Patienten, der ja offensichtlich nicht zuhört. Hilfreicher wäre die Vorstellung, dass die Patienten dem Wahrgenommenen nicht vertrauen und ihm keine Relevanz zuschreiben. Ähnlich verhält es sich beim Phänomen der Pidginisierung, worunter man den Gebrauch einer Fremd- oder Zweitsprache auf einem niedrigen Niveau versteht (etwa in der Migration). Dies ist ein Zeichen oder eine Folge von psychologischer und sozialer Distanz (Schumann 1976), in der die gesamte soziale Interaktion fossilisiert oder versteinert.

Unter dieser Perspektive könnte man eine Borderline-Persönlichkeitsstörung auch als einen Zustand der sozialen Unerreichbarkeit für »kulturelle« Kommunikation verstehen, als einen temporären, inkompatiblen Zustand oder als Zustand einer isolierten Kommunikation. Insofern wäre Mentalisieren ein Weg oder ein Mittel zur Etablierung epistemischen Vertrauens. Was in einer Therapie über psychische Befindlichkeiten gelernt wird, kann nur in kleinen Schritten generalisiert werden, um beziehungsfähiger zu werden. Mentalisieren spielt primär eine Schlüsselrolle in der Therapie, weil es die Fähigkeit zum Lernen verbessert, epistemisches Vertrauen etabliert und den Patienten verhilft, auf diese Weise ihre Rigidität aufzugeben. Dadurch wird ein Lernen aus Erfahrung durch ein besseres Verstehen sozialer Beziehungen und ihrer eigenen Verhaltensweisen ermöglicht. Mentalisieren allein ist noch keine Psychotherapie, sondern »nur« ein Schlüssel zum Modifizieren dauerhafter Strukturen von Weltwissen. Es unterfüttert transgenerationale Informationsübertragung, befähigt das Individuum, relevante Information zu sammeln und kontextübergreifend anzuwenden. Das Erleben, sich mitbedacht zu fühlen, gibt ausreichend Sicherheit, um über uns in unserer Bezogenheit zu unserer Umwelt nachzudenken. Das Konzept des Mentalisierens sieht den Menschen als einen Handelnden beim Etablieren einer Kollaboration. Der Patient lernt der sozialen Umwelt als Lernumwelt zu vertrauen.

Es scheint unser natürliches Bestreben zu sein, uns auf den interpersonalen Kanal einzustimmen (Fonagy et al. 2015 a). Epistemisches Vertrauen öffnet den sozialen Kommunikations-Superhighway, der uns in Richtung Lernen und Veränderung voranbringt. Missbrauch und Misshandlung führen dagegen zu Misstrauen und schließlich zu einer Blockade im Denken. Die notwendige pädagogische (eventuell mentalisierende) Haltung wird durch ostensive kommunikative Hinweise (z. B. durch die Art des Augenkontakts) getriggert. Ostensive Hinweise führen dazu, dass sich der Säugling – wie später der Patient – als Selbst und Handelnder (Agent) erkennt, triggern epistemisches Vertrauen und kanalisieren den Erwerb von Wissen über die soziale und persönlich relevante Kultur.

Mentalisieren zu fördern ist kein Selbstzweck, sondern dient in erster Linie dazu, die Möglichkeit zur sozialen Bezogenheit, zur Verbundenheit in einer Gruppe zu verbessern. Ein gestärktes epistemisches Vertrauen ermöglicht Lernen durch Erfahrung. Mentalisierungsbasierte Einzel- und Gruppentherapie (MBT und MBT-G) fokussiert nicht nur auf eine Verbesserung des Mentalisierens, sondern auch auf die Stärkung sozialer Kompetenzen, die sich auf eine vertrauensvollere Zuversicht für die Kontexte außerhalb der Therapie stützt. Die epistemische Isolation sollte entschärft und unterbrochen werden, d. h. der Patient sollte befähigt werden, auf die Erkenntnisse durch einen bedeutsamen Anderen und, in der Folge davon, auf die eigene Wahrnehmung und das eigene Denken zu vertrauen. Gerade in Gruppentherapien kann mithilfe von Connecting und Linking[19] sowie von Resonanz und Modellfunktion der Weg aus dieser Isolation erleichtert werden. Indem wir ostensive Hinweise geben oder »markiert spiegeln« sowie den Patienten vermitteln, dass wir ihnen einfühlsam antworten, sie mitbedenken, liefern wir ihnen ein Modell für interpersonales Vertrauen und verbessertes Verstehen von sozialen Situationen, von vertrauensvollen, weniger paranoiden interpersonalen Beziehungen.

2.4 Zur Bedeutung der Affektregulation für Gruppen und Selbstentwicklung

Die Fähigkeit, Affekte zu regulieren, ist – weit vor den ersten Wörtern – von den frühen Bindungsbeziehungen abhängig. Im Alter von einem Jahr bis 18 Monaten können bereits unterschiedliche Regulierungskompetenzen beobachtet werden, wofür die Bowlby-Schülerin Mary Ainsworth mit der Entwicklung des Fremde-Situations-Tests (Strange Situation Procedure) berühmt geworden ist. Dieser videographierte Test erfasst unterschiedliche Bindungsstile zwischen Mutter und Kind, die eine hohe Prognostizierbarkeit des Bindungsverhaltens (und bisher weniger berücksichtigt: der Affektregulation) im Erwachsenenalter ermöglichen (Ainsworth et al. 1978; Grossmann et al. 2006a; Grossmann et al. 2006b). Die »fremde« Situation beginnt für ein Kleinkind zunächst in Anwesenheit der Mutter in einer ersten Kleingruppensituation von drei Minuten Dauer; eine fremde Person betritt nach drei Minuten zusätzlich das Spielzimmer, wobei die Mutter nach weiteren drei Minuten das Zimmer verlässt und das Kleinkind nun die Situation mit einer fremden Person als einzigem Gegenüber affektiv bewältigen muss, bis diese den Raum verlässt und die Mutter den Raum wieder betritt. Das von Bowlby und Mitarbeitern definierte »internal working model« (IWM) als Repräsentanz von Beziehung wird vor allem in Situationen von Bindungsgefahr aktiviert und organisiert in dieser Notsituation Erwartungen, Informationsverarbeitung und Verhalten. Unter Notsituationen werden Trennungen aller Art, Verlust von Arbeit oder Wohnung oder Krankheit verstanden, die je nach Bindungsstatus mit einer – meist unbewussten – Strategie bewältigt werden. Bei Patienten mit desorganisiertem Bindungsstatus, der häufig aus Traumatisierungen und Verlassenheitsgefühlen resultiert und sowohl in psychiatrischen als auch psychosomatischen Kliniken einen Großteil der Patenten betrifft, fehlt überhaupt eine Strategie. Der Betroffene agiert und reagiert »planlos«, und das Fehlen einer Strategie, die Situation für sich zu »begreifen« bzw. zu mentalisieren, vermehrt ohnehin schon vorhandene Ängste, wodurch die Affektregulation noch schwieriger wird. Die Fähigkeit der Affektregulation ist über den Bindungsstil an die Entwicklung einer Objekt- und später Selbstrepräsentanz gebunden, die im Arbeitsgedächtnis verankert und mit Vergangenheit, Gegenwart und Zukunft differenziert verbunden wird.

Affektspiegelung in Gruppen – die Gruppe als Spiegelsaal

Der erste »Spiegel«, in den ein Baby schaut, ist das Gesicht der Mutter: »Was erblickt das Kind, das der Mutter ins Gesicht schaut? Ich vermute, im Allgemeinen das, was es in sich selbst erblickt. Mit anderen Worten: die Mutter schaut das Kind an und *wie sie schaut, hängt davon ab, was sie selbst erblickt*«, so Winnicott (1971, S. 129). Ihm und den Bindungsforschern zufolge wird die affektiv-emotionale Entwicklung des Kindes in hohem Maße durch die Widerspiegelung und die wahrgenommenen Veränderungen bestimmt, die es auf dem Gesicht der Mutter erblickt. Dieser mit dem Säuglingsalter beginnende Prozess setzt sich zeitlebens mit den Gesichtern der Kleinfamilie, der Kindergruppen und Tagesmütter, der Lehrer in Vorschule und Schule bis hin zu den Kommilitonen und Dozenten der Universitäten fort, was durch die Fixierung auf die primäre Dyade seitens der Entwicklungspsychologie weniger gut untersucht ist. Es erklärt aber, »weshalb wir unsere Ängste, Bedürfnisse, Erfolge und Fehlschläge weiterhin in anderen gespiegelt sehen« (Kets De Vries 1998, S. 24 f.). Diese Spiegelprozesse sind durch die Lebensgeschichte des »Spiegelnden« auf verschiedene Weise beeinflussbar. So scheinen Patienten mit einer Posttraumatischen Belastungsstörung (PTBS) in magnetencephalographischen (MEG)-Untersuchungen anders als Gesunde auf verärgerte (nicht aber auf glückliche) Gesichtsausdrücke mit einer stärkeren Aktivierung im ventromedialen Kortex und der rechten Amygdala sowie im posterioren Cingulus, im rechten Temporallappen und in rechtsparietalen Regionen zu reagieren (Dunkley et al. 2015). Die mit einer ausgeprägten Angst- und Depressionssymptomatik korrelierenden verstärkten Verbindungsmuster scheinen eine besondere Sensibilität für Bedrohungen zu begünstigen.

Vor diesem Hintergrund sind die »Ratschläge für den Arzt bei der psychoanalytischen Behandlung«, die Freud vor über 100 Jahren erteilte, nur noch anekdotischen Werts: der Arzt sollte »undurchsichtig für den Analysierten sein und wie eine Spiegelplatte nichts anderes zeigen, als was ihm gezeigt wird. Es ist allerdings praktisch nichts dagegen zu sagen, wenn ein Psychotherapeut ein Stück Analyse mit einer Portion Suggestivbeeinflussung vermengt, um in kürzerer Zeit sichtbare Erfolge zu erzielen, wie es zum Beispiel in Anstalten notwendig wird, aber man darf verlangen, dass er selbst nicht im Zweifel darüber sei, was er vornehme, und dass er wisse, seine Methode sei nicht die der richtigen Psychoanalyse« (Freud 1912e, S. 384). Dieses dem Sterilitätsmodell der Chirurgie entlehnte Konzept widerspricht dem von ihm ebenfalls erkannten Paradigma psychotherapeutischer Intervention, dass dieses nur wirksam ist, wenn Emotionen/Affekte tatsächlich anwesend sind und bearbeitet werden können. Insofern machen kognitive Interventionen, die nur an die Vernunft appellieren oder Techniken zur Kontrolle von Emotionen durch Lernen vermitteln, wenig Sinn. Vor diesem Hintergrund gibt es z. B. in der kognitiven Verhaltenstherapie (KVT) zahlreiche Weiterentwicklungen, die die emotionalen Komponenten kognitiver Leistungen stärker berücksichtigen, auch wenn Aaron Beck als Begründer der KVT »eisern« an der Vorherrschaft des Denkens gegenüber den Gefühlen festgehalten hat (Roth & Strüber 2014, S. 324 f.). In mehreren Untersuchungen konnte gezeigt werden, dass eine KVT-Behandlung umso wirksamer ist, je mehr »emotionale« Elemente (wie zum Beispiel Beziehungsmuster, Aufarbeiten früherer Erfahrungen usw.) enthalten waren, und umgekehrt umso weniger wirksam, je »kognitiver« sie ausgerichtet war (Hayes et al. 1996; Kazdin 2007). Möglicherweise hat dies seinen neurobiologischen Grund darin, dass es gerade die emotionalen, oft unbewussten Zustände sind, die die kognitiven Zustände im Gehirn bedingen, und nicht umgekehrt, ähnlich allen Wahrnehmungsakten, in denen die Emotionen beeinflussen, was wir in unserer Umwelt erfassen (Roth & Strüber 2014, S. 367).

Das Mentalisierungsmodell hat ebenso wie eine Reihe anderer Theorien in den Psychotherapiewissenschaften die Regulation der Affekte und Emotionen als Schlüssel für die Selbstentwicklung entdeckt, so dass gelegentlich schon der Begriff der »emotionalen Revolution« aufgekommen ist (Schore 2007, 2015). Gelingt die Regulation der Affekte, so verfügt das Individuum ebenso wie eine Gruppe über sämtliche psychische Ressourcen, über einen Zugang zu bedeutsamen Erinnerungen, die unseren Handlungen aufgrund früherer Erfahrungen zu Grunde liegen, und es entsteht ein Gefühl von Präsenz, Handlungsfähigkeit, Authentizität und Wohlgefühl (Hill 2015). Misslingt die Regulation der Affekte, entsteht ein Unsicherheitsgefühl und unsere Kompetenz bezüglich intersubjektiver Bezogenheit ist eingeschränkt. In verschiedenen Abstufungen sind wir dann sowohl bezüglich der Erfahrung des Selbst als auch der Erfahrung von Anderen mehr oder weniger abgetrennt.

In MBT und MBT-G spielen Spiegelung und Markierung eines Affekts eine besondere Rolle, was der geteilten Aufmerksamkeit (»joint attention«) Tomasellos nahe kommt. Der gespiegelte oder markierte Affekt wird durch die Bezugsperson nicht nur verzerrt, sondern auch durch eigene Anteile – bedingt durch die eigenen Selbst- und Objektrepräsentanzen – »eingefärbt« zurückgegeben und ermöglicht so die Selbst-/Nicht-Selbst-Unterscheidung (vgl. Abb. 2-1).

Menschliche »sprachliche Kommunikation« beruht »in einem viel größeren Ausmaß auf unkodierter Kommunikation und anderen Formen geistiger Feinabstimmung […], als man gewöhnlich wahrnimmt«, nämlich auf Zeigegesten und Gebärdenspiel (ikonische Gesten), aber auch auf Intentionalität, wodurch menschliche Kooperation überhaupt erst ermöglicht wird (Tomasello 2009, S. 68 f.).[20]

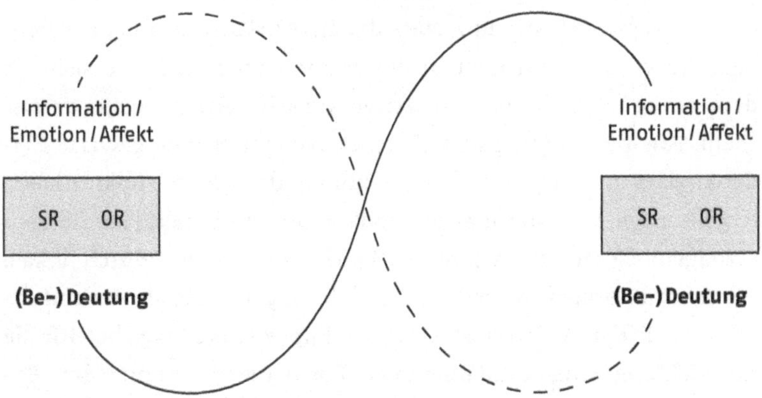

Abb. 2-1 Zur Komplexität dyadischer oder »mehrstimmiger« Kommunikation – Verzerrung der Emotionen und Affekte durch Selbst- und Objektrepräsentanzen (SR und OR)

Obwohl in der Gruppe dieser Komplexitätsgrad noch ansteigt, ist die multiple und nicht dyadische Spiegelung von Affekten, unter Berücksichtigung der geteilten Aufmerksamkeit, ein besonderer Wirkmechanismus in Gruppen. Spiegelung, Markierung, Validierung und schließlich Versprachlichung von vorher nicht sprachlich Vermitteltem arbeiten gewissermaßen in jedem Moment einer Gruppensitzung in hoher Intensität incinander, auch für solche Gruppenmitglieder, die sich nicht aktiv beteiligen. »Die ›Mentalisierungsdichte‹ ist hier möglicherweise höher als in der Einzeltherapie, vielleicht aber auch ungerichteter. […] Zu den Gefahren der Gruppensituation gehören unter anderem auch fehlgeleitete Spiegelungen, die unter Umständen Traumatisierungen wiederholen, beispielsweise wenn ein Gruppenmitglied konstant fehlinterpretiert oder schlicht übergangen wird. So kann es zum Beispiel vorkommen, dass einzelne Gruppenmitglieder als gefühlskalt erlebt werden und andere Gruppenmitglieder ihnen spiegeln, sie hätten keine Gefühle oder seien gar völlig unfähig überhaupt zu fühlen. Dies wird von den Betroffenen oft als massive Zurückweisung und Bestätigung ihrer Insuffizienz erfahren. Wenn es dann aber gelingt, diese Situation aufzuarbeiten, stellt sich nicht selten heraus, dass die Gefühle sehr wohl vorhanden sind, aber – mangels Mentalisierungsfähigkeit – nicht adäquat verbalisiert werden können« (Potthoff & Moini-Afchari 2012).

Eine der schwierigsten Fragen betrifft das immer noch schwer durchdringbare Mysterium, wie subjektive Erfahrung und neurobiologische Welt miteinander in Beziehung stehen und wie sich aus dem neuronalen System subjektive affektive Erfahrungen entwickeln. Aus neurobiologischer Perspektive gibt es eine gewisse Evidenz, dass primärprozesshafte Gefühle denselben subkortikalen Regelkreisen entstammen, die kohärente emotionale Handlungen erzeugen; sie funktionieren bezüglich des Lernens durch lokale Hirnstimulationen entweder als »Belohnungen« oder als »Bestrafungen« (Panksepp & Biven 2012, S. 389). Eine weitere Frage betrifft die Entwicklung einer fundamentalen Form des phänomenalen Bewusstseins, die möglicherweise der empirischen Klärung wesentlicher Hirnprozesse bedarf, die ein sogenanntes Kern-Bewusstsein und schließlich ein Kern-Selbst ermöglichen. Das Mentalisierungsmodell geht davon aus, dass die Selbstentwicklung des Menschen in einem Dreischritt über Affektmarkierung, referenzielle Entkopplung und referenzielle Verankerung (Gergely & Watson 1996) in den ersten 18 Lebensmonaten an eine gelingende Affektregulation gebunden ist (Fonagy et al. 2004). Von dieser Dynamik ist nur ein sehr geringer Teil bewusstseinsfähig. Die Basis- bzw. Primäraffekte (Angst, Wut, Ekel, Freude und Trauer) sind überwiegend im limbischen System lokalisiert und ohne Beteiligung höherer kognitiver Funktionen auslösbar.

Betrachtet man die Schwierigkeiten bei der Festlegung der Anzahl und Benennung der primären Affekte (vgl. Tab. 2-2), verwundert es nicht, dass bisher trotz verschiedener Bemühungen keine konsistente Affekt- und Emotionstheorie innerhalb der Gruppenanalyse bzw. innerhalb der Psychoanalyse entwickelt werden konnte (Descartes 1984; Ekman et al. 1972; Haas 1997; Ligi 1997; Rudolf 2006 b). Für das Mentalisierungsmodell und für MBT/MBT-G scheint die kanadische Arbeitsgruppe um Panksepp (1998; Panksepp & Biven 2012) die am besten passende Affekttheorie zu vertreten. Diese Theorie geht von sieben Basisaffekten (Seeking, Play, Care [love], Lust [sexual], Fear, Panic [separation distress], Rage) aus, die tierexperimentell und evolutionsbiologisch begründet sind. Panksepps neurobiologisch im Nucleus accumbens lokalisiertes Belohnungs-Such-System *(reward-seeking system)*, das an Freuds Libido-Konzept erinnert[21], ist der allgemeine Generator des Affektsystems. Durch dieses System sind Säugetiere grundsätzlich in der Lage, ihr Überleben im Sinne eines »go and find and get what you need and want«-Systems zu sichern, sei es bezüglich der Nahrung oder der sozialen Bindungen. Es stellt ein Fundament für alle anderen primärprozesshaften emotionalen Funktionen dar, das die positiven Affekte (Lust, im Sinne sexueller Lust, Fürsorge und Spiel) ebenso einschließt wie die negativen (wie etwa Wut, Furcht, Angst und Trauer). Panksepps Arbeitsgruppe vertritt ein hierarchisches Gehirn-Psyche-Modell, das solide affektive Grundlagen für Lernen und höhere mentale Prozesse bereitstellt, die wiederum Affekte auf dem Wege progressiver Entwicklung regulieren helfen können: »Bottom-up«-Reifungsprozesse, die ebenfalls auf Affekten beruhen, ebnen den Weg für die Reifung verschiedener »Top-down«-Regulierungen von Verhalten und Gefühlen. Diese beiden Kreis-Systeme ermöglichen eine neue Sichtweise nicht nur auf die Reifung des Gehirn-Psyche-Systems, sondern auch auf neuere Therapieansätze, die auf die Integration der Affektregulation fokussieren. Aus dieser Perspektive können positive Kräfte des Suchsystems, speziell in Form von Fürsorge und Spiel, als Gegenmodell zu depressiver Verzweiflung angesehen werden. Diese entstammt unter anderem dem Verlust eines Objekts oder unsicherer und verlorener sozialer Bindung und ist in der Regel die Quelle affektiver Unsicherheit.

Li Gi (2. Jh. n. Chr.)	Descartes (1649)	Ekman et al. (1972)	Merten (1996)	Panksepp (1998), Panksepp & Biven (2012)
			Interesse	SEEKING
	Verwunderung	Überraschung	Überraschung	
Freude	Freude	Glück	Freude	PLAY (JOY & LAUGHTER)
Liebe	Liebe			CARE (LOVE)
Lust	Begehren			LUST (SEXUAL)
Furcht		Angst	Angst	FEAR PANIC/GRIEF (Separation Distress)
Hass	Hass	Ärger	Wut	RAGE

Tab. 2-2 Zur Taxonomie von Affekten, Emotionen und Gefühlen

Die von Panksepp evolutionsbiologisch abgeleiteten sieben Basisaffekte haben auch für die technische Haltung in Gruppenpsychotherapien eine Bedeutung, die bisher kaum untersucht wurde: Eine direkte Beeinflussung des Such-Systems und des damit assoziierten Spiel-Systems kann vermutlich depressive und andere negative Affektzustände mildern. »Spiel« als evolutionäres Affektsystem dürfte im deutschen Sprachraum jedoch noch wenig bekannt sein. So schwer die Definition von Spiel als Affekt zu sein scheint, so sehr bestehen seine Eigenschaften aus augenscheinlicher Zwecklosigkeit (außer für einen selbst), Freiwilligkeit, einer innewohnenden Attraktivität, einhergehend mit dem Verlust eines Zeitgefühls, einem verminderten Bewusstseins des Selbst, einem improvisierten Potenzial und einer Lust an der Fortsetzung (Brown & Vaughan 2009, S. 17). Dabei scheint PLAY als Affekt besonders wichtig zu sein, worauf Experimente mit Ratten hindeuten: Rattennachkommen, deren Mütter mit diesen im Sinne eines »rough-and-tumbling-play« (raufen und wälzen) miteinander spielten, überlebten deutlich länger als Ratten, denen ein solches Spielen nicht vergönnt war (Burgdorf et al. 2010; Burgdorf & Panksepp 2006). Die Fähigkeit, spielerisch und humorvoll mit strukturell schwer gestörten Patienten umzugehen, kann natürlich nicht nur durch MBT-G unterstützt werden, sie ist aber ein wesentliches Element derselben.

Kongruentes und markiertes Spiegeln

Seit der Antike spielen Spiegel eine besondere Rolle in Mythologie, Literatur und Folklore in den verschiedensten Kulturen auf der Welt (Berger 2012). Der Spiegel ist eine Metapher für die Selbst-Wahrnehmung einer Person, seiner Beziehung zu anderen und zur Realität allgemein. Der Spiegel repräsentiert jenen zentralen Platz, der einem Gesicht sowie dem Blick als Ausdruck der Innenwelt zugeordnet wird. In Gruppenpsychotherapien »reflektieren« die Gruppenteilnehmer ihre bewussten wie unbewussten »Wirklichkeiten«. In einem solchen Setting kann die wechselseitige »Reflexion« (= Widerspiegelung!) die Kommunikation eher fördern als in einem Einzelsetting.

Entwicklungspsychologisch ist davon auszugehen, dass die Spiegelung der Affekte *kongruent* (d. h. dem Affekt des Säuglings entsprechend) und gleichzeitig *markiert* (d. h. durch die Bezugsperson leicht verzerrt, z. B. durch Verwendung einer Baby- oder Ammensprache oder einer übertriebenen Mimik) sein sollte. Erst durch diese – wahrscheinlich mehrmals zu wiederholende – Markierung seitens der Bindungsperson kann eine Repräsentanz zweiter Ordnung (*second order representation* (Fonagy et al. 2004)) ausgebildet werden, damit sich das Kind zunehmend selbst als Agent des Affekts erlebt.

Die Komplexität des Mutter-Kind-Spiegelns wurde in zwei Varianten von einer Arbeitsgruppe um Kim et al. (2014) untersucht: In der ersten imitierte die Mutter »nur« das Gesicht, die Geste oder das stimmliche Verhalten (im Sinne von »direct mirroring«), in der zweiten Variante spiegelte die Mutter über eine anschauliche Verbalisierung den inneren Zustand des Kindes, markiert als unterschieden von der kindlichen Erfahrung (im Sinne von »intentional mirroring«). Die Forschungsfrage bestand darin, ob direktes oder intentionales Spiegeln zwischen sicher und nicht sicher gebundenen Kindern am Beispiel des Adult Attachment Interviews[22] unterscheiden könne. Zu diesem Zweck untersuchten sie 50 Mütter während des 3. Trimesters der Schwangerschaft und sieben Monate postpartum mit einer modifizierten Still-Face-Prozedur. Direktes Spiegeln unterschied nicht zwischen sicher und unsicher gebundenen Müttern. Sicher gebundene Mütter nutzten jedoch zweimal häufiger »intentionales Spiegeln« als unsicher gebundene Mütter. Die Kinder dieser zwei Mütter-Gruppen zeigten ebenfalls Unterschiede: Kinder sicher gebundener Mütter wandten sich den Müttern deutlich häufiger zu als die Kinder unsicher gebundener Mütter. Die vorsichtige Schlussfolgerung, die diese Studie wohl zulässt, könnte lauten: Nur eine technische Spiegelung ohne Intention ist für die Entwicklung einer sicheren Bindungsrepräsentanz offenbar nicht hilfreich!

Entwicklung eines falschen oder fremden Selbst durch nicht kongruentes und unmarkiertes Spiegeln

Wenn Bindungspersonen unmarkiert *und* inkongruent spiegeln und dadurch das Kind keine Repräsentation seiner eigenen Erfahrungen im Sinne eines psychologischen Selbst bilden kann, entsteht ein sogenanntes *fremdes Selbst (alien self)* (Dornes 2004; Fonagy et al. 2004; Winnicott 1956 a), d. h. der Affekt der Bezugsperson wird dem Kind gleichsam introjiziert. So begann z. B. eine Mutter immer sofort zu weinen, wenn ihr Baby (ein Schreibaby) schrie. Da diese fremden Selbstanteile später nicht mentalisiert werden können, besteht ein ständiger Druck zu deren projektiver Identifikation, d. h. »fremde« Affektkorrelate müssen manchmal lebenslang im Dienste der Selbsterhaltung anderen Personen eingegeben (gewissermaßen re-introjiziert) werden (Bateman & Fonagy 2016; Fonagy & Bateman 2008). In der Regel fühlt sich die andere Person dann »belastet«, während der Betreffende sich für mehr oder weniger kurze Zeit entlastet anfühlt. Die Pathologie des fremden Selbst ist eng an Missbrauchs- oder aversive Stresserfahrungen gekoppelt, bei denen der Säugling als Selbstobjekt für die emotionalen, sexuellen oder aggressiven Affekte der Bezugsperson benutzt wird. Dies führt zu Diskontinuitäten der Selbst-Struktur, die sich darin ausdrücken, dass das Subjekt einen Wunsch oder ein Gefühl hat, das sich nicht als etwas Eigenes anfühlt. So liegt nahe, dass diese Diskontinuität der Identität mit einer Identitätsdiffusion einhergeht.

Von projektiver Identifikation kann auch gesprochen werden, wenn es zu einer *unmarkierten* und *kongruenten* Spiegelung kommt, bei dem der Affekt des Kindes zwar korrekt identifiziert, aber von der Bezugsperson gleichsam ungefiltert selbst er- und ausgelebt wird, *ohne* dass markiert wird, dass der eigene Affekt der Bezugsperson sich von dem gespiegelten Affekt des Kindes unterscheidet. Dies hat zur Folge, dass für das Kind unerträgliche Affekte von der Bezugsperson nicht stellvertretend mentalisiert werden (im Sinne des container-contained-Paradigmas von Bion (1990)) und das Kind diesen hilflos ausgeliefert bleibt (z. B. wenn die Angst des Kindes die Bezugsperson ängstigt und diese ihre Angst unmentalisiert mit dem Kind agiert).

Man kann auch von einer unmarkierten Spiegelung sprechen, wenn eine primäre Bindungsperson oder der Gruppenpsychotherapeut von Affekten und Emotionen dermaßen überwältigt oder gefangen ist, dass es schwer fällt, die Gefühle markiert zu spiegeln. Dabei nimmt das Kind oder der Patient den Affektausdruck der primären Bindungsperson oder des Gruppenpsychotherapeuten als zu real wahr, sodass daraus häufig der Äquivalenz-Modus folgt. Passt die interne Repräsentation der primären Bindungsperson oder des Therapeuten nicht zu den wirklichen Affekten des Betreffenden, liegt eine nicht kongruente (unpassende) Spiegelung vor, die mit dem Als-ob-Modus korrespondiert.

Ähnliche unmarkierte Spiegelungen ereignen sich in jenen

Gruppenpsychotherapien, in denen der Gruppenleiter bezüglich der Affekte zu wissen meint, was mit den Patienten los ist. Dies wird explizit in der Schematherapie vertreten, wenn dem Patienten einer der empirisch nicht abgeleiteten Modi, wie z.B. »wütender Kindmodus«, nahe gelegt, bzw. wie eine Psycho-Jargon-Deutung »introjiziert« wird (Farrell & Shaw 2013, S.129). Eine erste Studie bezüglich der von Young und Mitarbeitern (2003) entwickelten, von uns wegen der möglichen Förderung einer falschen Selbst-Pathologie durch Vorgabe eines Schemas äußerst kritisch gesehenen Schematherapie erzielte mit der Kombination einer ambulanten (Schema-)Gruppenpsychotherapie (acht Monate mit 30 Sitzungen) und einer schematherapeutischen Einzelsitzung pro Woche gegenüber TAU-(treatment-as-usual-)Kontrollbedingungen (Farrell & Shaw 2011; Farrell et al. 2009) trotzdem gute Ergebnisse nach sechs Monaten. Keine Verbesserung ergab sich mit ausschließlicher Schema-Einzelpsychotherapie, die noch dazu von einer höheren Abbruchrate begleitet war. Für den tagesklinischen und stationären Bereich liegen bisher keine verlässlichen Daten vor.

Das davon zu unterscheidende *falsche Selbst* wiederum entsteht, wenn häufig *markiert*, aber *inkongruent* gespiegelt wird, d.h. ein fehlgedeuteter Affekt des Kindes markiert gespiegelt wird (z.B. wenn ein Ärger des Kindes als Müdigkeit fehlgedeutet und dem Kind markiert gespiegelt wird: *»Jaja, gell, mein Schatz, du bist sooo müde, die Mutti bringt dich jetzt gleich ins Bett, dann ist alles gut«*).

2.5 Anzeichen von Störungen des Mentalisierens in psychodynamischen Gruppenpsychotherapien

Mentalisieren hat in den meisten Gruppenpsychotherapien wie auch Einzelpsychotherapien vermutlich immer schon stattgefunden, insbesondere wenn sie sich als wirksam erwiesen. Sie waren dafür allerdings bisher wenig bis gar nicht konzeptionalisiert. Auch wenn mentalisierungsorientierte Gruppenpsychotherapien, die von ihrer Herkunft und ihrer Begründung einem anderen theoretischen Konzept folgen, von mentalisierungsbasierter Gruppenpsychotherapie (MBT-G) unterschieden werden, in der die Förderung des Mentalisierens zentraler Fokus ist, so kann Mentalisieren als ein übergreifendes Konzept angesehen werden, das je nach Orientierung des Gruppenleiters in allen Gruppenpsychotherapien vorkommt.

Beide Ansätze fußen auf psychodynamischen Gruppenpsychotherapien und haben durch die Geschichte der Gruppenanalyse mindestens zwei Wurzeln: eine amerikanische durch Trigant Burrow, der die Gruppenanalyse aus Enttäuschung und Kritik an der Psychoanalyse entdeckte (Burrow 1917, 1928), weil er die dyadische Asymmetrie zwischen Analytiker und Analysand als zu autoritär und therapeutisch einengend empfand (Gatti Pertegato & Pertegato 2013; Sandner 1998; Schultz-Venrath 2015) und eine deutsch-britische Wurzel durch den jüdischen Emigranten und Goldstein-Schüler Siegmund Heinrich Foulkes zwanzig bis dreißig Jahre später (Foulkes 2008), der mit seinem Schüler James Anthony allerdings nur sehr spärlich Bezug auf Burrows erste Entdeckung und Begriffsdefinition von Gruppenanalyse nahm (Gatti Pertegato 2014).

Es ist ein interessanter Befund, dass die Begründer der interpersonalen Gruppenpsychotherapie (interpersonal (group) psychotherapy – IPT), der amerikanische Psychiater Harry Stack Sullivan und sein Schüler Irvin Yalom, auf ihren amerikanischen Vorläufer Trigant Burrow keinen Bezug genommen haben. Obwohl die gleiche Haltung wie Burrow vertretend, bezog sich Yalom mit seiner interpersonalen Gruppenpsychotherapie sehr stark auf die europäische Existenzialphilosophie, mit der er vom Therapeuten eine »authentische«, »offene« und »ehrliche« Haltung und das Ideal menschlicher Transparenz bezüglich der eigenen Gedanken und Gefühle propagierte. Yalom vertrat entschieden das Hier und Jetzt in der Gruppenpsychotherapie, wobei der Therapeut auf seine Kreativität rekurrieren sollte, den besonderen Moment zu erfassen. Diese Merkmale zeigen eine Reihe von Überschneidungen zwischen interpersonal orientierter und MBT-G.

Im Unterschied zu Freud, der einen angeborenen Destruktions- oder Todestrieb formuliert hatte (Freud 1920g), vertrat Burrow die Überzeugung, dass die menschlichen Grundbedürfnisse in einem harmonischen (»biologisch-funktionalem«) Miteinander lägen, die »aber durch gesellschaftliche Fehlentwicklungen und die daraus resultierenden pathologischen Beziehungs-Bedingungen gestört« seien (Sandner 1998, S. 11). Insofern kann Burrow auch als Vorläufer einer von Bowlby begründeten Bindungstheorie verstanden werden, der ein primäres Bindungsbedürfnis des Menschen annahm. Da Burrow davon ausging, dass sich diese pathologischen Beziehungsbedingungen am ehesten in Kleingruppen studieren lassen, startete er seine Gruppenanalyse mit psychotherapeutisch interessierten Kollegen. Nach anfänglicher Idealisierung wurde er von Freud und seinen Schülern, insbesondere von Ferenczi, bis zu seinem Ausschluss aus der psychoanalytischen Community, zunehmend kritischer beargwöhnt, weshalb er in der gruppenanalytischen Community bis vor kurzem in völlige Vergessenheit geraten war (Schultz-Venrath 2015).

Auf dem europäischen Kontinent entwickelte sich eine analytische Gruppenpsychotherapie verspätet erst im Zweiten Weltkrieg im Military Hospital in Northfield bei Birmingham, einem Kriegsneurosenlazarett, wenn man die Gruppenpsychotherapie-Sitzung im Wartezimmer der Praxis von Foulkes und Lewis nicht unterschlägt. Foulkes hatte diese Pionierleistung gegenüber seiner Frau mit den Worten kommentiert: »Heute war ein historischer Augenblick der Psychiatrie, aber niemand weiß davon« (Schultz-Venrath 2008). In Northfield hatten erst Wilfred Bion (nur für kurze Zeit), dann Siegmund H. Foulkes, im Rahmen einer therapeutischen Gemeinschaft erstmals Gruppenpsychotherapien zur stationären Behandlung von ca. 400 traumatisierten Soldaten eingesetzt (Bion 1971; Foulkes 2008; Hinshelwood 2007; Pines 2000; Schultz-Venrath 2008). Bion hatte in erster Linie versucht, die Soldaten zu bewegen, das Neurosenproblem und die Demoralisierung in Angriff zu nehmen (Bion 1971), und war nach sechs Wochen kläglich an der Militärverwaltung gescheitert, nachdem er – ohne Theorie über Gruppen – die Interaktionen auf der Station studiert hatte. Tom Main und Foulkes als seine Nachfolger waren hingegen darum bemüht, sowohl die Gemeinschaft auf Station zu organisieren als auch die Soldaten in Kleingruppen zu motivieren, über ihre traumatischen Erfahrungen zu sprechen (Main 2000). Trotz der sehr kurzen Episode in Northfield kann Bion das Verdienst zugeschrieben werden, theoretisch eindrucksvolle Überlegungen mit seinen Grundannahmen ins Spiel gebracht zu haben, die die »Arbeitsgruppe« gefährden oder gar aufheben. Die von ihm konzipierten Grundannahmen der Abhängigkeit, der Paarbildung und des Kampf-Flucht-Verhaltens in Gruppen korrespondieren mit den drei prämentalistischen Modi Äquivalenz-, Als-ob- und teleologischer Modus (s. u.).

Die Möglichkeit, dass eine Gruppe überhaupt ins Mentalisieren kommt, hängt unter anderem sehr stark vom Leiterverhalten ab, der mal als Dirigent (»conductor«), mal als Obmann (»convenor«) oder als Gruppenleiter, mal als Schulungsleiter (»facilitator«) oder als Psychotherapeut flexibel in Erscheinung treten sollte. Der Dirigent »contained« die Gruppe und ist gleichzeitig Teil von ihr. Die Paradoxie, dass der Gruppenleiter der Einzige ist, der die Autorität als Therapeut hat, während die Gruppe als Ganze diese professionelle Rolle trägt, ist ein Teil davon, welcher die Führungsrolle fruchtbar macht (Schlapobersky 2016 a, S. 301). Zur gleichen Zeit bestimmen die Persönlichkeitszüge des Gruppenleiters sein Verhalten und seine Interventionen. Es scheint so, dass die verschiedenen Persönlichkeitsstile (narzisstisch, zwanghaft, paranoid-schizoid, histrionisch-inzestuös oder abhängig) spezifische Gruppendynamiken induzieren, die sich in der Regel als mentalisierungshemmend erweisen (vgl. Abb. 2-2).

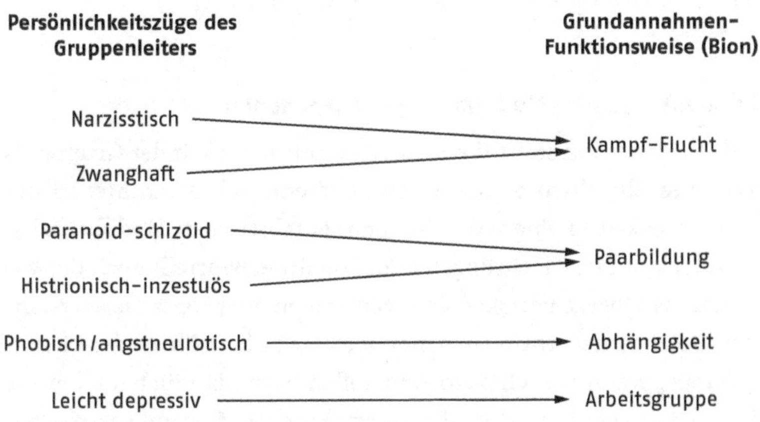

Abb. 2-2 Persönlichkeitszüge des Gruppenleiters als Determinanten für mentalisierungshemmende Gruppenprozesse

Persönlichkeit und Haltung des/der Therapeuten/in sind jedoch hinsichtlich ihrer Bedeutung für die Gruppenpsychotherapie bisher wenig evaluiert. Empirisch haben sich folgende Verhaltensweisen des Gruppenleiters als mentalisierungshemmend herausgestellt:

- Falsch verstandenes langes Schweigen (»non-resonating mind«)[23]
- Unbewusste, latente oder manifeste Feindseligkeit gegenüber einem Gruppenmitglied (negative Gegenübertragung)
- Rigide Handhabung von Gruppe-als-Ganzes-Deutungen
- Fehlende Solidarität mit Außenseitern in der Gruppe
- Überforderung einzelner Patienten durch dyadische Deutungen
- Interaktionsprobleme einzelner Patienten, die nicht direkt angesprochen und untersucht werden
- Strikte Orientierung der Gruppenarbeit an Gruppennormen
- Manipulative und kontrollierende Verwendung der Macht durch den Leiter

Gruppe-als-Ganzes-Deutungen wurden auch schon von anderen, wie z. B. Yalom (1975) als »mass group commentary« und von dem Gruppenanalytiker Malcolm Pines (1983) als nicht therapeutisch angesehen. Bei niedrig strukturierten Patienten induzieren Gruppe-als-Ganzes-Interventionen häufig ein längeres Schweigen und sie beruhigen eher den Therapeuten als die Patienten.

Prämentalistische Modi im Gruppengeschehen

Jede Intervention sollte die Mentalisierungsfähigkeit der Gruppe als auch des Einzelnen berücksichtigen. Wenn sich deren Mentalisierungsfähigkeit in einem der drei prämentalistischen Modi befindet, werden komplexe Deutungen oder kognitive Beurteilungen der Validität der Überzeugungen nicht verstanden oder sogar missverstanden. Solche Interventionen benötigen eine höhere Ebene des Mentalisierens, wenn sie wirksam sein sollen. Grundsätzlich sollten die Patienten in der Lage sein, über ihren aktuellen Zustand nachzudenken, ohne affektiv überfordert zu werden, d. h. der Gruppenleiter sollte darauf achten, dass die Atmosphäre auf einem mittleren Erregungsniveau bleibt (nicht zu »heiß« und nicht zu »kalt«). Aufgrund der gleichen und zahlreichen Merkmale, die in einer Gruppe Mentalisieren überhaupt ermöglichen, ist das System »Gruppe« allerdings auch ziemlich störanfällig. Sowohl ungerechtfertigte Gewissheiten als auch deren fundamentale Zurückweisungen können in unserem Sinne nichtmentalisierend oder prämentalistisch sein. Allison & Fonagy (2016) beschreiben eine unangemessene Gewissheit bezüglich der Wahrhaftigkeit einer Idee als *psychischen Äquivalenz-Modus* und deren totale Zurückweisung als *Als-ob-Modus*, die beide entwicklungspsychologisch der prämentalistischen Phase und damit einem niedrigen Mentalisierungsniveau zuzuordnen sind (Fonagy & Target 1996; Target & Fonagy 1996).

Teleologischer Modus Unter teleologischem Modus wird ein meist zielgerichteter Handlungsimpuls verstanden, unter dem das Kind oder der Patient davon ausnahmslos überzeugt ist, dass die Umwelt »funktionieren« muss, um eigene innere Spannungszustände zu mindern, etwa wenn Patienten plötzlich in der Gruppe eine Rauchpause durchsetzen oder den Gruppenraum abrupt verlassen möchten. Insofern werden Handlungen, meist ohne inneren Denkprozess, eingesetzt, um den Rahmen zu verändern oder andere zu etwas zu bewegen (z. B. durch Selbstverletzungen). Ebenso gehört zum teleologischen Modus, wenn sich das Selbstwertgefühl bei Patientinnen mit einer Ess-Störung ausschließlich an körperlichen Werten wie z. B. Gewichtsverlust, Auskotzen und extremer sportlicher Betätigung orientiert. Dabei ist nur real Beobachtbares von Bedeutung – Denken, Fühlen, Mentalisieren treten in den Hintergrund, ebenso sind nur real befriedigende Handlungen oder körperliche Eingriffe in der Lage, innere Zustände zu beeinflussen. Trotz des Drucks, der in Psychotherapien durch den teleologischen Modus seitens der Therapeuten zu verspüren ist, kann davon ausgegangen werden, dass auf diesem prämentalistischen Niveau nur ein beschränktes Selbstverständnis von Urheberschaft existiert. Das Agieren um den therapeutischen Rahmen kann als teleologischer Modus verstanden werden und erfordert einen besonders achtsamen Umgang mit der administrativen Leiterfunktion (s. Kap. 1.1).

Äquivalenz-Modus Sowohl in der Geschichte der Psychoanalyse als auch der Gruppenanalyse finden sich Beispiele, die einen Äquivalenz-Modus als prämentalistischen Modus schon vor der Konzeption des Mentalisierungsmodells angenommen haben. Trigant Burrow (1913, S. 7–8) beschrieb: »[…] in diesem Modus, den ich das ›Vorbewusste‹ nenne, wird eine Entwicklungsphase dargestellt, in der der psychische Organismus eins ist mit seinem ihn umgebenden Medium« (Übers. USV). Im Äquivalenz-Modus findet sich so gut wie keine Differenz zwischen Phantasie und Realität. Das Denken über sich selbst und andere ist in diesem Zustand von ungerechtfertigten Verallgemeinerungen und einseitigen Zuschreibungen gekennzeichnet, wie z. B.: »Ich weiß, wie es ist; keiner kann mir etwas erzählen!«, »Die ganze Welt ist schrecklich«, »Er ist immer böse!« oder »Sie ist immer gut!« Andererseits findet sich eine spezifische Konkretheit von Gedanken: Was gedacht wird, wird als wirklich, zuweilen als zu wirklich, angesehen. Dadurch findet sich nicht selten eine Sturheit oder Intoleranz gegenüber alternativen Perspektiven, die andererseits aber die Wirkung von Witzen erklärt, die mit dem Äquivalenz-Modus spielen.

Heinz von Foerster, einer der Pioniere der Kybernetik-Grundlagenforschung, nutzte folgenden Witz zu der Frage »Was ist Wirklichkeit?« Pablo Picasso bekommt Besuch von einem guten Freund, der ihn bittet, seine Frau zu malen, wie sie wirklich ist. Picasso fragt ihn, »Ja, wie ist sie denn wirklich, deine Frau?«, worauf ihm der Freund eine Fotografie von seiner Frau in Postkartengröße mit den Worten zeigt: »So sieht sie wirklich aus!« Picasso betrachtet das Foto eine Zeit lang und sagt dann: »Deine Frau ist ziemlich klein, oder?« (Schmidt 2016).

Schon Kurt Goldstein (1934) hatte an Hirnverletzten des Ersten Weltkriegs die Beobachtung gemacht, dass diese häufig nicht mehr abstrakt, sondern nur noch konkret bzw. konkretistisch, denken könnten (Kütemeyer & Schultz 1984). Im klinischen Alltag kann ein solcher Äquivalenz-Modus von einer Haltung der Selbstgerechtigkeit, absoluter Gewissheit und einer gewissen Arroganz begleitet sein, die in der Gegenübertragung zu aggressiven Reaktionen verführen kann. Auch magisches Denken, das bei schweren körperlichen Erkrankungen der Abwehr von Todesangst dient, gehört zum Äquivalenz-Modus (Te Wildt & Schultz-Venrath 2004).

In Gruppentherapien dominiert der Äquivalenz-Modus häufig bei niedrig strukturierten Patienten oder aber unter massiven emotionalen Belastungen, etwa wenn eine Ko-Abhängigkeit eines Gruppenmitglieds von seinem Suchtpartner in Frage gestellt wird. Insofern ist es für den Gruppenleiter eine spezielle Herausforderung, bei dominierendem Äquivalenz-Modus angemessen und mentalisierungsfördernd zu intervenieren. Wenn bestimmte Vorstellungen, die dem Äquivalenz-Modus zuzuordnen sind, nicht hinterfragt werden, besteht die Gefahr, dass diese sich in der Gruppe vervielfältigen oder aber zu mehr oder weniger versteckten Allianzen und Subgruppen führen (Karterud 2015a, S. 157). Andererseits begünstigt der Äquivalenz-Modus Tabus, wodurch sich die Gruppe verhält, als ob bestimmte Katastrophen mit bestimmten Gruppenteilnehmern oder mit früheren Ereignissen oder Themen in der Gruppe verbunden sind, ohne angesprochen werden zu dürfen. Insofern besteht auch eine Notwendigkeit für den Gruppenleiter, das Unaussprechliche mutig anzusprechen und zu demonstrieren, dass das ans Tageslicht beförderte Thema dadurch seine Kraft und Macht verliert.

Als wichtigster Faktor für die Bestimmung des Äquivalenz-Modus in therapeutischen Kleingruppen kann die Reaktion der anderen Gruppenmitglieder angesehen werden: ob diese als Folge einer therapeutischen Intervention den Protagonisten zwar einerseits akzeptieren und sich in ihn einfühlen können, sich aber andererseits doch wagen, dessen Überzeugungen infrage zu stellen (Karterud 2015a), oder aber, ob sie sich gemeinsam gegen ein äußeres böses Objekt verbünden und in einen Kampf-Flucht-Modus gegenüber der Gruppe oder dem Gruppenleiter eintreten.

Der Äquivalenz-Modus kann sich in Großgruppen ausschließlich in maligner Regression äußern: Was die regredierte Großgruppe über die Abartigkeit des Gegners und die Gerechtigkeit und Unschuld der eigenen Gruppe alles denkt, wird von allen für Realität gehalten. So entsteht das Abartige bzw. Böse in der anderen Gruppe als das verleugnete Eigene. Die aus Kränkung und Angst entstehenden Gedanken werden mit der Wirklichkeit gleichgesetzt. Da das eigene Unbewusste die projizierten Selbstanteile genau kennt, wissen die Mitglieder der eigenen Großgruppe auch ganz genau, was die Mitglieder der verfeindeten Großgruppe fühlen, denken oder planen. Die sich subjektiv als gut erlebende Großgruppe durchschaut dann den Bösen anderen, weil sie ihn selbst erschaffen hat. Durch ihr heimliches Wissen ist sie entsetzt über die andere Großgruppe, die sie argwöhnisch beobachtet und der sie sich moralisch überlegen fühlt.

Als-ob-Modus Das Wesen des Als-ob-Modus ist eine Trennung zwischen psychischer und physischer Realität (Bateman & Fonagy 2006, S. 22). Dieses Als-ob-Funktionieren wird auch als *Pseudomentalisieren* bezeichnet – ein Begriff, dem durch das Wörtchen »pseudo« eher etwas Negatives oder Dysfunktionales anhaftet. Karterud (2015a, S. 39) vermutet, dass Pseudomentalisieren wahrscheinlich »der häufigste Typ kollektiver Verleugnung« ist. Er führt dies auf den Einfluss der Medien zurück, die sich in einer Art Bombardement der Öffentlichkeit nicht zu schade seien, das Medium für intimste Bekenntnisse und Tabus meist prominenter »Experten« zu sein. Nicht selten nehmen Individuen, welche die innere Bedeutungslosigkeit und Leere ihrer psychischen Zustände spüren, Zuflucht zu Mystik, Gesundbeten, Spiritualismus, Okkultismus und anderen paranormalen Phänomenen. Pseudomentalisieren liegt beispielsweise aber auch vor, wenn ein Psychotherapeut im psychologischen oder psychoanalytischen Jargon interveniert. Als-ob-Modus und Pseudomentalisieren oder Hypermentalisieren werden oft im gleichen Atemzug genannt, als ob sie austauschbar wären. Pseudomentalisieren kann dann angenommen werden, wenn Patienten über ein Thema in oberflächlicher, emotional flacher, aber oft detaillierter Weise sprechen, sodass der Eindruck eines monologischen Gesprächs entsteht. Dagegen kann der Als-ob-Modus entwicklungspsychologisch als eine normale und gesunde Phase der Kindheit bis zum vierten oder fünften Lebensjahr angesehen werden. Auch Erwachsene können diese spielerische Fähigkeit als »Homo ludens« immer wieder kreativ einsetzen. Pathologisch wird der Als-ob-Modus als psychischer Zustand, wenn die Wirklichkeit suspendiert ist und die inneren Zustände die Wirklichkeit ersetzen. Ein solcher Zustand ist nicht mit wirklicher Kreativität verbunden; während die meist oberflächlich wirkenden Äußerungen der Patienten klingen, als ob Mentalisieren stattfände, zeigt sich, dass die von ihnen beschriebenen psychischen Zustände ohne tieferen Sinn, ohne Bedeutung sind, beim Gegenüber meist nicht als angenehm empfunden werden und wenig Ähnlichkeit mit eigentlichem Denken, Fühlen oder beidem aufweisen. Der Als-ob-Modus ist mit einer Erfahrung der Leere verbunden, die das Individuum dazu (ver)-führen kann, sich von einer starken Stimme abhängig zu machen, welche einen Sinn von Bedeutung verspricht. In diesen Zuständen gibt es keine Verbindung zwischen innerer und äußerer Welt. Dies kann bei BPS-Patienten auch dazu führen, dass sie sich selbst verletzen, um eine Wirklichkeit zu fühlen bzw. das Gefühl von Leere zu durchbrechen. Das subjektive Gefühl von Bedeutungslosigkeit tritt ein, wenn explizites Mentalisieren durch implizites Mentalisieren außer Kraft gesetzt wird, mit der Folge, dass der innere Fokus durch Reflexion völlig unkontrolliert bleibt. Ein weiteres Symptom davon ist Hypermentalisieren, das sich in Form von grundlos übertriebenen Bezugnahmen auf mentale Befindlichkeiten auszeichnet und manchmal an Konfabulation erinnert (»Ich glaub, ich hab ein Über-Ich-Problem!«). Die Bedeutungslosigkeit des Hypermentalisierens wird im weiteren Verlauf meist von weiteren Schwächen des Mentalisierens begleitet, die sich in Wunscherfüllungsphantasien und Neigungen zur Fusion mit den Identitäten anderer niederschlagen. Sharp und ihre Mitarbeiter (2011) vermuteten, dass es unabhängig vom Alter, Geschlecht, Externalisierung, Internalisierung und Psychopathie-Symptomen eine Beziehung zwischen Borderline-Zügen und exzessivem »Hypermentalisieren« bzw. nicht akkuratem Mentalisieren gibt, die teilweise durch Schwierigkeiten der Affektregulation erklärt werden können. Menschen im Als-ob-Modus tendieren dazu, in der Komplexität der Glaubens- und Sehnsuchtswelt verloren zu gehen, mit der ihre wirkliche Realität nur lose verbunden ist. Ein klinisches Beispiel sind »digital junkies« mit ihrer Internetabhängigkeit.

2.6 Gemeinsamkeiten mit und Unterschiede zu psychodynamischen Gruppenpsychotherapien

MBT-G ist eine spezifische Entwicklung der Gruppenanalyse und der psychodynamischen Gruppenpsychotherapien, die zur gleichen Familie gehören, wobei Bateman und Fonagy (2016, S. 339) sie enger mit der amerikanischen als mit der europäischen Tradition verbunden sehen. Aus unserer Sicht sind die Gemeinsamkeiten dieser Therapieformen größer als ihre Unterschiede, etwa in der gemeinsamen Nutzung der Gruppendynamik oder in der speziellen Nutzung des »Hier und Jetzt« der intersubjektiven Transaktionen (Karterud 2015a). Die wichtigsten Unterschiede bestehen darin, dass MBT-G zu Beginn seiner Entstehungsgeschichte als Zielgruppe auf BPS-Patienten fokussierte, inzwischen auch auf Patienten mit anderen Persönlichkeitsstörungen und strukturellen Störungen. MBT-G ist zeitlich in der Regel auf eineinhalb bis drei Jahre begrenzt, während psychodynamische und analytische Gruppenpsychotherapien in der Regel ohne definiertes Zeitlimit arbeiten[24]. MBT-G wird überwiegend im stationären und tagesklinischen Setting mit Einzeltherapie kombiniert, während Gruppenanalyse und psychodynamische Gruppentherapien bis zur jüngsten Gesetzesänderung des Gemeinsamen Bundesausschusses (GBA) in Deutschland[25] eher als sich ausschließende Therapien angeboten werden.

Relativ unbekannt ist im deutschsprachigen Raum, dass MBT-G einen kanadischen Vorläufer hat. Elsa Marziali und Heather Munroe-Blum entwickelten eine auf 30 Stunden (etwa ein Jahr) begrenzte interpersonale Gruppenpsychotherapie für Persönlichkeitsstörungen, überprüften empirisch die Behandlungseffekte und entwickelten Behandlungsleitlinien und eine Ausbildung für Therapeuten (Blum & Marziali 1988; Marziali & Munroe-Blum 1994; Marziali et al. 1997; Monroe-Blum & Marziali 1995). Ähnlichkeiten mit MBT-G bestehen in der Empfehlung, Deutungen und Konfrontationen eher zu vermeiden und stattdessen nichtdeutende, empathische Rückmeldungen zu geben, Interesse und Engagement für die subjektiven Erfahrungen und Kommunikationsweisen des Patienten zu zeigen und explorative Fragen zu stellen. Des Weiteren empfahlen sie, nicht die

Rolle des Experten einzunehmen, wenn das Unbewusste der Patienten sichtbar wurde, sowie die eigene Unsicherheit und Verwirrung zuzugeben, zu tolerieren und diese auch zu kommunizieren. Auf diese Weise gebe der Therapeut ein Modell für die Angsttoleranz und Mehrdeutigkeit ab, während verschiedene Lösungen ihrer Dilemmata diskutiert würden. In diesem Behandlungsmodell hätten die Patienten die Kontrolle über den Dialog und der Therapeut zeige ein großes Interesse an jeder narrativen Äußerung der Patienten (Marziali & Munroe-Blum 1994, S. 71).

Gruppenpsychotherapien sind vermutlich so förderlich für das Mentalisieren, weil in jeder (gelingenden) Gruppensitzung über die Wiederherstellung von Bindung, über Resonanzphänomene und mentalisierendes Antworten des Therapeuten (»Selbstöffnung«) die Entwicklung der Reflexionsfunktion vom Säugling bis zum Erwachsenen im Sinne eines Face-to-face-Austauschs affektiver Signale wiederholt wird. Gleichzeitig können die verschiedenen prämentalistischen Modi (teleologischer, Äquivalenz- und Als-ob-Modus) hinsichtlich der Entwicklung von Affektrepräsentationen durchgearbeitet werden. Dies bestätigt Foulkes' Vision, dass das Erlernen der Kommunikation in der Gruppe mit einem Kind verglichen werden kann, das gerade sprechen lernt.

Von verschiedenster Seite wurde darauf hingewiesen, dass zwischen ambulanten, tagesklinischen und stationären Gruppenpsychotherapien ein ebenso großer Unterschied besteht wie zwischen Kurzzeit- (< 20 Sitzungen) und Langzeit-Gruppenpsychotherapien (> 80 Sitzungen), aber auch störungsspezifischen oder altersgebundenen Gruppenpsychotherapien (Lorentzen 2014). Wissenschaftlich unberücksichtigt blieben überwiegend Gruppenpsychotherapien mit 21–79 Sitzungen, die in psychotherapeutischen Kliniken oder Tageskliniken leicht erreicht werden, wenn die Frequenz drei- bis viermal pro Woche beträgt, was aber noch eher selten der Fall zu sein scheint. Leider werden diese Unterschiede in Indikation, Technik, Methode und Therapiezielen noch viel zu wenig in den verschiedenen Aus- und Weiterbildungen gelehrt. In vielen psychosomatischen und psychiatrischen Kliniken sind Gruppenpsychotherapien aus ökonomischen Gründen zwar ein Therapieelement, sind aber nicht der Bedeutung angemessen in ein Klinik-Konzept wirklich integriert, weil fälschlich davon ausgegangen wird, dass jeder Psychotherapeut per se gruppentherapeutische Kompetenzen habe (Weber et al. 2013) und Gruppenpsychotherapie nur als Setting, nicht aber als eigenständiges Verfahren angesehen wird. So kann sich bei den Psychotherapeuten leicht die Haltung einer durch das Abrechnungssystem begünstigten Pflichtveranstaltung durchsetzen, die sich dann auf die Patienten überträgt (Streeck 2015).

Lorentzen (2014) kommt das Verdienst zu, für die psychodynamische Kurz- und Langzeit-Gruppenpsychotherapie ein differenziertes Manual erstellt zu haben, in dem sich zahlreiche mentalisierungsfördernde Interventionen finden, ohne so benannt zu werden. Sein Manual ist ein guter Beleg dafür, dass sich für schwerer gestörte Patienten, insbesondere für solche mit Persönlichkeitsstörungen, eine zunehmende Konvergenz in der Technik zwischen PDGT und MBT-G abzeichnet.

Wesentliches Argument für die Veränderung der bisherigen PDGT zugunsten einer MBT-G in Kliniken und Tageskliniken war die Zunahme strukturell schwer gestörter Patienten, für deren Behandlung ein besseres Konzept gefunden werden musste, um die Zahl der Abbrüche zu reduzieren, aber auch ein weniger destruktives und chaotisches Agieren zu fördern und schließlich eine Verbesserung der Therapieergebnisse zu erzielen (Antonsen et al. 2015; Karterud 2015b). Angesichts der häufigen interpersonellen Probleme durch Störungen der Affektregulation dieser Patientengruppe erwies sich die Methode der in den PDGT vertretenen freien Assoziation als ungünstig, weshalb strukturiertere Gruppentechniken erforderlich wurden. Als Gemeinsamkeit beider Gruppenpsychotherapie-Konzepte bleibt das Prinzip »Gruppenpsychotherapie durch den Gruppenprozess«, weshalb mit der Schwere der Störungen expliziter auf Mentalisieren fokussiert werden sollte.

Unabhängig von der Indikation und Diagnose der Patienten unterscheiden sich Gruppenpsychotherapien im Wesentlichen darin, ob dieser Gruppenprozess im Fokus steht, indem sich die Aufmerksamkeit auf die interaktionell ausgelösten Affekte und Emotionen, aber auch auf das Unbewusste in der Gruppe richtet (wie z. B. bei den psychodynamischen und existenziellen Gruppenpsychotherapien im Sinne Yaloms), oder ob der Fokus eher auf Psychoedukation, Verhaltensanalyse, Skills und Übungen gelegt wird, wobei dem interaktionellen Prozess einer Gruppe oder dem Gruppenerleben eher wenig bis gar keine Aufmerksamkeit geschenkt wird (wie z.B. bei kognitiven und behavioralen Gruppenpsychotherapien).

Bezüglich der mehr erlebnis- und erfahrungsorientierten psychodynamischen und existenziellen Gruppenpsychotherapien haben sich in den letzten Jahrzehnten bemerkenswerte Konvergenzen in der gruppenpsychotherapeutischen Behandlung struktureller Störungen entwickelt, im amerikanischen Raum etwa durch Yalom und Leszcz (2007), im deutschsprachigen Raum durch die psychoanalytisch-interaktionelle Gruppentherapie, z.B. durch König (2008), Lindner (2005) und Streeck (2008).

Zentrale Wirkfaktoren in der Gruppenpsychotherapie sind neben der Kohäsion, der therapeutischen Allianz und Empathie das Gruppenklima. Methodisch ergibt sich dabei das Problem, ob die Gruppe als Einheit untersucht wird oder ob einzelne Personen der Gruppe im Zentrum des Interesses stehen (Johnson et al. 2008). Zum anderen spielt für die Interpretation von Studienergebnissen die Gruppenform (offen, geschlossen oder halb offen) eine wesentliche Rolle, da durch die Veränderung der Gruppenzusammensetzung von Woche zu Woche die Interpretation der Daten problematischer ist als bei geschlossenen Gruppen (Bormann & Strauß 2012, S.71). Bei einem Vergleich der Gruppenbeziehungen in PDGT und MBT-G von tagesklinisch behandelten Patienten mit überwiegend F3- und F4-Diagnosen anhand des Gruppenklimafragebogens (GCQ-S) konnte gezeigt werden, dass die Gruppenkohäsion beider Verfahren mit der Kohäsion in geschlossenen Gruppensettings vergleichbar ist, wenn die Gruppenpsychotherapien viermal die Woche 90 Minuten stattfinden (Brand et al. 2016; Hecke et al. 2016). In MBT-G wurden die Gruppenbeziehungen zu Therapiebeginn konfliktreicher als in PDGT wahrgenommen. In PDGT fanden sich dafür höhere Abhängigkeits- und Vermeidungswerte gegenüber dem Gruppenleiter.

Die hohen Effektstärken von psychodynamischen Gruppenpsychotherapien aller Art sind trotz ihrer großen Streuung ein indirekter Hinweis darauf, dass sich Mentalisieren wahrscheinlich in keiner anderen Psychotherapie-Methode so gut fördern lässt (vgl. Tab. 2-3). Die Streuung der Effektstärken erklärt sich dadurch, dass der untere Wert (Cohens d = 0,59) gruppenpsychotherapeutisch nicht ausgebildete Assistenzärzte in fachärztlicher Weiterbildung und Psychologen in psychotherapeutischer Ausbildung (sogenannte PiA'ler) in Kliniken widerspiegelt. Der hohe Wert repräsentiert erfahrene niedergelassene Gruppenanalytiker, die immerhin eine zwei- bis dreijährige Gruppenanalyse durchführen konnten (Lorentzen & Høglend 2004, 2005). Wenn man berücksichtigt, dass eine Effektstärke von 0.6 als gut bis sehr gut angesehen wird, ist die untere Effektstärke gleichzeitig ein Hinweis auf eine zu vermutende Selbstwirksamkeit von stationär oder tagesklinisch durchgeführten Gruppenpsychotherapien.

Interventionen	Effektstärke(n)
Psychopharmaka	0.2 – 0.76 (0.15 – 0.37)
Psychotherapien allgemein	0.6 – 1.11
Gesprächstherapien	1.14
Verhaltenstherapien Kognitive Verhaltenstherapien	1.0 – 1.23 1.2 – 1.3
Psychoanalytische Therapien	1.46 – 1.55
PDGT ***MBT-G***	***0.59 – 2.13 (GAF 3.1!)*** ***1.76***

Tab. 2-3 Prä-Post-Outcome-Effektstärken verschiedener (Psycho-)Therapie-Interventionen (Bateman & Fonagy 1999; Brand et al. 2016; Ehmer-von Geiso et al. 2011; Grawe et al. 1995; Kösters et al. 2006; Kösters & Strauß 2007; Leichsenring & Leibing 2003; Lorentzen & Høglend 2004; Sandell et al. 2000; Strauß 2009; Strauß & Burgmeier-Lohse 1994; Tschuschke & Anbeh 2010; Tschuschke et al. 2007; Turner et al. 2008)[26]

Es liegt deshalb die Annahme nahe, dass Mentalisieren nirgendwo besser als in Gruppenpsychotherapien ermöglicht wird, wofür inzwischen auch einige empirische Daten sprechen. MBT-G legen den Schwerpunkt auf die Verbesserung der Wahrnehmung der aktuellen Gefühle und Affekte von sich selbst und von anderen. PDGT legen den Schwerpunkt auf die Einübung des Ich durch Handeln (»ego training in action« nach Foulkes) und damit eher auf unbewusste interpersonelle Konflikte und Krankheitssymptome (Mattke 2011). Trotzdem finden sich – je nach Kompetenz des Gruppenleiters – mehr oder weniger große Überschneidungen zwischen den beiden Hauptverfahren und möglicherweise auch anderen Gruppenpsychotherapien.

Die größte Herausforderung für eine – aus wissenschaftlichen Gründen häufig geforderte – Manualisierung der gruppenpsychotherapeutischen Ansätze liegt unseres Erachtens darin, dass zwischen den verschiedenen Settings – ambulant, tagesklinisch und stationär – theoretische und praktische Divergenzen liegen, die in der Literatur bisher so gut wie gar nicht konzeptualisiert sind. So werden tagesklinische und stationäre Gruppenpsychotherapien in der Regel nicht immer zu zweit durchgeführt, obwohl damit eine therapeutische Kohärenz sichergestellt werden könnte, die im Falle einer einzelnen Leitung durch Urlaub, Krankheit und Fortbildung gefährdet ist. Dies bedeutet, dass sowohl die theoretischen wie praktischen Implikationen einschließlich der Forschungsergebnisse zu ambulanten PDGT wegen der sehr unterschiedlichen Bedingungen nicht ohne Komplikation auf andere Settings (tagesklinisch oder stationär) übertragen werden können.

Je nach personeller Ressource werden in Kliniken und Tageskliniken Einzel- und Gruppenpsychotherapie vom gleichen Psychotherapeuten (kombinierte Behandlung) oder aber von zwei verschiedenen Psychotherapeuten durchgeführt (Verbund-Psychotherapie). Als dritte Variante klinischer und tagesklinischer Gruppenpsychotherapie muss berücksichtigt werden, dass bei Leitung der Gruppe durch zwei Therapeuten jeweils ein Therapeut nur die Hälfte der Gruppe auch im Einzelsetting behandelt, wenn es sich um Teilzeitstellen handelt. Im Unterschied zu MBT-G als Monotherapie handelt es sich bei der Verbund-Psychotherapie um eine »mentalisierungsinformierte« (»mentalization-informed«) Gruppenpsychotherapie. Diese Differenzierung findet sich allerdings in den Studien kaum wieder.

Die sogenannte kombinierte psychotherapeutische Behandlung, die auch als »gleichzeitige Behandlung« Eingang in die Literatur gefunden hat (Yalom & Leszcz 2007, S. 471), wird für schwerere Persönlichkeitsstörungen und insbesondere für BPS als besonders nützlich angesehen (Schachter 1988) und auch von Fachgesellschaften (wie z.B. der American Psychiatric Association – APA) oder nationalen Qualitätsinstituten, wie z.B. NICE (National Institute of Clinical Excellence, England) oder AQUA-Institut (in Deutschland) empfohlen. Leider fehlen für beide Behandlungskonzepte umfassendere wissenschaftliche Daten, die über eine klinische Expertise und Empfehlung hinausgehen.

Die Integration von Gruppen- und Einzelpsychotherapie im Sinne einer kombinierten Behandlung kann als eine Weiterentwicklung der von Siegmund Heinrich Foulkes begründeten analytischen Gruppenpsychotherapie im stationären bzw. tagesklinischen Setting angesehen werden. Ein solches Modell wurde durch eine Veränderung der aktuell gültigen Richtlinienpsychotherapie in Deutschland gerade ermöglicht, in der die grundsätzliche Kombination von analytischen und tiefenpsychologischen Einzel- und Gruppenpsychotherapien zwischen zwei Psychotherapeuten ebenso wie beim gleichen Therapeuten nicht mehr nur in Krisenfällen vorgesehen ist.

Da sich MBT-G als »work in progress« trotz großer Fortschritte in einer noch nicht abgeschlossenen Entwicklung befindet, werden im Folgenden die Gemeinsamkeiten und Unterschiede zwischen analytischer, PDGT und MBT-G dargelegt. Während die analytische Gruppenpsychotherapie wegen der Möglichkeit, Patienten für die Gruppe auszuwählen, und wegen der Dauer der Gruppenbehandlung eher im ambulanten Bereich Einsatz findet, sind PDGT und MBT-G spezielle Therapieverfahren der Klinik und Tagesklinik mit spezifischen Implikationen, was jedoch ein ambulantes Angebot nicht ausschließt: In der Regel kann eine Indikation für oder gegen Gruppenpsychotherapie in der Klinik und Tagesklinik weder differenziert durchgeführt werden – die knappen Personalressourcen erzwingen Gruppenpsychotherapie für alle –, noch kann die Behandlungsdauer mit einer ambulanten Gruppenpsychotherapie – zumindest in Deutschland, Österreich und Schweiz – konkurrieren.

Ein wesentlicher Unterschied zu den bisherigen PDGT findet sich im Leiterverhalten, das sich in MBT-G – unabhängig vom Ort (stationär, tagesklinisch, ambulant) aktiver, mehr teilnehmend und deutlich weniger deutend, wenn überhaupt, gestaltet. Grund für diese Haltungsänderung des Gruppenleiters waren Äußerungen von Patienten, die die Gruppe abgebrochen hatten, weil sie sich durch die Gruppe zu sehr unter Stress gesetzt gefühlt haben, die Gruppe als insuffizient erlebt oder wenig Motivation für Veränderung entwickelt hatten. Die Abbruchrate von PatientInnen mit Persönlichkeitsstörungen in Gruppenpsychotherapien schwankte zwischen 17 und 67% (Hummelen et al. 2007). In der Regel äußerten die Patienten, dass sie die Gruppenpsychotherapeuten als zu passiv und zu wenig engagiert erlebt hätten; sie wünschten sich stattdessen mehr Unterstützung und Erläuterung, wie sie mehr profitieren könnten. Des Weiteren sollten die Therapeuten bescheidener sein und zum Beispiel eigene Fehler zugeben, sie sollten den Patienten auch schneller signalisieren, dass sie deren Nöte wahrgenommen hätten, und Vorschläge unterbreiten, wie sie diese verringern könnten. Die Unterschiede sind in Tab. 2-4 aufgeführt:

	Analytische Gruppe	Psychodynamische Gruppe	Mentalisierungsbasierte Gruppe
Aktivität des Leiters	Passiv >> Aktiv	Passiv = Aktiv	Aktiv >> Passiv
Verhalten des Leiters	Beobachtend > Teilnehmend	Beobachtend = Teilnehmend	Teilnehmend > Beobachtend
Fokus-Orientierung	Gruppe > Individuum	Gruppe = Individuum	Individuum > Gruppe
Deutungsstrategie Gruppe als Ganzes	Gelegentlich	Kaum	So gut wie gar nicht
Interventionsstategie »Stop, Verlangsame, Gehe zurück«	Sehr selten	Selten	Häufig
Übertragungs-/Gegenübertragungsdeutungen	Erwünscht	Möglich	Möglichst keine

Tab. 2-4 Unterschiede des Leiterverhaltens je nach Gruppenpsychotherapie-Orientierung

Im Gegensatz zur ambulanten PDGT und Gruppenanalyse ist die sogenannte therapeutische Regression von strukturell gestörten Patienten im stationären Setting nicht mehr das zentrale Behandlungsziel. Es kann inzwischen auch bezweifelt werden, ob die therapeutische Regression im Dienste des Ich auch im ambulanten Gruppensetting nicht eine überholte Vorstellung ist, zumal sie sehr schwer zu definieren und noch schwieriger wissenschaftlich zu evaluieren ist.

Vor der Existenz von MBT-G wurde beobachtet, dass stationäre Milieus durch Regression die Inszenierung von Borderline-Abwehrmechanismen und sogar die Selbstverletzungsneigung fördern können (Chiesa et al. 2011; Janssen 2010). Es fehlen allerdings Daten dazu, ob diese Patienten von einem solchen Konzept überhaupt profitierten, denn in der Regel handelte es sich um ein multimodales und multimethodales stationäres Setting. Unabhängig von der Diagnose scheinen andererseits Gruppen grundsätzlich ein extremes Regressionspotential in sich zu tragen, worauf zu früheren Zeiten schon McDougall (1920), Freud (1921c) und Bion (1961) mit unterschiedlichen Intentionen hingewiesen hatten. So beobachtete Bion, dass meist alle Gruppenmitglieder unter dem Einfluss ähnlicher kollektiver Kräfte stünden, dessen Endpunkt ein regressiver Zustand sei, wodurch die Arbeitsgruppe sich entweder in eine Kampf-Flucht-Gruppe, Abhängigkeitsgruppe oder Paarbildungsgruppe verwandelt (vgl. Abb. 2-2). Diese regressiven Gruppenphänomene gehen mit den prämentalistischen Modi (teleologischer, Als-ob- und Äquivalenz-Modus) einher, sodass es die wesentliche Aufgabe der Gruppenleiter in einer solchen Situation bzw. Gruppenverfasstheit ist, solchen Modi entgegenzuarbeiten und der Gruppe zu helfen, wieder ins Mentalisieren zu kommen. Eine besondere Verpflichtung des Gruppenleiters besteht darin, zu »mentalisieren«, ob er nicht selbst Auslöser einer prämentalistischen Gruppenverfasstheit (z. B. Regression) ist.

Die meisten Gruppenpsychotherapeuten, die hinreichend Behandlungserfahrung mit BPS-Patienten gesammelt haben, vertreten inzwischen, dass ein supportives und strukturgebendes stationäres Setting für diese Patientengruppe nicht nur günstiger, sondern sogar obligat ist. Dies macht allerdings auch ein aktiveres Therapeutenverhalten mit unterstützenden Interventionen erforderlich (König & Kreische 2000).

Auch in Gruppenpsychotherapien, die nicht mentalisierungsbasiert sind, lässt sich das Mentalisierungsniveau an bestimmten Merkmalen festmachen: So kann von einem niedrigen Mentalisierungsniveau ausgegangen werden, wenn unter den Gruppenpatienten die Beschäftigung mit Regeln und Verantwortlichkeiten dominiert (»was man sollte und nicht sollte«), wenn die eigenen Anteile bei bestimmten Problemen verleugnet und diese externalisiert werden, wenn andere Mitglieder des Teams oder gar der Gruppenpsychotherapeut wegen Fehlern massiv beschuldigt werden und wenn über die Gedanken und Gefühle anderer mit einer Selbstgewissheit gesprochen wird.

Ein extrem niedriges Mentalisierungsniveau in der Gruppe ist anzunehmen, wenn eine antireflektive Einstellung mit Feindlichkeit, Ausflüchten und nichtverbalen, ablehnenden Reaktionen dominiert, wenn es nicht gelingt, Bedeutungen über bestimmte Ereignisse in der Gruppe herauszuarbeiten, und/oder ein Mangel an Integration bzw. Erklärungsversuchen zu beobachten ist. Darüber hinaus finden sich unangemessene, übersteigert große Annahmen über den Gruppenleiter, und manchmal eine buchstäbliche Bedeutungswahrnehmung von Wörtern, an den Lippen des Gruppenleiters zu sehr hängend (im Sinne des Äquivalenz-Modus).

Neben einer kleineren Zahl von Unterschieden zwischen diesen Ansätzen finden sich jedoch zahlreiche Überschneidungen. Dabei scheinen MBT-G die beiden großen Strömungen – kognitiv-behavioral versus analytisch-psychodynamisch – in besonderer Weise zu integrieren. Dies schlägt sich zum Beispiel auch in einer psychoedukativ orientierten Einführungs-(i)-MBT-Gruppe (i = introductory) mit einer maximalen Gruppengröße von zehn bis zwölf Teilnehmern einmal pro Woche nieder, die einer tagesklinischen oder stationären Behandlung vorgeschaltet ist. Ziel dieser zwölfwöchigen Einführungs-(i)-MBT-G ist die Einführung in die Methode, eventuell per Flipchart oder an einer Tafel am Beispiel von zu interpretierenden Fotos, Filmausschnitten, Geschichten und Übungen, um damit vertraut zu machen, wozu »Mentalisieren« in der Gruppe hilfreich sein könnte (Allen et al. 2015). Dies stärkt die Neugier und Motivation der Teilnehmer und senkt eindrucksvoll die Abbruchrate von Patienten (Tab. 2-5). Der Gruppenleiter sollte eine Balance zwischen der Bereitstellung von Information einerseits und dem Lernen aus der Perspektive der Gruppenteilnehmer andererseits finden. Dabei sollte er nicht in einen dozierenden Stil verfallen, der die Gruppenteilnehmer zur Passivität ermutigt. Der Gruppenleiter stellt Fragen, wie z. B. »Was ist Mentalisieren?«, »Was bedeutet es, Probleme mit dem Mentalisieren zu haben?«, die er ebenso in Modulen darstellt wie die Erfahrung mit unterschiedlichen Emotionen, einschließlich des Auftretens von Impulsdurchbrüchen oder Affektkrisen, aber auch die Bedeutung der individuellen Bindungsbeziehungen, der interpersonellen Interaktionen und des Themas der psychischen Gesundheit (Bateman & Fonagy 2016, S. 287 f.).

Modul I	Was ist Mentalisieren und eine mentalisierende Haltung?
Modul II	Was bedeutet es, mit dem Mentalisieren Probleme zu haben?
Modul III	Warum haben wir Gefühle und welche sind basaler Art?
Modul IV	Gefühle und Mentalisieren
Modul V	Die Bedeutung von Bindungsbeziehungen
Modul VI	Bindung und Mentalisieren
Modul VII	Was ist eine Persönlichkeitsstörung? Was ist eine Borderline-Persönlichkeitsstörung? Was ist eine antisoziale Persönlichkeitsstörung?
Modul VIII	Mentalisierungsbasierte Behandlung – Teil 1
Modul IX	Mentalisierungsbasierte Behandlung – Teil 2
Modul X	Angst, Bindung und Mentalisieren
Modul XI	Depression, Bindung und Mentalisieren
Modul XII	Zusammenfassung und Schlussfolgerungen

Tab. 2-5 Psychoedukatives oder Einführungs-MBT-G (i-MBT-G) nach Bateman & Fonagy (2016)

Unabhängig vom Setting (ambulant, stationär oder tagesklinisch) unterscheiden sich PDGT und MBT-G in der therapeutischen Haltung. PDGT sind eher nichtdirektiv, gelegentlich deutend, mit einem besonderen Vertrauen in die Gruppe (»Trust the group!«). MBT-G erfordern ein aktiveres und gezielteres Fördern der Wahrnehmung aktueller Gefühle und Affekte bei sich selbst und bei den Anderen durch eine affekt- und prozessfokussierte Fragetechnik und Vermeidung von Deutungen, solange nicht mentalisiert wird.

KAPITEL 3

Wesentliche Prinzipien Mentalisierungsbasierter Gruppenpsychotherapie (MBT-G)

»Ich denke an manchen Tagen, dass es besser wäre, wenn wir hier gar keine Religionen hätten …«

(Dalai Lama)

Mentalisierungsbasierte Psychotherapie ist ein evidenz-basierter Behandlungsansatz, der Anfang der 90er Jahre zur Behandlung von erwachsenen BPS-Patienten in einem tagesklinischen Setting in einer Verbundstruktur (conjoint psychotherapy = Einzel- und Gruppentherapeut sind unterschiedlich) entwickelt und beforscht wurde (Bateman & Fonagy 2001, 2003). Es handelt sich jedoch keinesfalls um einen neuen Ansatz, sondern »nur« um eine neue Fokussierung mit einigen individuellen Besonderheiten. Ihr Ursprung liegt in den psychodynamischen Therapien und ihr ursprüngliches Format sah eine Kombination von Einzel- und Gruppenpsychotherapie für BPS-Patienten vor. Inzwischen wurde MBT und MBT-G für Persönlichkeitsstörungen generell, speziell für antisoziale Persönlichkeitsstörungen, weiterentwickelt und kommt auch für andere Patientengruppen (mit Angststörungen, Depressionen, posttraumatischen Belastungsstörungen, Somatisierungsstörungen, Psychosen und Essstörungen) zum Einsatz.

Hinsichtlich des gruppenpsychotherapeutischen Ansatzes konnten sich Bateman und seine Mitarbeiter auf eine reichhaltige Behandlungstradition, speziell dieser Patientengruppe stützen (Monroe-

Blum & Marziali 1995; Roth et al. 1990), wobei die deutschsprachige Literatur (Heigl-Evers et al. 1995; König 2008; Lindner 2005; Streeck & Leichsenring 2015) allerdings weitgehend ausgespart blieb. Die tagesklinische Behandlungsdauer in Hallwick, einer Londoner Tagesklinik, betrug 12–18 Monate in einem multimodalen Setting, und es kommen, wie üblich, viele verschiedene Therapeuten und unterschiedliche, auch sogenannte kreativtherapeutische Konzepte zum Einsatz. Die für diese Patientengruppe erstaunlich guten Ergebnisse der randomisiert-kontrollierten Langzeit-Studie mit einer achtjährigen Katamnese – es gibt keine vergleichbare Studie aus dem Verhaltenstherapie-Lager (!) – können im Wesentlichen auf das Modul »Gruppenpsychotherapie« zurückgeführt werden, da es bei allen Therapieangeboten sowohl bezüglich Häufigkeit als auch Dosierung dominiert. MBT-G findet fünfmal pro Woche für 60 min in Verbindung mit Einzeltherapie (einmal pro Woche) im Sinne einer »kombinierten Behandlung« (Gruppen- und Einzeltherapeut sind identisch) statt. Die Ergebnisse konnten in einer deutlich kürzeren ambulanten randomisierten Studie inzwischen repliziert werden (Bateman & Fonagy 2009); wir selbst haben ebenfalls gute Prä-Post-Ergebnisse bei einem Vergleich von MBT-G und PDGT in einem tagesklinischen Setting mit einer deutlich kürzeren Behandlungsdauer bei einem gemischten Patientenklientel mit überwiegend F3- und F4-Diagnosen erzielen können (Brand et al. 2013; Brand et al. 2016; Hecke et al. 2016).

MBT-G hat seine Wurzeln im Mentalisierungsmodell, das verschiedene Einflüsse der Alexithymie- und Autismusforschung sowie der Bindungs- und Affektforschung, speziell in der kombinierten Einzel- und Gruppenpsychotherapie von BPS-Patienten aufnimmt. MBT-G kann auf verschiedene Weise beginnen, sogar als psychoedukative Gruppe, die sich mehr und mehr einem psychodynamischen Modus öffnet, oder als eine bereits existierende psychodynamische oder behaviorale Gruppe, die ihre Begründung und Methode in Richtung »Mentalisieren« neu definiert.

Die häufige Frage, was das Besondere oder Spezifische an MBT-G sei, erfährt allerdings zunächst eine ähnlich ernüchternde Antwort wie die Frage nach den Besonderheiten oder Spezifitäten von MBT:

MBT-G ist nichts wesentlich Neues, was nicht schon durch andere Psychotherapien, insbesondere Gruppenpsychotherapien lange Zeit bekannt ist. Die einzige Besonderheit liegt vielleicht darin, dass die therapeutische Haltung konsequent auf die explizite Erforschung mentaler Zustände, Emotionen und Affekte fokussiert. Insofern stellt MBT-G wie MBT für die dyadische Therapie eher eine Zutaten-Mixtur dar, die aus verschiedenen Forschungszusammenhängen und Gruppentherapie-Zentren bestens bekannt ist, wobei ein genauerer Blick darauf doch diskrete und bedeutsame Unterschiede offenbart.

Gruppenpsychotherapien allgemein können als besonderer Trainingsplatz für Mentalisieren angesehen werden. MBT-G unterscheidet sich von anderen Gruppenpsychotherapien jedoch in Ziel und Zweck, weshalb sich auch eine Reihe von Unterschieden in Technik und Methodik findet. Wesentliches Ziel von MBT-G ist die explizite Förderung des Mentalisierens in Beziehungen unter den Gruppenmitgliedern und schließlich auch außerhalb der Gruppenpsychotherapie.

Psychodynamische Gruppentherapeuten haben zuweilen Schwierigkeiten, das Ziel oder den Zweck ihrer Behandlung zu formulieren. Was könnte es bedeuten, wenn es dem Patienten »besser« gehen soll, wenn er mehr »Einsicht« haben oder »sich besser verstehen« soll, um sich mehr als »ganze Person« integriert oder »symptomfrei« zu fühlen (Karterud 2015a, S. 45). Je schwerer die Patienten strukturell gestört sind, desto ängstigender sind die Konzepte der freien Assoziation und die Erwartung, dass die Patienten die Probleme anderer Gruppenmitglieder lösen sollen. So kann man von solchen Patienten häufiger hören, dass sie nicht verstünden, wozu ihre Gruppe gut sein solle, und dass sie keine Idee hätten, wie sie sich verhalten sollten, was wieder das Angstniveau der übrigen Teilnehmer erhöht.

Die Arbeitsgruppe um Karterud (2015b; 2013) entwickelte eine Reihe spezifischer Behandlungsprinzipien für MBT-G-Therapeuten, von denen die ersten zehn mit MBT übereinstimmen:

1. Engagement, Interesse und freundliche Zuwendung
2. Explorieren, Neugier und die Haltung des »Nichtwissens«
3. Hinterfragen ungerechtfertigter Überzeugungen

4. Regulieren von Erregung bzw. erhöhter Anspannung
5. Anerkennen von positivem Mentalisieren
6. Umgang mit dem Als-ob-Modus
7. Umgang mit dem Äquivalenz-Modus
8. Orientierung an einem Affektfokus
9. Einsatz von »Stop and rewind«-Technik
10. Fokus auf die Beziehung zwischen Therapeut und Gruppenmitgliedern

Zusätzlich wurden neun weitere gruppenspezifische Merkmale entwickelt, die sich auf spezifische strukturelle Elemente beziehen, die von vitaler Bedeutung für die Gruppe als Ganze sind:

11. Arbeiten an den Grenzen der Gruppe
12. Regulieren der Gruppenphasen
13. Initiieren und Durchsetzen von Sprecherwechsel
14. Unterstützen der Gruppenmitglieder beim Mentalisieren interpersoneller Ereignisse
15. Identifizieren und Mentalisieren von Ereignissen in der Gruppe
16. Sorge um die Gruppe und jeden Gruppenteilnehmer
17. Stimulierende Diskussionen über Gruppennormen
18. Kooperation mit den Ko-Therapeuten
19. Selbstöffnung des Therapeuten

Wir selbst halten – über Karteruds Vorschläge hinaus – noch folgendes Prinzip für mentalisierungsfördernd, insbesondere dann, wenn es sich um Patienten mit fehlenden oder mangelhaft entwickelten Selbst- und Objektrepräsentanzen handelt. Der Gruppenleiter ist nicht nur eine Art Vorbild, sondern auch jemand, der seine Affekte und Emotionen authentisch zur Verfügung stellt, an die der Patient durch »Connecting« und »Linking« andocken kann.

Ziel dieser Behandlungsprinzipien ist, Gruppenleitern ein Handwerkszeug zur Verfügung zu stellen, mit dem sie in der Lage sind, eine dynamische Gruppe auch mit niedrig strukturierten Patienten zu leiten. Es ist eine historisch nicht zu vernachlässigende Tatsache, dass der Gruppenaspekt in MBT in ihren Studien lange Zeit nicht die Beachtung fand, die er verdient hätte. Erst in jüngster Zeit richtet sich die Aufmerksamkeit auch darauf, unter welchen strukturellen Bedingungen MBT-G sinnvoll durchgeführt werden kann. In dieser Hinsicht spielen die Institutionen des Gesundheitswesens und deren Leiter eine besondere Rolle in der Herstellung eines mentalisierungsfördernden Klimas. So ist eine regelmäßige und nachhaltige Super- und Intervision für MBT-G-Therapeuten kein Luxus, sondern notwendig zur Qualitätssicherung. Die gefährliche Mixtur einer antimentalisierenden Kultur in einer Organisation, wie zum Beispiel einer forensischen Klinik, kann auch dann entstehen, wenn jede Gruppensitzung sofort supervidiert wird. Dadurch haben Gruppenleiter keine Zeit mehr, über sich und ihre Erfahrungen nachzudenken. Hier ähnelt das Verhalten der Institution den Patienten, die sie behandeln und die häufig handeln, ohne nachzudenken (Peterson 2015, S. 380).

3.1 Engagement, Interesse und freundliche Zuwendung

Engagement, Interesse und freundliche Zuwendung des Gruppenleiters gelten als therapeutische Eigenschaften nicht nur für MBT-G, sondern grundsätzlich für alle Einzel- und Gruppenpsychotherapeuten, weshalb sie zu den sogenannten unspezifischen, allgemeinen Wirkfaktoren zählen. Sie werden in der Regel ergänzt von Empathie, Authentizität und Fürsorge und sind Voraussetzung für die Entwicklung eines positiven Gruppenklimas. Das Gegenteil wäre Desinteresse, Kühle, fehlende Fürsorge, Reserviertheit und Distanziertheit. So mag es zunächst banal klingen, ist es aber im klinischen Alltag überhaupt nicht, dass das Engagement des Gruppenleiters primär von Interesse und freundlicher Zuwendung (Wärme) gekennzeichnet sein sollte, was sich bereits mit der Art der Begrüßung und der authentischen Eröffnung der Gruppe ausdrückt, wodurch sich ein Patient willkommen geheißen und respektiert fühlt. Das Interesse und die freundliche Zuwendung sollte ausgeglichen und natürlich, vor allem nicht übertrieben sein, auch wenn der Psychotherapeut in dieser Hinsicht eher einem Elternteil bzw. einer primären Bindungsperson, etwa der Mutter, ähnelt, die sich um ihr Neugeborenes kümmert. Nicht umsonst gehört deshalb das System Fürsorge (»CARE«) zum evolutionsbiologisch und empirisch fundierten Affektsystem (Panksepp & Biven 2012), ohne das kein Überleben in der frühen Entwicklung eines Neugeborenen möglich ist.

Die unspezifischen Merkmale äußern sich in einer Reihe von Regeln, die im Folgenden als Frage-Antwort-Spiel an ein paar – sicher um viele erweiterbaren – Beispielen aufgeworfen werden: Wird einem abwesenden Gruppenmitglied der leere Stuhl in der Gruppe gelassen, um die Gruppe an dieses zu erinnern, oder nicht? – Wir halten dies für obligat! Wird ein zu spät kommendes Gruppenmitglied extra begrüßt oder nicht? – Wir halten dies für obligat! Wird grundsätzlich auf die Atmosphäre und auf Störfaktoren (offenes Fenster, zu helles oder fehlendes Licht) geachtet oder nicht? – Wir halten dies für obligat! Wie wird mit einem Schweigen der Gruppe umgegangen, das sich häufiger zu Beginn einer Gruppe breitmacht? – Humorvoll im Sinne von: »Das Leben ist kurz!« Oder im Sinne von Foulkes: »Was hat das Schweigen mit uns/mit mir als Leiter zu tun?« Wie wird ein neues Mitglied begrüßt und vorgestellt? – Indem sich die einzelnen Gruppenmitglieder selbst erst einmal vorstellen und dann das neue Mitglied.

Der Befürchtung, dass die Teilnehmer zu Beginn einer Gruppe schweigen, kann u.a. dadurch entgegengearbeitet werden, dass der Gruppenleiter fragt, was für die Gruppenteilnehmer in der letzten Gruppensitzung das *wichtigste* Thema war, ein brückenbildender Vorschlag, den auch schon Yalom (2005b) machte. Dies ermöglicht darüber hinaus eine mentalisierungsfördernde Kontinuität und Kohärenz zwischen den Gruppensitzungen und ist ein praktikables Gegenmodell zum häufig in psychiatrischen Kliniken eingesetzten sogenannten »Blitzlicht« (der Patient soll mit einem Satz sagen, wie er sich gerade fühlt). Die sogenannte »Blitzlicht«-Methode halten wir eher für mentalisierungshemmend, da der Patient durch diese Technik meist unter Druck gesetzt und darüber hinaus dazu verführt wird, sich stereotyp dem Vorredner anzuschließen, wodurch es zu ähnlichen oder sogar gleichen Antworten kommt; sie ist allenfalls dafür geeignet, den Psychotherapeuten in der Hinsicht zu beruhigen, dass gesprochen wird.

3.2 Explorieren, Neugier und die Haltung des Nichtwissens

Es ist gar nicht so leicht, im klinischen Alltag den ganzen Tag über neugierig zu sein und den unterschiedlichen psychischen Problemen und Zuständen vieler Patienten forscherisch auf den Grund gehen zu wollen. Insbesondere dann nicht, wenn der Psychotherapeut wiederholt mit negativen Affekten konfrontiert wird. Psychoanalytisch orientierte Einzeltherapeuten gehen andererseits davon aus, dass Patienten gar nicht anders können, als ihr Beziehungsproblem szenisch mit ins Behandlungszimmer zu bringen. Dies spielt auch eine Rolle in Gruppenpsychotherapien, wobei für den Gruppenleiter die gleiche Voraussetzung wie für den analytischen Psychotherapeuten gilt, nämlich ertragen zu müssen, das zu Grunde liegende Problem erst einmal nicht zu kennen, um seine Entfaltung nicht durch vorschnelle Erklärungen zu verhindern (Frank 2015).

Einer der Ersten, der diese Fähigkeit in Anlehnung an den Dichter John Keats aufgriff, war Wilfred Bion. Er bezog sich auf einen Brief, den dieser Dichter 1817 an seine beiden Brüder schrieb: »[…] und plötzlich verstand ich, welche Eigenschaft es ist, die einen Mann bedeutend macht, besonders in der Literatur, und die Shakespeare in so überaus reichem Maße besaß – ich meine die *Negative Befähigung*, d. h. wenn jemand fähig ist, das Ungewisse, die Mysterien, die Zweifel zu ertragen, ohne alles aufgeregte Greifen nach Fakten und Verstandesgründen« (Keats 1958, S. 193). Keats' Beschreibung der von Bion dann übernommenen *»negativen Fähigkeit«* (negative capability), welche einen Menschen befähige, Ungewissheit, Mysterien und Zweifel zu ertragen (Bion 2006, S. 143), ohne mit Abwehrbewegungen zu reagieren, kommt der Vorstellung und Haltung des Nichtwissens am nächsten, die auch in MBT-G praktiziert werden sollte. Die »negative Fähigkeit«, Unwissenheit und Unsicherheit zu ertragen, ohne sie mit vertrauten Erklärungsmodellen vorschnell zu ersetzen (Feurer 2015), erfordert allerdings epistemisches Vertrauen (epistemic trust), das vom Gruppenpsychotherapeuten wie von den Gruppenteilnehmern immer wieder auch für sich selbst erarbeitet werden muss.

Eine Haltung des Nichtwissens seitens des Gruppenleiters, wie sie bspw. von Inspektor Columbo als Figur einer amerikanischen Kriminalserie repräsentiert wird, »ich hätte da noch eine Frage«, kann mentalisierungsfördernd sein, insbesondere wenn sie mit dem Satz des Gruppenleiters verbunden wird: »die Gruppe weiß (doch) immer mehr als ich« oder »die Gruppe findet (doch) immer mehr heraus als ich«. Als Frage: »Könntc es sein, dass die Gruppe mehr als der Gruppenleiter weiß?« wird die Förderung des Mentalisierens noch verfeinert. Columbo löste bekanntlich bei vielen Personen, die zum ersten Mal mit ihm konfrontiert waren, deutliches Befremden hervor. So begegneten ihm seine Kollegen wiederholt mit Unverständnis, weil seine Ermittlungsmethoden als zu unorthodox galten. Columbo führte besonders penible Tatort-Untersuchungen durch und stieß dabei meist auf scheinbar unwichtige Indizien und Unregelmäßigkeiten, denen seine Kollegen keine Bedeutung beimaßen. Tatsächlich handelte es sich bei Columbo aber um einen hochintelligenten, überaus gründlichen Kriminalisten mit großer Erfahrung. Der Inspektor interessierte sich für kleinste Details und Widersprüche und bestach durch seine Beobachtungsgabe und seine Menschenkenntnis. Columbo leitete zwar in der Regel die Ermittlerteams und tauschte sich regelmäßig mit Polizisten und anderen Beamten aus, wirkte aber eher wie ein Einzelgänger, der sich von seiner ihm anvertrauten Gruppe nicht zu sehr einwickeln ließ. Sein betontes »Nichtwissen« war nicht synonym mit fehlender Kenntnis.

Dies gilt auch für Gruppenpsychotherapeuten. Sie können allerdings von ihm lernen, den oder die Patienten darin zu unterstützen, Interesse sowohl an ihren eigenen als auch den psychischen Zuständen und Motiven anderer zu wecken, womit die Selbstwirksamkeit gefördert wird, etwas über sich selbst und über andere herauszubekommen. Dies setzt aber voraus, dass der Gruppentherapeut selbst sein eigenes »SEEKING«-System (Panksepp & Biven 2012) aktiviert haben sollte, wodurch er mit seiner eigenen Neugier hoffnungsvoll die Neugier der Patienten stimuliert. Der Charme der Haltung des Nichtwissens liegt darin, dass sie den Psychotherapeuten daran erinnert, nicht verstehen zu müssen, was der Patient sagt, oder damit kämpfen zu müssen, einen Sinn in dessen traumatischer Vergangenheit zu stiften. Dies hat für ehemals ausgebildete psychoanalytische Psychotherapeuten durchaus eine ebenso überraschende wie das Über-Ich entlastende Bedeutung. MBT-G-Therapeuten fokussieren nicht auf ihr Bedürfnis, zu verstehen, sondern sind im Sinne der »negative capability« in der Lage, nicht Verstehbares auch nicht zu verstehen. Nicht wenige BPS-Patienten sind, wenn sie über sich selbst und andere sprechen, zunehmend verwirrt, weil Emotionen und Affekte bei BPS-Patienten das Mentalisieren sehr schnell unterbrechen. Dies führt in der Regel dazu, dass sowohl Gruppe als auch Gruppentherapeut zunehmend weniger verstehen. In einem solchen Moment können Gruppentherapeuten den Patienten mit der triangulierenden Intervention unterstützen: »Ich bin nicht sicher, ob ich verstehe, was in der Gruppe gerade vor sich geht. Kann mir jemand helfen?«

Neugieriges Explorieren und Nichtwissen gehören als Kompetenzmerkmale zu einer psychotherapeutischen Haltung, welche in jeder Sitzung ausgeübt werden und den gesamten Therapieprozess begleiten sollte. Sie sind das zentrale MBT-Merkmal, auch wenn sie in anderen Psychotherapien durchaus existent sind, in der Regel aber weniger konsistent eingesetzt werden. Nach Karterud (2015a, S. 138) sind diese drei Merkmale so eng aufeinander bezogen, dass sie in praxi niemals unabhängig voneinander auftreten. Explorieren und Neugier sind eng an das primäre »SEEKING«-Affektsystem gekoppelt (Panksepp & Biven 2012), mit dem in der Regel die Umgebung, aber auch nicht vertraute Andere, Nahrung, Ressourcen, Sexualität usw. untersucht und geprüft werden. Die Besonderheit psychotherapeutischer Prozesse liegt im Fokus der Erforschung innerer Welten, die zu Beginn einer Therapie für Patienten mit geringen Mentalisierungskompetenzen sehr schwer zugänglich oder aufgrund emotionaler Hyperaktivierung sogar verschlossen sind.

3.3 Hinterfragen ungerechtfertigter Überzeugungen

Patienten mit Persönlichkeitsstörungen, aber auch mit affektiven Störungen, äußern oft ungerechtfertigte Meinungen über sich selbst wie auch über andere, insbesondere über Beziehungen untereinander. Diese Überzeugungen, die oft einseitigen, klischeehaften Ideen entsprechen (»das Gesundheitssystem hat sich noch nie um uns richtig gekümmert«) und auf starre Persönlichkeitszüge rekurrieren (»kein einziger Therapeut hat mich verstanden!«), sind für sich selbst ein Symptom fehlenden oder sehr niedrigen Mentalisierens. Sie sollten grundsätzlich auf freundliche und einfühlsame, am besten provokativ-humorvolle Weise hinterfragt werden, wobei auch hier eine neugierige Haltung des Nichtwissens förderlich ist. Typische ungerechtfertigte Überzeugungen über sich selbst betreffen das Aussehen (»hässlich« zu sein), den intellektuellen Status (»dumm« oder gar »eine dumme Gans zu sein«), den (meist neidischen) Vergleich mit anderen (»weniger wert zu sein«, »etwas Gutes nicht verdient zu haben«), und sich selbst als hilfloses Opfer der (gesellschaftlichen) Bedingungen oder der familiären Verhältnisse zu sehen (gewählter »Opferstatus«: »meine Mutter hat sich nie um mich gekümmert!«). Ebenso sollte die Haltung von Patienten hinterfragt werden, die sich für besser als andere, intelligenter oder geeigneter als andere für eine spezielle Behandlung präsentieren, oder aber ihre familiären Verhältnisse idealisieren (»meine Eltern haben sich nie gestritten«) (Karterud 2015a, S. 142).

Mentalisierungsfördernde Interventionen sollten möglichst nur mit einer Frage und nicht mit mehreren hintereinander beginnen, da der Betreffende sonst leicht ausweichen kann. Beispiele wären:

- »Sie haben sich jetzt mehrmals als dumm bezeichnet. Ich frage mich, woran Sie das festmachen?« und nach einer Pause: »Welchen Gedanken hat die Gruppe dazu?«
- »Sie sagten gerade, jeder vom Arbeitsamt sei ein Idiot. Ich frage mich, wie wir das als Gruppe verstehen sollen: Ist es nur eine Redewendung, ist es die Folge Ihres Ärgers oder sind Sie wirklich der Überzeugung, dass Ihre Behauptung stimmt?«

- »Sie behaupteten gerade, dass sich Ihre Eltern nie gestritten hätten. Ich weiß nicht, was Sie darunter verstehen. Könnten Sie das ein bisschen mehr ausführen?« Oder an die Gruppe: »Könnte es sein, dass Eltern, die sich nie gestritten haben, auch ziemlich langweilig sind?«

Gruppenpsychotherapeuten sollten sich ihrer Neigung bewusst sein, besonders in Situationen chaotischer Borderline-Pathologie oder gar in solchen des Körper-Agierens selbst eine Haltung ungerechtfertigter Überzeugungen, d.h. eine antimentalisierende Haltung einzunehmen, etwa indem sie in einer solchen Situation klassische Übertragungsdeutungen oder Deutungen der Gruppe als Ganzes wählen. Manchmal verfällt der Gruppenleiter auch auf einen belehrenden Rekurs in analytischer Theorie: »Aber haben Sie nicht begriffen, dass die frühen Erfahrungen prägend sind und Ihr Leben heute beeinflussen?« oder »[…] Die Kränkung ist, verlassen worden zu sein, und das auch noch wegen einem anderen Mann – das nennt man narzisstische Wut« (Hirsch 2008, S. 54 und 70). Mentalisierungshemmende Interventionen in diesem Zusammenhang wären zum Beispiel auch Behauptungssätze an Stelle von affektfokussierten Fragen:

- »Wie können Sie so was denken?!«
- »Das glaube ich nicht, das können Sie nicht wirklich meinen!« oder
- »Das ist das Verrückteste, was ich jemals gehört habe«.

Gelegentlich kann der Gruppentherapeut ungerechtfertigte Überzeugungen mit einer frechen oder herausfordernden Intervention (im Sinne von »challenging«) konterkarieren. Dabei sollte der Gruppenpsychotherapeut Affekte authentisch spiegelnd markieren oder verfremden, notfalls auch durch paradoxe Übertreibung. Hier besteht eine Gemeinsamkeit mit Bions (1990) »Verständnis der mütterlichen Funktion, den für das Baby unerträglichen Affektzustand in sich aufzunehmen, das heißt ihn mental zu ›containen‹ und in einer Weise auf ihn zu reagieren, die den inneren Zustand des Kindes anerkennt, gleichzeitig aber überwältigende Gefühle zu modulieren vermag« (Fonagy & Target 2006, S. 367).

3.4 Regulieren von Erregung bzw. erhöhter Anspannung

MBT-G sollte in einer Atmosphäre *optimaler* emotionaler Erregung stattfinden – d. h. das Gruppenklima sollte »nicht zu heiß und nicht zu kalt« sein. Das Regulieren von Erregung und erhöhter Anspannung spielt in der Gruppenpsychotherapie von Patienten mit strukturellen Störungen eine herausragende Rolle, da diese entweder von der Gruppenatmosphäre und dem Gruppenklima gelangweilt sind oder aber durch die Reinszenierung von traumatischem Material wie auch durch Subgruppenbildung bezüglich ihrer Erregung schwer zu begrenzen sind. Dies kann sich sogar in motorischen stereotypen Bewegungen äußern (z. B. ständiges Wippen mit den Beinen oder fortgesetztes Räuspern), die die Aufmerksamkeit der ganzen Gruppe binden und deshalb unbedingt in dem Sinne angesprochen werden sollten, dass der Gruppenleiter die Gruppe (und nicht den Symptomträger!) fragt, was diese meine, was die Bewegung oder das Räuspern ausdrücke.

Gruppenpsychotherapeuten sollten wachsam und darauf bedacht sein, bei ihren Patienten Neugier für das Erforschen und Vertiefen der angesprochenen Probleme zu wecken. Gelingt darüber hinaus die Entwicklung einer mentalisierten Affektivität[27] (Jurist 2005), kann der Gruppenleiter ein Gefühl von Vitalität und den Austausch einer lebendigen Gruppe verspüren. Gleichzeitig vermindert sich das Angstniveau in der Gruppe, auch wenn hin und wieder durch die Fokussierung auf Affekte und Emotionen Ängste bei den Patienten geweckt werden. Wenn diese die Gruppe »überschwemmen«, sollte der Gruppenpsychotherapeut sie mit der Technik des »Stop and rewind« oder des »Stop, rewind and explore« zu regulieren versuchen. Spezifische Ängste betreffen Wut, Trennungsängste, Lust- und Liebesgefühle, aber auch Eifersucht, Neid- und Schuldgefühle, wobei tatsächliche Schuldverstrickungen einerseits besonders schwer zu moderieren sind, andererseits aber auch häufig eine große Chance für die Gruppenteilnehmer darstellen, ihre eigenen Verstrickungen zu mentalisieren.

Hier spielen das unterschiedliche Angstniveau und der jeweilige

Bindungsstil des Gruppenpsychotherapeuten eine entscheidende Rolle, inwieweit er, ähnlich den Elternfiguren gegenüber turbulenten Kindern, in der Lage ist, Erregung humorvoll, oder wenn erforderlich, etwas strenger herunterzuregulieren, wenn sie dazu führt, dass die Patienten von ihren Gefühlen überwältigt sind, konfus werden, sich beleidigen oder gar kurz davor sind, die Gruppe zu verlassen. Dabei sollte jeder Gruppenpsychotherapeut wissen, dass allein schon das Behandlungssetting Patienten in ihrer Mentalisierungsfähigkeit durch die Aktivierung des Bindungssystems destabilisieren kann, insbesondere wenn der Gruppentherapeut nach Gefühlen und Affekten fragt, die das Angstniveau einzelner Gruppenteilnehmer eher erhöhen, erst recht, wenn sich noch kein epistemisches Vertrauen (»epistemic trust«) bilden konnte. Die Paradoxie besteht jedoch darin, dass das Sprechen mit einem Gruppenteilnehmer, der dabei ist, seine Kontrolle zu verlieren, in der Regel mit mehr Empathie und Sorge des Gruppenleiters und der Gruppenteilnehmer einhergeht, wodurch das Bindungssystem und die Mentalisierungsfähigkeit weiter destabilisiert werden können. Insofern hat sich für Gruppenpsychotherapeuten bewährt, ein besonderes Auge auf das schwächste Mitglied der Gruppe zu werfen, dieses gegen jegliche, meist unbewusste, feindselige Tendenz der anderen Gruppenteilnehmer durch freundliche Gestik und Mimik als »Symptomträger« der Gruppe zu unterstützen und zu »schützen«. Dies erfordert aber vom Gruppenleiter, die eigene Gegenübertragung gut zu analysieren, um sich nicht mit der unbewussten Exklusionsphantasie der Gruppe gegenüber diesem Gruppenmitglied zu verbünden. Wenn dies nicht gelingt, brechen diese Patienten die Gruppenpsychotherapie meist abrupt zur Überraschung aller anderen ab. Es handelt sich bevorzugt um Patienten, die erregt oder agitiert sind oder gemeinsam mit anderen im Sinne einer Subgruppe die Gruppenleiter oder Therapien im Sinne eines prämentalistischen Kampf-Flucht-Modus (im Sinne Bions) entwerten, nicht selten als streitendes »Paar« in der Gruppe (im Sinne einer malignen Spiegelung). Die zu nutzenden Interventionstechniken können sehr verschieden sein, sollten aber dem Problem angemessen gewählt werden. Je höher das Erregungsniveau in der Gruppe, desto einfacher sollten MBT-Interventionen sein:

Sie können in unterstützenden Kommentaren, behutsamen Erforschungen eines Problems oder Klarifizierungen bestehen. In niedrig strukturierten Patientengruppen können Deutungen der Gruppe als Ganze oder Übertragungsdeutungen in einer solchen Situation die Erregung steigern, wodurch die prämentalistischen Modi eher gefördert als abgeschwächt werden. Das heißt nicht, dass gar keine Übertragungsdeutungen oder Deutungen überhaupt mehr vorgenommen werden sollten. Wir sind aber mit Karterud (2015a, S. 146) der Meinung, solche Interventionen nur mit größter Vorsicht einzusetzen.

Das Phänomen der malignen Spiegelung ist ein besonders eindrucksvolles destruktives Gruppenphänomen (Pines 1982). Bei in der Regel zwei (manchmal auch mehreren) Gruppenmitgliedern werden im Laufe des Gruppenprozesses ganz ähnliche (wenn nicht sogar identische) unbewusste destruktive Anteile aktiviert, die ausschließlich jeweils auf den Anderen projiziert werden. Beide Individuen oder Parteien verhaken sich in wechselseitigen projektiven Zuschreibungen. Die heftigen Aggressionen wecken einerseits große Ängste in der Gruppe, die zu Parteinahmen oder Aggressionen auf beiden Seiten führt und andererseits die Angst-Aggressions-Spirale anheizt. »Die maligne Spiegelung zeigt die Entstehung von Hassbeziehungen wie unter einem Vergrößerungsglas« (Stehr 2013).

3.5 Anerkennen von positivem Mentalisieren

Den Patienten oder die Gruppe als Ganze freundlich zu unterstützen, anzuerkennen oder gar zu loben, wenn der Patient oder die Gruppe insgesamt eine Situation mit schwierigen Gefühlen »gut« bzw. »positiv« mentalisiert hat, ist eine bisher eher ungewöhnliche Haltung in klassisch psychodynamischen Gruppenpsychotherapien. Sinn dieser Haltung ist, den jeweiligen Gruppenteilnehmern oder der ganzen Gruppe auf diese Weise zu vermitteln, was Therapeuten unter gutem bzw. positivem Mentalisieren verstehen. Da Patienten mit schwereren strukturellen Störungen Lob oder Anerkennung in ihrer Geschichte selten gehört, geschweige denn kennengelernt haben, fördert eine solche Leiterhaltung klinisch-empirisch das Arbeitsbündnis und das Selbstwerterleben der Gruppenteilnehmer. Die Anerkennung positiven Mentalisierens eines Gruppenteilnehmers kann durchaus eine latente oder offen geäußerte Neidreaktion bei anderen Teilnehmern auslösen, die dann allerdings eine weitere Vertiefung durch affektfokussiertes Fragen (»was genau könnte hier gerade neidisch machen?«) ermöglicht. Gruppenleiter sollten sich aber auch bewusst darüber sein, dass sie durch Anerkennen positiven Mentalisierens die Bindung zum Leiter aktivieren und dadurch, speziell bei BPS-Patienten, eine Labilisierung oder Fragmentierung des Selbst induzieren können, da bei diesen Patienten noch zu wenige stabile Selbst- und Objekt-Repräsentanzen entwickelt sind.

3.6 Umgang mit dem Als-ob-Modus

Es sollte jedem Gruppenleiter bewusst sein, dass er selbst mit Deutungen, die die aktuelle Erfahrung mit der Vergangenheit verbinden, gerade bei Patienten mit Persönlichkeitsstörungen den Als-ob-Modus unbeabsichtigt zu fördern vermag, da diese denken, dass alles, was in der Therapie passiert, unwirklich ist. Solche Patienten entwickeln eine Phantasie des Verständnisses mit dem Gruppenleiter, die häufig wenig Kontakt zur Realität aufweist. Der mit Pseudomentalisieren einerseits einhergehende, andererseits sich unterscheidende Als-ob-Modus kann sich auch darin äußern, dass Gruppenmitglieder entweder etwas für sich behalten oder sich rigide intellektualisierend oder oberflächlich psychologisierend in Klischee-Sprache oder Psycho-Jargon mitteilen. Solche meist langen Ausführungen mit wenig Emotionalität eines oder mehrerer Gruppenteilnehmer fördern Langeweile, fordern nicht heraus, wirken ausweichend, ängstlich oder gar konkretistisch, manchmal auch wie »Smalltalk«. Nicht selten werden auch anderen Gruppenmitgliedern Ratschläge erteilt oder die Gruppe fixiert sich auf einen Patienten, um dessen Probleme zu »lösen«. Eine solche pseudotherapeutische Entwicklung ist manchmal nicht leicht aufzulösen, weil sich oft eine »gut gemeinte« Absicht dahinter verbirgt, was im äußersten Falle nur mit dem jüdischen Sprichwort: »Gut gemeint ist schlimmer als böse« konterkariert werden kann. In der Gegenübertragung kann ein Gefühl von Langeweile dominieren, man fühlt sich unlebendig, uninteressiert, was bis zu Überlegungen führen kann: »Was mache ich als Gruppenleiter hier (überhaupt)? Warum habe ich diesen (schrecklichen?) Beruf überhaupt gewählt?«.

Der Unterschied zwischen Pseudomentalisieren und Als-ob-Modus besteht darin, dass sich Ersteres direkt auf bestimmte Äußerungen bezieht, während der Als-ob-Modus eher eine Haltung oder eine psychische Verfasstheit meint (Karterud 2015a, S. 151). Da sich der Als-ob-Modus nicht selten in Verbindung mit einem Psycho-Jargon findet, sind Äußerungen des Gruppenleiters: »Das verstehe ich noch nicht …«, »Was meinen Sie mit ›Depression‹?« oder »Könnten Sie mir einmal erklären, was Sie unter ›Trauma‹ verstehen?« hilfreich, diesen Modus zu hinterfragen. Da Patienten im Als-ob-Modus eher auch einen pauschalisierenden Tenor wählen, wie z. B. »das liegt an meiner Erziehung« oder »das müssen Sie als Therapeut doch wissen«, ist es sinnvoll, in einer Art Salamitaktik konkretistisch nachzufragen: »Können Sie mir bitte erzählen, wie Sie erzogen wurden?« oder »Wie kommen Sie (eigentlich) darauf, dass ich immer alles wissen sollte?«.

3.7 Umgang mit dem Äquivalenz-Modus

Der Äquivalenz-Modus entspricht einem prämentalistischen Zustand, in dem das Individuum dazu tendiert, psychische Phänomene mit objektiven Phänomenen – oder umgekehrt – gleichzusetzen. Ein klassisches Beispiel ist magisches oder psychosenahes Denken (Te Wildt & Schultz-Venrath 2004). Aber auch Stalking bewegt sich auf der Ebene des Äquivalenz-Modus, weil der Stalker der festen Überzeugung ist, dass ihn das auserwählte Objekt liebt, auch wenn dieses davon noch gar nichts weiß. Entweder besteht überhaupt keine oder allenfalls eine nur sehr geringe Differenz zwischen Realität und Phantasie. Das Denken wird dominiert von ungerechtfertigten Verallgemeinerungen und einseitigen Überzeugungen, die pauschalisierend eingesetzt werden.

Seitens des Gruppenleiters ist es in solchen Situationen sinnvoll, einen Perspektivwechsel anzuregen, manchmal mit der Technik des »Stop, rewind and explore« (z. B.: »Warten Sie einen Moment, bevor wir weitermachen, lassen Sie uns zurückgehen und versuchen, ob wir gemeinsam ein Verständnis gewinnen können …«), manchmal dadurch, dass der Gruppenleiter in die Gruppe fragt: »Was macht es mit Ihnen, was Herr X gerade gesagt hat?« Über das genauere Beschreiben der induzierten Emotionen/Affekte wird die betreffende Fraktion in der Gruppe angeregt, sich mehr und mehr vom Äquivalenz-Modus zu distanzieren. Ziel ist, einen Übergangsraum zu schaffen. Wie in der Einzeltherapie besteht auch für den Gruppenpsychotherapeuten die Schwierigkeit, durch unmarkiertes Spiegeln nicht selbst in den Äquivalenz-Modus zu geraten. Wenn die Kohäsion in der Gruppe vom Gruppenleiter als solide genug eingeschätzt wird, kann auch mit unkonventionellen, frechen und trotzdem taktvollen Interventionen im Sinne von »challenging« (Herausfordern) operiert werden.

3.8 Fokussieren auf Emotionen und Prozess

Auf spezifische Weise zeichnen sich fast alle Patienten mit einer Persönlichkeitsstörung durch eine Art emotionaler Dysregulation aus. Emotionale Dysregulation betrifft sowohl die Bewusstheit als auch die Toleranz gegenüber Emotionen, aber auch das Verstehen von Emotionen und die Fähigkeit, angepasst Emotionen auszudrücken (Karterud 2015 a). Insofern ist ein genaues Verständnis der emotionalen Probleme des Patienten besonders wichtig. Für die einen ist es der gestörte Zugang zu den eigenen Emotionen, für die anderen ist es die Intensität, das Überschwemmtsein von Emotionen, möglicherweise kombiniert mit einer niedrigen Toleranzschwelle.

Bei Patienten mit einer Persönlichkeitsstörung und insbesondere bei BPS-Patienten ist ein Oszillieren zwischen Blockade des Mentalisierens oder verzerrtem und andererseits wieder verstärktem Mentalisieren, im Sinne eines Hypermentalisierens, häufiger zu beobachten. Die Mentalisierungsstörung umfasst dabei alle vier Dimensionen (vgl. Tab. 2-1) und korreliert vor allem mit dem Grad der emotionalen Anspannung. Die mangelnde Top-down-Kontrolle des frontalen

Kortex zur Affekt- und Impulsregulation wird als neurobiologisches Korrelat des Mentalisierungsversagens angesehen. Hyper- und Pseudomentalisieren haben die Funktion, durch exzessive Beschäftigung mit »ungefährlichen« mentalen Inhalten ein echtes Mentalisieren mit für die Selbstkohärenz bedrohlichen eigenen oder fremden mentalen Zuständen abzuwehren; sie sind eng verwoben mit dem Als-ob-Modus. Hypermentalisieren bezüglich des oder der Anderen kann auch die Funktion haben, sich durch eine hypervigilante Aufmerksamkeitsfokussierung an den (vermeintlichen) inneren Zustand des Gegenübers anpassen zu können und den oder die Anderen damit unschädlich zu machen. Dies misslingt aber häufig, da durch das Mentalisierungsversagen im Äquivalenz-Modus (»der andere ist gefährlich«) die Einschätzung des Gegenübers immer verzerrt ist. Fehlinterpretationen bei der Einschätzung emotionaler Gesichtsausdrücke und Prosodie sind für BPS-Patienten verschiedentlich nachgewiesen worden (Blair et al. 1999; Domes et al. 2007; Fertuck et al. 2009), wobei das Ausmaß der Fehlinterpretation vom affektiven Anspannungsniveau abhängt, das per se bei BPS-Patienten bereits in Ruhe höher ist und mit einer verstärkten Amygdala-Aktivität einhergeht (Übersicht zur Neurobiologie der Borderline-Störung bei Herpertz (2011) und Luyten & Fonagy (2015)).

Beispiel für eine gescheiterte Affektfokus-Wahrnehmung im Äquivalenz-Modus durch den Gruppenleiter (Euler & Schultz-Venrath 2014):

Eine Borderline-Patientin schweigt angespannt und wirkt erstarrt, während die Gruppe über die Schwierigkeiten in familiären Beziehungen spricht. Der Gruppenleiter, der von der Patientin weiß, dass die Thematik auch für sie Relevanz besitzt, schaut sie mehrfach auffordernd an und nickt ihr zu. Schließlich verlässt die Patientin fluchtartig den Raum. Ihrer Bezugstherapeutin gegenüber äußert sie später, nicht mehr in die Gruppe zu gehen, da der Leiter es darauf abgesehen habe, sie durch provokative Blicke zum Explodieren zu bringen. Dies habe er von Anfang an im Sinn gehabt, das gehöre zu seiner Vorgehensweise, das habe sie verschiedentlich ganz genau beobachten können.

Hilfreich wäre vielleicht eine freundliche Ansprache des Gruppenleiters mit der Formulierung gewesen, wer in der Gruppe kenne die von der Mitpatientin geschilderten Probleme ebenfalls?

Eine Auseinandersetzung mit der eigenen mentalen Welt und der der anderen in bindungsrelevanten interpersonellen Situationen ist für BPS-Patienten aufgrund ihrer häufig traumatisierten Biographie in der Regel so bedrohlich, dass sie plötzlich auf prämentalistische Modi (Äquivalenz-, Als-ob-, teleologischer Modus) regredieren können. In unserem Beispiel gerät die Patientin mit ihrer (paranoiden) Fehlinterpretation des Blicks des Gruppenleiters in einen Äquivalenz-Modus.

Beispiel für eine gelungene Affekt-/Emotionswahrnehmung durch den Gruppenpsychotherapeuten (Brand et al. 2013)[28]:

TH1: Ich glaub mit Enttäuschung haben Sie (.) 'n wichtigen Punkt getroffen. (.) Ne? Ich glaub Enttäuschung (.) ähm (.) empfinden viele im Moment.

P3: Ja, mein Thema geht auch über //Erwartungshaltung// und Enttäuschung und deswegen möcht ich das gerne anbringen, weil es gerade auch die ganze Zeit über Enttäuschung ging und das hat das jetzt so in mir hochgekocht. (.)

TH1: //Hmh (Feedback).//

P4: (sehr leise) Ja, aber ich mein/

P3: Ja, das ist jetzt 'ne Pattsituation. Wir wollen/ zwei/ zwei Leute haben einen Wunsch und im Moment sieht es so aus, als würde keiner nachgeben.

TH1: Ich glaub, es geht darum, dass sie auch alle nicht sicher sind ähm wer is' (.) der Wichtigste hier? (5)

P?: (tiefes Einatmen/Seufzen).

P4: Ja. (..)

TH1: Ja?

P4: Ja, das äh können wir ja nich' entscheiden. Also, ich glaub (mir?) geht's ziemlich schlecht und es wäre dringend. (.)

P3: Ja, aber //willst du jetzt sagen, dass [es für mich] nicht dringend ist, ja?//

P4: //Jaja, es ist (unverständlich)// Es geht jetzt nur drum, wie ich's äußerlich sehe.

TH1: Aber warum muss es denn einen geben, der der Wichtigste ist?

P4: (sehr leise) Weil wir noch (.) 50 Minuten haben.

TH1: Bitte?

P4: Weil wir noch 50 Minuten haben.

P?: (Im Hintergrund sehr leise, unverständlich) kurzes Aufstehen. (Es entsteht eine leichte Bewegung in der Gruppe) (4)

TH1: Also, die Zeit ist knapp!? (6) Und was macht das alles so knapp und so enttäuschend und so frustrierend? (…)

P7: Ich glaub' schon, dass man ähm nich' hier rein/ also, es is' für mich so/ ich komm' nich' hier rein und denk' so ›Ach, jetzt wirste alles los‹ und/ es is' erstmal 'n Kampf überhaupt gehört //zu// werden. Es is 'n Kampf bei 'nem //Thema// zu bleiben. Es is' n' Kampf ernst genommen zu werden. Es is' auch n' Kampf, dass man sieht, okay, der geht's vielleicht auch nich' gut. Und ich glaub das macht auch bei mir gerade jetzt momentan diesen //Stress// aus, den ich momentan auch wirklich empfinde.

TH1: //Hmh (zustimmend)//

P?: //Hmh (zustimmend)//

TH1: //Hmh (verständnisvoll)//

P5: Nur ich finde, wenn wir (.) äh/ wir werden jetzt wieder den Rest der Stunde damit verbringen (.), wer reden darf und es kommt wieder keiner zu Wort (.) und man geht dann wieder so raus, wie in den letzten weiß ich nich' (.) wie viel Stunden in den letzten Wochen.

TH1: Kennt das eigentlich irgendjemand irgendwoher? (..)

P7: Ich. Ich red' mit meinem Freund so viel und (.) und der meint auch ›Du redest nur über das Gleiche‹, aber ich red' immer trotzdem weiter, weil ich denk', es bringt noch was.

TH1: Müssen Sie da auch kämpfen? (.)

P7: Ich hab' das Gefühl zu kämpfen. Ich glaub', deswegen red' ich so viel. Also ich hab' immer das Gefühl, kämpfen zu //müssen//. Ja.

TH1: //Hmh (verständnisvoll). (4)

P3: Ja und ich hatte in der letzten Stunde halt schon ›n Thema. Das wollte ich anbringen. Da war die Zeit dann auch zu knapp. Und das is' dann (…) auch nich' zu Wort gekommen. (17) Ich denke einfach, dass (.) mein Thema auch gut in diese Situation hier gerade reinpasst. (.) Und dass es auch um Erwartungshaltung geht und ich denke, dass das (.) vielleicht auch einigen helfen könnte.

TH1: Ich bin noch bei dem Kampf. Ich frag' mich, worum Sie kämpfen. (.)

P7: Ich glaub' einfach darum, gehört zu werden oder wahrgenommen zu werden oder (.) also mein/ also ich gehe ja mit der Einstellung hier rein, wenn ich/ das is' vielleicht falsch/ aber ich geh' mit der //Einstellung// hier rein mir kann/ es wird mir nur geholfen (.) mir selber zu helfen, wenn ich rede.

P5: //(räuspern)//

TH1: Hmh (verständnisvoll).

P7: Und deswegen is' glaub' ich dieses Reden/ dieser Kampf, wer reden darf, is' für mich so wichtig.

TH1: Aber wenn hier ›n Kampfschauplatz is', dann wäre ich an Ihrer Stelle vielleicht auch lieber im Einzelgespräch. (..) Da ist es ja schön friedlich.

Da die interpersonelle Präsenz im Sinne der »Now-Moments« nach Stern (2007) gleichzeitig Voraussetzung für die Wirksamkeit einer psychotherapeutischen Intervention ist, ist das Konzept des Mentalisierens für jede Interaktion mit BPS-Patienten höchst relevant. So können beispielsweise Interventionen, die betont empathisch sind, bei BPS-Patienten das Gegenteil des gewünschten Effekts, nämlich eine Steigerung des Anspannungsniveaus, induzieren. Dies bedeutet, dass der Gruppenleiter an der Regulation des Misstrauens in ihn, in die Gruppe oder in einzelne Gruppenmitglieder arbeiten sollte, indem er die Frage aufwirft: »Hat jemand eine Idee, wie hier in unserer Gruppe eigentlich Vertrauen entstehen könnte?«

3.9 Einsatz der »Stop and rewind«-Technik

Es gehört zu den wichtigsten Interventionsmöglichkeiten, in Situationen chaotischen Gruppenagierens die Technik »Stop and rewind« anzuwenden; sie ist auch ein Teil der Autorität des Gruppenleiters. Diese Technik sollte eingesetzt werden, wenn bestimmte Dinge zu schnell oder zu oberflächlich abgehandelt werden, insbesondere wenn das emotionale Erregungsniveau zu hoch zu sein scheint. Gruppenleiter sollten die Gruppenmitglieder einladen, differenzierter die Themen anzugehen und die Interaktionen langsamer zu klären.

Während einer typischen, »nicht mentalisierenden« Gruppensituation kann der Gruppenleiter folgende Haltung einnehmen:

- »Bitte lassen Sie uns mal für eine Sekunde unterbrechen, ich komme nicht (mehr) mit« oder »Ich kann nicht mehr denken!« oder »Ich glaube, ich habe Sie gerade nicht mehr verstanden!«
- Dies kann auch, wenn erforderlich, sogar energisch vertreten werden. »Halten Sie bitte mal inne, verringern Sie bitte das Tempo!«
- Fokussieren auf die Gefühle der einzelnen Teilnehmer: »Wer fühlt was? Wie sehen die einzelnen Aspekte aus verschiedenen Perspektiven aus?«
- Erarbeiten Sie, wie die Botschaften ankamen, wie sie aktuell verstanden werden, welche Gefühle und Reaktionen sie gerade auslösen oder ausgelöst haben.

Diese Technik mag manchem Gruppenpsychotherapeuten sehr banal erscheinen, sie wird aber viel zu selten eingesetzt.

3.10 Fokussieren auf die Beziehung zwischen Therapeut und Gruppenmitgliedern

Solange in der Gruppe nicht mentalisiert wird, bzw. diese sich in einem prämentalistischen Modus befindet, sollten möglichst keine Deutungen über die Gruppe als Ganzes oder über einzelne Teilnehmer geäußert werden, da diese in der Regel in einer solchen Phase weder aufgenommen noch verstanden werden können. Im ungünstigsten Fall unterstützen sie die Entwicklung einer falschen Selbst-Pathologie. Der Therapeut kommentiert explizit und versucht, mit den Patienten zu klären, wie sich diese auf den Gruppenleiter während der Sitzung beziehen. Er versucht alternative, wenn möglich, angemessene Perspektiven zu stimulieren. Dabei spricht der Therapeut über eigene Wahrnehmungen, Gedanken und Gefühle, die sich auf die Gruppenteilnehmer beziehen, wodurch ein wechselseitiger Austausch untereinander gefördert wird. Übertragungsphänomene haben in der Gruppe keinen so hohen Stellenwert wie in der Einzeltherapie, da nicht nur jeder Patient seine spezifische Übertragung auf den Gruppenleiter, sondern auch auf die Mitpatienten entwickelt. Dadurch könnte man annehmen, dass die Übertragungsphänomene in der Gruppe gegenüber der Einzeltherapie »verdünnt« sind, zumal die Patienten zwischen der Rolle als Teilnehmer und der Rolle als Beobachter der Gruppe ständig oszillieren (Karterud 2015a, S. 168). Übertragungen in der Gruppe scheinen allerdings weniger »verdünnt«, sondern viel komplexer zu sein. Für den Gruppenleiter ist es in der Regel eine größere Schwierigkeit als für den Einzeltherapeuten, herauszufinden, was als Übertragung im strengeren Sinne zu werten ist. Insofern kann unter »Mentalisieren der Übertragung« erst einmal auch verstanden werden, die aktuelle(n) Beziehung(en) des Einzelnen in der Gruppe wie der Gruppenteilnehmer insgesamt zu mentalisieren.

3.11 Arbeiten an den Grenzen der Gruppe

Arbeiten an den Grenzen der Gruppe ist kein spezifisches MBT-G-Merkmal, findet aber eine hervorgehobene Berücksichtigung wegen der besonderen Klientel mit strukturellen Störungen. Die Grenzen der Gruppe werden strukturell bestimmt durch die Gruppengröße, die Dauer der Sitzung, den Raum, in dem die Gruppe stattfindet, die Regeln, die schriftlich oder mündlich gegeben wurden, und die Art und Weise der Bezahlung, etc. (Lorentzen 2014). Sie sind häufig nicht nur ein Ort, an dem sich die Persönlichkeitszüge der einzelnen

Patienten zeigen, sondern das Arbeiten an den Grenzen trägt mit dazu bei, dass sich in den Gruppenteilnehmern überhaupt Repräsentanzen, d.h. Strukturen, entwickeln können. Zu strenge Regeln fördern nicht nur zu rigide Normen, sondern auch (sadistische) Über-Ich-Pathologien, anstatt diese zu lockern, ungünstige Raumverhältnisse können die Konzentration beeinträchtigen, das Nichtbeachten der Zeitstruktur unterstützt Chaos, eine offene Tür erzeugt Unsicherheit und repräsentiert bildlich eine fehlende Grenze zwischen der Gruppe und der Welt außerhalb. Es ist ein interessantes Phänomen, dass Paarbildung in der Gruppe häufiger dann zu beobachten ist, wenn im stationären oder tagesklinischen Setting durch personelle Engpässe »Deprivation« erlebt wird.[29] Die Art und Weise, wie mit Grenzen umgegangen wird, spiegelt auch die Qualität einer professionellen Art und Weise der Gruppenleitung wider. Grenzverletzungen machen sich deshalb an Zeit- und Organisationsstrukturen fest, wie Zuspätkommen oder unentschuldigtes Fehlen bei einer Gruppensitzung. Mangelhaftes Arbeiten an den Grenzen führt zu Hemmungen des Mentalisierens in der Gruppe, erst recht, wenn es nicht thematisiert und mit den Gefühlen der Gruppenteilnehmer und des Leiters verbunden wird.

3.12 Regulieren der Gruppenphasen

MacKenzie & Livesley (1983) sowie Karterud (2015a) gehen davon aus, dass es bestimmte Phasen im Verlauf von Gruppenpsychotherapien gibt, die sich grob in eine Eröffnungs-, in eine Arbeits- und in eine Beendigungsphase einteilen lassen. Während psychodynamische Gruppentherapeuten eher der Gruppe die Regulation der Phasen überlassen, was dann zu einer bestimmten Gruppenkultur führt, und in der Regel abwarten, was passiert, sollte der MBT-G-Gruppenleiter desto mehr Verantwortung für die Gestaltung der jeweiligen Phase übernehmen, je schwerer das strukturelle Störungsniveau ist. In einer sich neu konstituierenden Gruppe sollte der Gruppenleiter die Patienten darüber informieren, dass jeder hier die Chance habe über sich selbst zu sprechen, insbesondere wenn ein Problem vorliege, welches in dieser Woche unbedingt geklärt werden sollte. Ist die Gruppe bereits etabliert, teilt er mit, warum wer heute nicht anwesend sein kann oder warum bestimmte Mitpatienten unentschuldigt fehlen, und fragt in die Runde, wer heute ein besonderes Anliegen habe. Wenn nicht ein Gruppenteilnehmer selbst zu sprechen beginnt, kann der Gruppenleiter auf die letzte Sitzung rekurrieren und fragen, wie es Frau X oder Herrn Y nach der letzten Gruppe gegangen sei oder was letztes Mal für die Gruppe besonders wichtig gewesen sei. Wenn mehrere Teilnehmer über ein persönliches Problem sprechen wollen, kann der Gruppenleiter in der Arbeitsphase durchaus die Gruppe fragen, wer oder welches Thema jetzt Priorität bekommen sollte.

Es soll nicht unerwähnt bleiben, dass wir in einer Vergleichsstudie zwischen PDGT und MBT-G (Hecke et al. 2016) zeigen konnten, dass es bezüglich des Gruppenklimas und des Behandlungserfolgs mindestens sieben verschiedene individuelle Verlaufstypen in beiden Gruppenpsychotherapien gibt, die von einer Reihe noch weitgehend unerforschter Faktoren bestimmt sind, wie z.B. von der Persönlichkeit des Patienten, vom Ort (Praxis, Tagesklinik, Klinik), an dem die Gruppe stattfindet, und von der Frequenz und Regelmäßigkeit der Gruppensitzungen. Eine wöchentliche Frequenz von vier Gruppensitzungen à 90 Minuten führt in beiden Verfahren zu einer Kohäsion, die mit geschlossenen Gruppensettings durchaus vergleichbar ist (geschlossene Gruppen beginnen und enden gemeinsam). In MBT-G wurden die Gruppenbeziehungen zu Therapiebeginn konfliktreicher wahrgenommen. In PDGT fanden sich dagegen höhere Vermeidungs- bzw. Abhängigkeitswerte vom Gruppenleiter. In PDGT sind die Gruppenbeziehungen der erfolgreichsten Patienten durch deutliche und länger andauernde Schwankungen im Konflikterleben gekennzeichnet. Die Gruppenbeziehungen in MBT-G oszillieren nicht weniger stark, aber deutlich kürzer und ohne dauerhafte Trends. Während ein Teil der erfolgreichen PDGT-Patienten in der letzten Therapiephase einen Rückgang der Kohäsion aufweist, steigt diese bei den MBT-G-Patienten an. Dies kann so verstanden werden, dass in PDGT der Gruppenleiter und in MBT-G die Gruppenmitglieder eine größere Bedeutung bekommen. Last but not least: Je kürzer eine Gruppenpsychotherapie geplant ist, desto bedeutsamer ist das rechtzeitige Besprechen des Therapieendes.

3.13 Initiieren und Durchsetzen von Sprecherwechsel

Unter Initiieren und Durchsetzen von Sprecherwechsel, welches in PDGT eher ein »No-go« ist, sollte nicht verstanden werden, dass der Gruppenleiter jedem Gruppenmitglied die gleiche Zeit und Aufmerksamkeit einräumt, sondern die Gruppe aktiv befragt, wer Raum und Zeit für sein Problem benötige, das besprochen werden soll. Gleichermaßen wichtig ist jedoch, die Gruppe aktiv darauf hinzuweisen, wer sich bisher, eventuell auch in früheren Gruppensitzungen, weniger Aufmerksamkeit genommen hat oder bekommen haben mag. Auf diese Weise erhält jedes Gruppenmitglied bezüglich seiner Anliegen hinreichend Zeit und Aufmerksamkeit, ohne dass die Unterschiede zwischen den Gruppenteilnehmern verwischt werden. Denn einige Gruppenmitglieder werden immer dominanter als andere sein, die eher dazu neigen, sich der Gruppenkultur unterzuordnen. Insofern lädt der Gruppenleiter dazu ein, die Hauptaufgabe der Gruppe darin zu sehen, die interpersonellen Beziehungen und Anliegen in der Gruppe nicht zu vermeiden, sondern zu untersuchen. Dabei können auch Anregungen und Gedanken eine Rolle spielen, die durch frühere Gruppensitzungen ausgelöst wurden. Je besser die Gruppe miteinander arbeitet, desto weniger ist der Gruppenleiter gefordert, denjenigen oder diejenigen, die noch nichts gesagt haben, persönlich anzusprechen, weil dies von anderen Gruppenteilnehmern übernommen wird. Die besondere Rolle des Gruppenleiters besteht darin, dass jedes Gruppenmitglied das Gefühl bekommt, sein Problem auch wirklich einbringen zu können, ohne dass sich eine dyadische Einzeltherapie in der Gruppe entwickelt. Hier bedarf es besonderer Wachsamkeit seitens des Gruppenleiters, manchmal auch des Ko-Therapeuten, wobei wir mit Karterud (2015a, S. 116) der Auffassung sind, dass eine »doppelte Botschaft« des Gruppenleiters, die sowohl den Einzelnen als auch die Gruppe meint, am ehesten eine dyadische Einzeltherapie verhindert.

Zur Erleichterung des Einstiegs kann auch mit einem sogenannten »Icebreaker« begonnen werden. Durchaus reihum sind die Teilnehmer eingeladen, etwas Erfreuliches oder Unerfreuliches aus ihrem Erleben zu berichten, wobei sie das Wort aber auch an den Nächsten weitergeben können. Zunehmend gewinnen die Teilnehmer an Mut, die Beiträge der anderen zu kommentieren, zu hinterfragen und zu reflektieren. In Gruppen mit Jugendlichen, jungen Erwachsenen oder etwa in der Psychosenbehandlung kann dieses Vorgehen entängstigend und förderlich wirken.

Am Ende einer solchen Episode kann der Gruppenleiter – den Sprecherwechsel im Auge – schließlich die Frage aufwerfen, ob damit auch alles gesagt bzw. besprochen wurde, ob die Diskussion für den Betreffenden hilfreich war und ob alle jetzt damit einverstanden sind, das Thema an dieser Stelle (zunächst einmal) zu beenden.

3.14 Unterstützen beim Mentalisieren und Identifizieren interpersoneller Ereignisse in der Gruppe

MBT-G-Therapeuten haben mehr Verantwortung für den Gruppenprozess, für die Kontinuität, für das Nachdenken über die Gruppe und die Kohäsion der Gruppe als PDGT-Therapeuten, welche in der Regel während ihrer Ausbildung den Satz in sich aufgenommen haben: Überlass es der Gruppe! (»Trust the group!«)

Interpersonelle Ereignisse können sich auf äußere Ereignisse im Sinne von »Damals und dort«, »Dort und jetzt« oder aber auf gegenwärtige Ereignisse im Sinne von »Hier und jetzt« beziehen. Ereignisse, die mit früheren Gruppensitzungen zu tun haben, sind in diesem Sinne auch äußere Ereignisse. Hilfreich beim Unterstützen des Mentalisierens sind Interventionen wie z.B. »Dies habe ich noch nicht ganz verstanden, aber ich habe das Gefühl, dass es wichtig ist, dass dieser Aspekt/dieses Thema klarer wird, was denken die anderen darüber?«, »Haben wir alle verstanden, was passiert ist?«

Ereignisse, die sich im Hier und Jetzt abspielen und Aufmerksamkeit auf sich ziehen, weil sie einen emotionalen Inhalt oder eine latente Bedeutung haben, lösen in der Regel bei den Mitpatienten ebenfalls emotionale Reaktionen aus, die sich einerseits körperlich ausdrücken und andererseits sehr gut eignen, von der Oberfläche in die Tiefe zu kommen.

3.15 Identifizieren und gelungenes Mentalisieren von Ereignissen in der Gruppe

Gruppenpsychotherapeuten sollten keinesfalls nur defizitorientiert bezüglich prämentalistischer Modi sein, sondern ihre Patienten behutsam unterstützen und sogar loben, wenn sie sich bezüglich konflikthafter Ereignisse innerhalb oder außerhalb der Gruppe als Detektive mentalisierender Prozesse erwiesen haben. Ein solches Lob unterstützt die ganze Gruppe, stärkt das Arbeitsbündnis sowie das Selbstbewusstsein der Betreffenden und hat auch einen gewissen pädagogischen Wert als Illustration davon, was der Gruppenleiter sich unter hinreichend gutem Mentalisieren vorstellt (Karterud 2015a, S. 148). Das Identifizieren und gelungene Mentalisieren von emotional krisenhaften Ereignissen wirkt wie ein Verstärker für weitere Entdeckungen im Gegensatz zu emotionalen Impulsdurchbrüchen, dissoziativen Symptombildungen, selbstdestruktivem Verhalten und suizidalen oder parasuizidalen Verhaltensweisen. Es scheint auch Verhaltensweisen zu modifizieren, außerhalb der Gruppe eine Notfallambulanz aufsuchen oder aber engste Freunde mit Suizidankündigungen oder Suizidversuchen über Tabletten- oder Alkoholintoxikationen aus dem Schlaf wecken zu müssen. Es ist nicht überraschend, dass solche positiven Interaktionen seitens des Gruppenleiters Neid und Eifersucht bei denjenigen auslösen können, die weniger gemeint sind. Allerdings teilen wir die klinische Beobachtung Karteruds (2015a, S. 149), dass solche Phänomene viel seltener auftreten, als eigentlich zu erwarten wäre, wenn das lobende Identifizieren von Affektkrisen vorsichtig und sorgfältig betrieben wird. Das Anerkennen gelungenen Mentalisierens sollte auf mentalisierende Weise praktiziert werden, indem der Gruppenleiter die Bewertung des Patienten konsistent mit seinem eigenen Verständnis des Mentalisierens abgleicht (»Wie fühlen Sie sich jetzt, wenn Sie noch einmal zurückblicken?«, »Wie fühlen Sie sich, wenn wir Ihre Beobachtungen so wertschätzen?«).

3.16 Arbeiten an der Autorität (Managing authority)

Die Förderung des Mentalisierungsprozesses bezüglich der affektiv bedeutsamen Themen, speziell bei BPS-Patienten und Patienten mit strukturellen Störungen, macht gelegentlich erforderlich, dass der Gruppenleiter seine Haltung des Nichtwissens zu Gunsten einer Autoritätsperson wechselt, obwohl diese im Grunde die Haltung des Nichtwissens bei emotional wichtigen interpersonellen Prozessen nicht unterstützt. Es gilt dabei für den Gruppenleiter, nicht autoritär zu sein, aber ständig auf die wichtigen Themen oder diskutierten Interaktionen zurückzukommen. Längere Phasen, in denen die Gruppenteilnehmer nicht mentalisieren, sollten unterbrochen werden, Erregungssituationen und Modi des Hypermentalisierens sollten besonders beachtet werden, um an der aktuellen psychischen Realität, wenn möglich, zu arbeiten. Dabei sollte er immer wieder auf das Angstniveau der ganzen Gruppe und jedes einzelnen Teilnehmers achten. Insgesamt sollte die Gruppe bei Diskussionen über Themen, die für die Gruppenkultur relevant sind, stimuliert und unterstützt werden.

3.17 Stimulierende Diskussionen über Gruppennormen

Unabhängig von ihrer therapeutischen Orientierung kommt in jeder Gruppe die Diskussion über Normen auf: Sie können die Pünktlichkeit bezüglich Anfang und Ende der Gruppe, das Mitnehmen von Getränken in die Gruppe, den Gebrauch von Handys, den Umgang untereinander oder die Art, wie sich Neue in der Gruppe vorstellen sollten, usw., betreffen. Die Konflikte über Gruppennormen entstehen meistens auf dem Boden unbewusster Haltungen zum individuellen Freiheitsgrad, markieren die Art der Abwehr und der Widerstände der Gruppe und der einzelnen Gruppenteilnehmer und fungieren nicht selten als unbewusster Test der Autorität des Gruppenleiters. Je nach Gruppe können die Diskussionen und Entscheidungen bezüglich der Gruppennormen restriktiv oder weniger restriktiv ausfallen. Restriktive Gruppenlösungen, die meistens Folge eines hohen Angstniveaus sind, sollten – wenn möglich – vom Gruppenleiter grundsätzlich hinterfragt werden, wobei dieser allerdings selbst vermeiden sollte, zu direktiv zu sein oder Regeln autoritär aufzustellen. Restriktive Gruppennormen verhindern letztlich sowohl Entwicklungen des Einzelnen als auch der Gruppe. Das Gleiche gilt für das Fehlen von Gruppennormen, die eine strukturbildende Funktion sowohl für den Einzelnen wie für die Gruppe haben. Eine Diskussion über Gruppennormen kann unter anderem mentalisierungsfördernd dadurch stimuliert werden, dass der Gruppenleiter die Gruppe fragt, warum diese oder jene Regel wohl aufgestellt worden ist und welchen Zweck sie wohl erfüllen könnte.

3.18 Kooperieren mit dem Ko-Therapeuten

Der Ko-Therapeut sollte an den gleichen Zielen wie der Gruppenleiter arbeiten und beide sollten sich aufeinander beziehen, da sie insbesondere auch als Mentalisierungsmodell für die Gruppe fungieren. Ein Gegeneinander sollte möglichst nicht zur Regel werden, kann aber auch Mentalisieren fördern, wenn es freundschaftlich kollegial und nicht missbräuchlich für narzisstische Bedürfnisse des einen oder anderen eingesetzt wird.

Der Ko-Therapeut ist zusätzlich für die Konstanz und Kohäsion der Gruppe von großer Bedeutung, um in stationären und tagesklinischen Settings einen Ausfall bei etwaiger Krankheit oder Urlaub des Gruppenleiters abzuwenden. Er kann durchaus ein in Aus- oder Weiterbildung befindlicher Arzt, Psychologe oder Psychotherapeut sein, sollte aber im Notfall die Gruppe allein leiten können. Es ist sinnvoll, dass Gruppenleiter und Ko-Therapeut die Gruppe grundsätzlich nachbesprechen, um sich bezüglich des Mentalisierungsniveaus während der Sitzung zu verständigen und unterschiedliche Positionen auszutauschen, zumal der eine oder andere bestimmte psychische Prozesse entweder übersehen oder fehlinterpretieren kann. Aufgrund enger personeller Ressourcen müssen gelegentlich in Klinik und Tagesklinik nicht perfekt Deutsch sprechende Ko-Therapeuten eingesetzt werden, die überrascherweise aber den Mentalisierungsprozess eher fördern können, gerade weil sie ihre Fragen oder Interventionen nicht immer ganz verständlich formulieren, was die Patienten eher anregt, differenzierter nachzufragen.

Der Ko-Therapeut ist nicht nur hilfreich, wenn der Gruppenleiter in einen nichtmentalisierenden Zustand gerät, und diesen – eventuell humorvoll – fragt, was mit ihm gerade los sei, sondern vor allem auch, wenn die Gruppe sich in einen nichtmentalisierenden Zustand hineinmanövriert hat, was sich im ungünstigsten Falle durch persistierendes Schweigen einer trotzigen oder sich verweigernden Gruppe äußern kann. In solchen Fällen könnte der Leiter den Ko-Therapeuten – oder umgekehrt – beispielhaft fragen: »Wissen Sie eigentlich schon, wohin Sie das nächste Mal in Urlaub fahren wollen?«, womit die Gruppe aus ihrer eingefrorenen Position hervorgelockt wird.

3.19 Selbstöffnung (Self disclosure)

Unter Selbstöffnung sollte nicht verstanden werden, dass der Gruppenleiter seine (aktuellen) persönlichen Probleme der Gruppe mitteilt. Vielmehr ist darunter jede Äußerung des Gruppenleiters über seine Innenwelt, seine Gedanken oder seine Gefühle zu verstehen, die sich auf die Gruppe oder einen Gruppenteilnehmer beziehen (Lorentzen 2014, S. 10). Sie ist wahrscheinlich sehr ähnlich dem eher unglücklich gewählten »Antwort«-Begriff der Göttinger Schule (besser wäre vom »antwortenden Modus« zu sprechen) und wird in »Ich«-Form formuliert: »Mich würde das traurig machen, wenn ich an Ihrer Stelle gewesen wäre« oder »Mich würde das ärgerlich machen« oder »Mich macht diese Äußerung besorgt«. Es hat sich klinisch gezeigt, wenn auch empirisch bisher noch nicht hinreichend belegt, dass sich ein solches »Selbstöffnungs«-Verhalten in Gruppenpsychotherapien mentalisierungsfördernd auswirkt, da es den Patienten ermöglicht, an die emotionalen Äußerungen des Therapeuten bzw. der Gruppe »anzudocken«. Gemeint ist mit dem Antwort-Begriff der Göttinger Schule nicht der sprachliche Akt, der auf eine Frage folgt, sondern die Fähigkeit des Therapeuten, sein eigenes Erleben und sein eigenes Handeln, das sich »in Antwort« auf das Verhalten des Patienten einstellt, selektiv als »Ich-Antwort« erkennen zu geben (Streeck 2015). Dabei geht es aus unserer Sicht explizit um die Arbeit des Therapeuten mit dem eigenen Selbst, ohne allerdings die Gruppe aus narzisstischer Bedürftigkeit für sich zu missbrauchen. Der Therapeut teilt seine eigene mögliche Befindlichkeit bezüglich der Situation, die der Patient beschreibt, authentisch mit (Cordes & Schultz-Venrath 2015). Da die Selbstöffnung in der Gruppe eher geschickt mit den anderen Gruppenteilnehmern zu verbinden (»connecting«) ist, um eine Art Triangulierung zu induzieren, ist diese in der Regel dosierter und schwächer als in der Dyade (vgl. Tab. 3-1).

MBT	MBT-G
Was meinen Sie, wie ich mich fühle, nachdem ich Ihre Geschichte gehört habe?	Was hat Ihre Geschichte wohl bei mir oder bei den anderen in der Gruppe ausgelöst?
Wenn ich Ihrer Geschichte zuhöre, fühle ich eine tiefe Hoffnungslosigkeit und Verzweiflung	Welches Gefühl hat diese Geschichte unter Ihnen allen ausgelöst?
Nach Ihrer Geschichte scheint es mir nur allzu verständlich, dass Sie vorsichtig geworden sind, sich mir, einem Mann, gegenüber emotional zu öffnen.	Könnte es sein, dass Sie nach Ihrer Geschichte allzu vorsichtig sind, sich wegen der hier anwesenden Männer emotional zu öffnen?
Ich fühle mich privilegiert, dass Sie mir Ihre Gefühle mitgeteilt haben.	Müsste die Gruppe Ihnen nicht dankbar sein, dass Sie sich getraut haben, Ihre Gefühle hier mitzuteilen?

Tab. 3-1 Beispiele für mentalisierungsfördernde Selbstöffnung des MBT-Einzel- (MBT) und -Gruppentherapeuten (MBT-G)

KAPITEL 4

Modifikationen in MBT-G

4.1 MBT-G für Patienten aus dem Psychose-Spektrum

MBT-G für Patienten aus dem Psychose-Spektrum ist ein interessanter neuer Ansatz, weil keine Evidenz für eine positive Wirksamkeit psychodynamischer Einzeltherapien in Metaanalysen diagnostiziert werden konnte (Fonagy 2015; Malmberg & Fenton 2000, 2001). Darüber hinaus waren in keiner Studie die Nebenwirkungen der psychodynamischen Einzeltherapien untersucht worden. Eine jüngere dänische Studie fand insofern durchwachsene Ergebnisse, als supportive psychodynamische Psychotherapie zusätzlich zur psychiatrischen Standardtherapie nur für den Behandlungszeitraum, nicht aber nach fünf Jahren, einen positiven Unterschied zur Standardtherapie aufwies (Harder et al. 2014).

Patienten mit Psychosen weisen – ähnlich wie BPS-Patienten – häufiger einen desorganisierten Bindungsstil auf. Dies hat zur Folge, dass im Kontext von Bindungsbeziehungen in der Regel bindungsbezogene Ängste aktiviert werden, was Mentalisieren beeinträchtigt oder verunmöglicht (Bateman & Fonagy 2010). Selbst Menschen mit einem Psychose-Risiko leiden häufiger an psychotischen Ängsten, die sich in heftiger Auslöschungsangst[30] (Davidsen & Rosenbaum 2012; Hopper 1991; Winnicott 1956b) oder Angst vor psychischer Einsamkeit ausdrücken können (Stern 2007). Obwohl dies für einen raschen Beginn klinischer Interventionen spricht, um den Ängsten entgegenzuwirken, kann es durchaus sein, dass die therapeutische Beziehung als gefährliches Terrain erlebt wird. Die interpersonalen Probleme dieser Patienten werden häufiger als Nebenprodukt psychotischer Zustände angesehen und dementsprechend auch so behandelt. Verhaltenstherapeutische Behandlungsmaßnahmen (z.B. Fertigkeiten-Training) sind zwar hilfreich und nutzbringend, lassen aber die mentalisierende Ebene außer Acht. In stationären Versorgungseinheiten fokussiert man meist darauf, die Patienten zu befähigen, mit ihren Symptomen umzugehen. Die Vulnerabilität der Informationsverarbeitung, die Verarbeitungsdefizite in affektiv aufgeladenen Situationen, die reduzierte affektive Diskriminationsfähigkeit, die unangemessene Interpretation in sozialen Situationen, die Beeinträchtigung im Erschließen von Emotionen und Handlungsintentionen werden oft noch nicht in der Behandlung mitbedacht. Bis in die 1990er Jahre wurde die intersubjektive Dimension psychotischer Erkrankungen und die Notwendigkeit einer Psychosen-Psychotherapie bezüglich der sozial-emotionalen Verarbeitungsstörungen nur selten gesehen (Kanas 2001).

Dysfunktionales Mentalisieren

Patienten mit Psychosen, insbesondere mit Schizophrenien, weisen unterschiedliche Symptome und Verläufe auf, wobei die Verschlechterung sozialer Fertigkeiten, d.h. die fehlerhafte Interpretation sozialer Informationen, bei etwa zwei Dritteln der Betroffenen zu beobachten ist (Kircher & Leube 2007, S. 288 f.). Bei Patienten mit psychotischen Störungen imponiert häufig ein dysfunktionales Mentalisieren, wie z.B. fehlende Krankheitseinsicht, fehlender Perspektivwechsel zwischen erster und dritter Person, Mangel an Verständnis von Ironie und Metaphern bzw. Konkretismus als Neigung, nur wörtliche Bedeutungen zu akzeptieren. Zum dysfunktionalen Mentalisieren bei Schizophrenen kann auch das fehlerhafte Erkennen und Interpretieren von Gesichtsausdrücken, von Körperhaltungen und Sprachprosodie, das Reflektieren eigener Befindlichkeiten und Absichten sowie das Vergegenwärtigen eigener Intentionen, Gedanken und Gefühle gerechnet werden (Brüne & Juckel 2010; Moore et al. 2006). Menschen mit psychotischen Störungen zeigen erheblich häufiger als psychisch Gesunde dysfunktionales Mentalisieren. Darüber hinaus unterliegt das Vergegenwärtigen psychischer Vorgänge anderer Personen einer gewissen Irrtumswahrscheinlichkeit und ist daher ständig auch an die Berücksichtigung kontextueller Faktoren gebunden.

So findet sich bei Patienten mit starker Negativsymptomatik »under-mentalizing«, während die fehlerhafte Zuschreibung innerer Zustände bei anderen einem »poor mentalizing«, die überschießende Zuschreibung von inneren Motiven (z.B. böse Intentionen bei Wahnideen) einem »over-« bzw. »hyper-mentalizing« entspricht (Frith & Wolpert 2004). Verfolgungswahn und andere Formen von Wahnentwicklung können als Ergebnis gestörter Informationsverarbeitung angesehen werden, die aufgrund einer selektiven Wahrnehmung vornehmlich bedrohungsbezogener Reize und Fehler im schlussfolgernden Denken (willkürliches Schlussfolgern, Attributionsfehler) zustande kommen. Des Weiteren finden sich Beeinträchtigungen

- der *sozialen Kognition* (z.B. das Wahrnehmen und Erkennen von Emotionen in Gesichtern und in der Stimme),
- der *Theory of Mind-Leistungen,*
- Schwierigkeiten beim Erleben eines *Selbst als Urheber* (self as agent),
- Schwierigkeiten bei der *Selbst-/Nicht-Selbst-Unterscheidung,*
- Schwierigkeiten beim *Von-sich-absehen-Können* (self-inhibition),
- Störungen des *autobiographischen Gedächtnisses* und der *narrativen Kohärenz.*

Role Taking-Tests an Kindern, von denen aufgrund einer familiären genetischen Belastung ein besonders hohes Risiko für das Auftreten einer psychotischen Erkrankung angenommen wurde, ergaben, dass deren Fähigkeit, fremde Rollenmuster einzunehmen, gegenüber einer Kontrollgruppe deutlich eingeschränkt war (Schiffman et al. 2004).

Während gelingendes Mentalisieren ebenso wie Metakognition (d.h. über Denken nachzudenken) die Fähigkeit einschließt, Selbst- und Fremdrepräsentanzen zu bilden (Frith 1992), um Selbst und Nicht-Selbst zu unterscheiden, ist diese Kompetenz bei Patienten mit Psychosen eingeschränkt (Sprong et al. 2007). Dabei scheinen die zu einer psychotischen Entwicklung führenden Einbrüche des Mentalisierens durch viele unterschiedliche Faktoren ausgelöst werden zu können (Brent et al. 2014a): etwa durch massive Beeinträchtigungen in der frühen Bindungsbeziehung, durch traumatisierende Lebensereignisse oder durch Substanzmissbrauch. Schon bei Patienten mit einer »first episode psychosis« (FEP) ließ sich ein Zusammenhang zwischen Bindungsstil, Mentalisieren und Verlust der narrativen Kohärenz beobachten (Macbeth et al. 2011; Macbeth et al. 2008). Der Verlust an narrativer Kohärenz und die Beeinträchtigungen im Selbstreflexionsvermögen führen neben Störungen im autobiographischen Gedächtnis und desorganisiertem Denken sowohl zu größerem Misstrauen als auch zu Halluzinationen (Dimaggio et al. 2013; Dimaggio et al. 2012; Lysaker et al. 2007; Lysaker et al. 2011b). Eine Einschränkung der Wahrnehmung dieser mentalen Zustände und eine damit einhergehende Verschlechterung des psychosozialen Funktionsniveaus können allerdings der Manifestation einer psychotischen Erkrankung vorausgehen und einen wichtigen prognostischen Faktor darstellen.

Hochrisikopatienten weisen deutliche neurokognitive Beeinträchtigungen auf, besonders in Gedächtnis und Sprachkompetenz (Fusar-Poli et al. 2012). Solche kognitiven Marker könnten die Früherkennung von Psychosen möglicherweise verbessern. Nicht selten beginnen schizophrene Psychosen mit kleinen Veränderungen und alltäglichen Befindlichkeitsstörungen, wie etwa Reizbarkeit, Schlafstörungen, gedrückter Stimmung, kognitiven Defiziten wie z.B. Konzentrations- und Aufmerksamkeitsproblemen oder starker Vergesslichkeit. Außerdem sind ein massiver Rückzug von Freunden und Familie, ein Kommunikationsverlust und ein Sich-kaum-noch-erreichen-Lassen häufig genannte Anzeichen.

Begünstigt wird diese »Selbst-Störung« durch »frühe« (d.h. perinatale) neuronale Reifungsstörungen (z.B. eine abnormale kortikale Zellwanderung und mini-säulenartige Formation) speziell im medialen präfrontalen und temporolateralen (Sulcus temporalis superior) sowie parietalen (unterer Parietallappen) Kortex. Diese beim »Prozessieren des Selbst« involvierten Strukturen führen zu subtilen Brüchen des »Selbst« in der Kindheit bei Menschen, deren Psychose-Risiko erhöht ist. Die neuronale Entwicklung während der Adoleszenz (z.B. anomales synaptisches Pruning), die die neuronale Vernetzung des Selbst betrifft, kann zusätzlich die Selbst-Störung begünstigen und zum Vollbild einer Psychose führen, wobei eine genetische Vulnerabilität mit Dysregulation des Stress-Response-Systems sowie des mesolimbischen Dopamins wahrscheinlich begünstigend ist (Brent et al. 2014b).

Mentalisierungsbasierte therapeutische Prinzipien bei Psychosen

Aus all diesen Einschränkungen ergibt sich die Notwendigkeit einer frühen Fokussierung auf die Förderung der Mentalisierungsfähigkeit, speziell in der frühen Phase der Behandlung. Frühe intensive klinische Interventionen können die psychotische Symptomatik verbessern und die Heilungschancen maximieren (Johannessen 2004; Macbeth 2008; Malla & Payne 2005). Hinsichtlich der Zielsetzung von Frühinterventionen herrscht Einigkeit vor allem bezüglich der Maximierung der Lebensqualität, der Minimierung der Rückfallquote und der Wahrscheinlichkeit des Auftretens sekundärer Symptome, um zu erreichen, dass diese Patienten ein unabhängiges Leben führen, einen Beruf ausüben und am gesellschaftlichen Leben teilnehmen können (Brüne & Juckel 2010). Ebenso positiv scheint sich bei diesen Patienten – mehr noch als bei anderen – die mentalisierungsbasierte Fokussierung auf die therapeutische Allianz auszuwirken, indem besonders auf Einbrüche des Mentalisierens geachtet wird, um die paranoide Symptomatik in der frühen Phase möglichst zu minimieren (Brent 2015). Die Arbeitsgruppe um Debbané (2016) empfiehlt eine frühe mentalisierungsbasierte Therapie in der Hochrisikophase der Exazerbation einer Psychose, um einen chronischen Verlauf zu minimieren, zu verhindern und zu einer positiveren Prognose beizutragen. Trotzdem wird die Psychosen-Psychotherapie noch immer nicht früh genug eingesetzt, da die Erkrankung von der Umgebung anfangs eher nicht wahrgenommen wird und Psychose-Patienten aufgrund der spezifischen Symptomatik und der Schwierigkeiten im Alltag (Kommunikationsverlust, sozialer Rückzug etc.) eher nicht das Gespräch suchen. Möglicherweise bringen sie ihre Schwierigkeiten auch nicht mit ihrer Erkrankung, die sie als solche eher verleugnen, unmittelbar in Zusammenhang.

Im MBT liegt der eigentliche Fokus nicht so sehr auf den Inhalten der mentalen Repräsentation des Selbst als auf der Rehabilitation der Mentalisierungsfähigkeit. In MBT-G hat sich ein kleinschrittiges, strukturiertes Vorgehen mit psychoedukativen Elementen in der Anfangsphase, mit Elementen aus den MBT-Kurztherapie-Interventionen und der gruppenanalytischen Technik des Connecting und Linking bewährt. Das therapeutische Vorgehen besteht in einem wechselseitig aktiven Erfragen und Explorieren der inneren Zustände der Gruppenteilnehmer, auf die sich die Gruppenteilnehmer zunehmend hinbewegen. Dies lässt die Patienten schließlich gemeinsam erkennen, wie ihre inneren Zustände mit den interpersonalen Kontexten zusammenhängen könnten.

Interventionen, welche die Selbst-/Nicht-Selbst-Unterscheidung fördern, sind für die Behandlung in frühen Phasen der Psychose besonders geeignet. Aus MBT-Perspektive gilt das Hauptinteresse dem »Selbst als Urheber« (self as agent) quasi als Prozess, der es ermöglicht, dass eine Selbstrepräsentation überhaupt auftauchen kann, wofür eine kontinuierlich stattfindende Gruppe geeigneter zu sein scheint als eine Dyade. Der Fokus liegt nicht mehr bei den Inhalten der mentalen Repräsentation des Selbst, sondern bevorzugt in der neugierigen Bereitschaft des Sich-anstecken-, Sich-überraschen-, Sich-beeinflussen- und Sich-bereichern-Lassens in der Begegnung mit dem Anderen (Bateman 2007). Demnach sollte MBT wie MBT-G hauptsächlich darauf fokussieren, eigenes Erleben in eine Erzählung zu bringen, um die Patienten darin zu unterstützen, den Verlauf von Gedanken, Gefühlen und Verhalten in der interpersonalen Interaktion zu formulieren und die Zusammenhänge mehr und mehr zu erkennen (Dimaggio et al. 2013; Dimaggio et al. 2012).

Dies kann allerdings auf Schwierigkeiten stoßen, wenn sich der Patient in einem wahnhaft selbstreferenziellen Orientierungsverlust befindet, sodass die Akuität der Psychose Berücksichtigung finden sollte. So beschrieb ein Psychose-Patient in einer MBT-G sein Erleben mit den Worten: »Ich kann gar nichts alleine machen, nirgendwohin gehen, nicht einmal das Haus verlassen. Wenn ich ohne Begleitung bin, verliere ich jegliche Orientierung. Ich weiß gar nichts mehr, nicht wo ich bin, wer ich bin und wohin ich wollte. Ich ziehe dann ziellos umher und verliere mich irgendwo. Sobald jemand, den ich gut kenne, bei mir ist, funktioniere ich wieder.«

In psychotischen Zuständen kommt es offenbar zu einem Zusammenbruch der Möglichkeit, sich in soziale Kontexte einzubinden oder an die Narrative anderer anzuknüpfen, d.h. zum Einbruch der reflexiven Kompetenz und letztendlich des globalen Kohärenzgefühls. MBT-G ist in dieser Hinsicht eine (ideale) Möglichkeit, dieser Entwicklung in der Psychose durch »joint social activities« (ähnlich der »joint attention«, die zeitlebens für das Selbstempfinden maßgeblich ist) entgegenzuwirken (Felsberger 2015). Selbst- und Nicht-Selbst-Repräsentanzen entwickeln sich aus einem gemeinsamen, verkörperlichten interpersonalen Verhalten.

Auch sollte mit den Patienten nach einem Erstgespräch gemeinsam erarbeitet werden, in welcher Weise sie auf ihre Erkrankung zu reagieren scheinen und worin die Wurzeln ihrer Entwicklung und ihrer interpersonalen Anpassung liegen könnten. Für die sich anschließende Behandlung sollten die grundlegenden kognitiven und affektiven Regulationsmuster bezüglich ihres »reflective functioning« besprochen werden, um gemeinsam zu entscheiden, welche Veränderungen durch die Psychotherapie angestrebt werden sollten (Gumley et al. 2008). Dieses Vorgehen empfiehlt sich auch für MBT-G, weil sich durch den Gruppenkontext hervorragende Möglichkeiten ergeben, komplexere Vorstellungen über sich selbst und über andere zu bilden. Durch die Technik des »Connecting and Linking« (im Sinne eines An- und Einbindens) können diese zunehmend komplexeren Vorstellungen über sich selbst und andere entwickelt werden. Der Gruppenleiter verbindet dabei aktiv die Beiträge und Geschichten der Gruppenteilnehmer und versucht diese mit verbalen und nonverbalen Mitteln miteinander in Beziehung zu setzen (Kennard et al. 2000; Nitsun 1996).

Psychotische Patienten scheinen in Gruppenpsychotherapien seltener zu Dissoziationen zu neigen als im Einzelsetting (Gimenez 2011). Beim Konstruieren von assoziativen Ketten im relativ sicheren Rahmen der Gruppe gelinge es den Patienten in der Gruppenpsychotherapie eher, eigene abgespaltene Anteile zu erforschen, als dass die Gruppe Regression und Dissoziation triggere. Außerdem konnten die Patienten dissoziierte und wahnhafte Inhalte zu einer assoziativen Kette bzw. zu einem Narrativ verknüpfen, was häufig zu einer Verringerung der wahnhaften Symptomatik führte und die Fokussierung auf die Emotionen eher erlaubte.

Die Arbeitsgruppe um Lysaker (2011a) plädierte dafür, folgende Fragen dezidiert in das psychotherapeutische Blickfeld zu nehmen, um das therapeutische Bündnis nicht in Gefahr zu bringen: Welche Schlüsse zieht ein Patient aus dem Wahrgenommenen? Wie subjektiv kann er seine Gedanken erleben? Welchen Sinn schreibt er dem zu und wie beeinflusst dies sein Gefühl der Handlungskompetenz (›sense of agency‹)? Bei Patienten mit einer Störung der Selbstreflexion sollte explizit auf das intersubjektive Erleben während der Psychotherapie fokussiert werden, denn die Förderung intersubjektiver Prozesse hilft, komplexere Vorstellungen über sich selbst zu bilden und das Entstehen von Wahnvorstellungen abzuwehren (Lysaker et al. 2012).

MBT-G in der Psychosenbehandlung

MBT-G in der Behandlung von Patienten aus dem Psychose-Spektrum ist in der Regel in einem Setting mit einmal wöchentlich stattfindender Gruppe für 90 Minuten sowohl stationär als auch poststationär gut durchführbar, etwa für Patienten mit entaktualisierten schizophrenen Psychosen, schizoaffektiven sowie bipolaren Störungen. Patienten mit diesen Diagnosen befinden sich meist schon lange Jahre in psychiatrischer Behandlung, leben aber häufig mit ihrer Erkrankung in sozialer Zurückgezogenheit und haben in Ermangelung eines kassenfinanzierten Therapieplatzes oder aus Kostengründen außerhalb einer stationären Behandlung selten an einer Gruppenpsychotherapie teilgenommen oder generell kaum Erfahrung mit Psychotherapie.

Die katalanische Arbeitsgruppe um Lana (2015) entwickelte ein tagesklinisches Kurzgruppentherapie-Konzept (zwölf 50-minütige Sitzungen in zwölf Wochen) für zehn Patienten (gewöhnlich sechs bis acht) mit expliziten Übungen im Mentalisieren, deren Manualisierung sie an 41 Patienten mit Störungen aus dem Psychose-Spektrum evaluierten. Ihr Therapiekonzept fokussierte vier Themen: Motive verstehen (vier Sitzungen), Haltungen verstehen (vier Sitzungen), Emotionen verstehen (zwei Sitzungen) und schließlich das Verstehen, was »macht mich aus?« (zwei Sitzungen). Die Gruppe wurde von zwei Therapeuten mit mehr als zehnjähriger Erfahrung in klinischer, psychodynamischer Psychotherapie geleitet, wobei einer der Therapeuten an verschiedenen MBT-Trainings in London teilgenommen hatte. Aufgrund der kurzzeitgruppenbedingten, fehlenden Gruppenkohäsion wurde auf implizites Mentalisieren verzichtet; trotzdem betonten die Autoren, dass Gruppen mit explizitem Mentalisieren unweigerlich auch implizit mentalisierten, was durch eine gewisse Konstanz in der Gruppe entstehe, insbesondere wenn es sich um eine geschlossene Gruppe handle. Die gleiche Forschungsgruppe untersuchte unerwünschte Wirkungen und Nebenwirkungen wie z.B. klinische Verschlechterung, Nebenwirkungen von Medikamenten, familiäre Konflikte, Konflikte mit Mitpatienten oder mit dem Tagesklinik-Personal bzw. Nebenwirkungen durch andere tagesklinische Therapien, die aber meist nicht als Folge der MBT-G bewertet werden mussten.

Da Mentalisieren, wie in anderen Psychotherapien, auch in der Psychosen-Psychotherapie anfangs große Schwierigkeiten bereitet und häufiger zum Therapieabbruch führen kann, stellten Sachs & Felsberger (2013) Elemente aus den MBT-Kurzzeittherapie-Interventionen (Allen et al. 2012, 2015) einer reflektierenden therapeutischen Arbeit voran (vgl. Tab. 4-1). Ähnlich wie im 18-monatigen Programm für BPS-Patienten bereiten diese Kurzzeittherapie-Interventionen auf die therapeutische Beziehungsarbeit vor und wirken entängstigend.

Nach einer differenzierten Diagnostik, einschließlich der Erfassung der Mentalisierungsfähigkeit, kann in der Eingangsphase der Behandlung mit psychoedukativen Mitteln zunächst ein ätiologisches Verständnis der Problematik und Therapie der Erkrankung vermittelt werden. Dies trägt zur Stabilisierung und Festigung der therapeutischen Beziehung bei und dient der Vorbereitung auf ein verbessertes reflektierendes Arbeiten. Die Arbeit an der Mentalisierungsfähigkeit des Patienten mit dem Ziel einer Verbesserung der

Mentalisieren der Persönlichkeit
■ Wer bin ich? ■ Was macht mich zu »mir«? ■ Stimmungen verstehen ■ Wie funktioniert meine Psyche? ■ Falsche Zuschreibungen erkennen ■ Das Selbst durch den/die Anderen verstehen
Imaginatives Mentalisieren
■ Ein Foto interpretieren ■ Eine Geschichte erzählen ■ Die eigene Gedanken- und Gefühlswelt malen ■ Eigene Gedanken und Gefühle in Musik ausdrücken ■ Sich mit einem Gegenstand identifizieren ■ Metaphern finden
Mentalisieren interpersonaler Interaktionen und Beziehungen
■ Über eine wichtige Bindungsbeziehung nachdenken ■ Ein Szenario mentalisieren: zu spät kommen ■ Ein Szenario mentalisieren: sich aus einer engen Beziehung zurückziehen ■ Künftige Interaktionen

Tab. 4-1 Mentalisierungsübungen (mod. nach Allen 2015, S. 202)

Affekt- und Selbstregulierung und der interpersonalen Beziehungen stellt den Kern der Behandlung dar. Die Interventionen lenken die Aufmerksamkeit der Patienten auf deren Affekte und Erleben im Hier und Jetzt der therapeutischen Beziehung bzw. der therapeutischen Gruppe, sind kurz und einfach und beziehen sich primär auf bewusstseinsnahes Material. Dabei werden auch die Vorteile des Gruppensettings genutzt. Zunächst wird die Gruppenkohäsion verbessert, wodurch der Therapeut aktiv den Prozess und die Kommunikation bezüglich der Interaktionen reguliert und fördert. Über das »Connecting« und »Linking« unterstützt der Gruppenleiter den sozialen und narrativen Kontext, wodurch zunehmend komplexere Vorstellungen über sich selbst und andere entwickelt werden können. Gemeinsam geschaffene narrative Ketten werden mit immer differenzierteren und komplexeren Eindrücken sowie Inhalten aller

Gruppenteilnehmer angereichert und enthalten Schlussfolgerungen sowie Sinnzuschreibungen, die sich für sie aus dem Wahrgenommenen ergeben. In MBT-G für Psychose-Patienten empfiehlt sich die Anwendung szenischen Verstehens (Lorenzer 1970), nämlich das Verstehen derjenigen Muster einer Szene, welche die Lebensäußerungen mitorganisieren. Letztlich geht es um das Verstehen von Interaktionsprozessen und darum, wie sich die Beteiligten einander einbinden.

Sachs und Felsberger (2013) und Felsberger (2015) entwickelten ein achtwöchiges Therapieprogramm mit drei Gruppentherapie-Sitzungen pro Woche à 60 Minuten in Kombination mit psychopharmakologischen, psychotherapeutischen und psychoedukativen Elementen für Patienten aus der Psychosen-Früherkennungs-Ambulanz. Angelehnt an die MBT-Kurzzeittherapie wird die Gruppentherapie dort mit gezielten Übungen zum Mentalisieren (s. u.) begonnen und erst im weiteren Verlauf eigenes Erleben in die gemeinsamen Reflexionen eingebunden. Wichtig ist eine neugierige und fragende Haltung und eine strukturierte »Step by step«-Vorgehensweise, in der detailliert und klärend die vom Patienten eingebrachten autobiographischen Episoden (zeitnah und erlebnisnah) oder Szenen des Hier-und-Jetzt der Gruppe besprochen werden, ständig auf der Suche nach Gefühlen und Vorstellungen, die in dieser Episode handlungsmotivierend gewesen sein könnten. Das Herausarbeiten von Beziehungshypothesen ist jedoch kein Selbstzweck, sondern ein Vehikel

MBT – einführende Übungen

1. Einführung in die mentalisierungsbasierte Gruppenpsychotherapie (psychoedukative Phase)
2. Einstieg: »Etwas Erfreuliches/etwas Unerfreuliches«
3. Übungen – Reflektieren über sich und andere anhand von fiktiven Szenen
4. Übungen – Szenisches Verstehen anhand von Fotos (Filmausschnitten) – innerer Monolog
5. Übungen und Gespräche über Szenen aus dem eigenen Alltag
6. Verbindende Frage: Was würde ich gerne über einen anderen Gruppenteilnehmer wissen?

auf dem Weg zur Rehabilitation der Mentalisierungsfähigkeit. Der Fokus liegt auf der »Kultivierung« mentaler/psychischer Prozesse. Da es diesen Teilnehmern nicht leicht fällt, sich in ein Gruppengespräch einzubinden, verlaufen die Sitzungen stets in ähnlicher Weise. Dies dient auch der Förderung einer neugierigen Offenheit.

ad 1) *»Connecting« und »linking«* – die Patienten werden mit Hilfe einführender Übungen (vgl. Tab. 4-1) beim Sich-Einbinden in und Anbinden an die Gruppe unterstützt. Nach einer kurzen psychoedukativen Phase, in der in die Gruppenpsychotherapie eingeführt wird und grundlegende Informationen zum Sinn und Zweck des Vorgehens (wie wir arbeiten werden und warum in dieser Weise) gegeben werden, erfahren die Teilnehmer, dass es erschwerende Bedingungen für das Mentalisieren gibt und dass Missverstehen und Missdeutungen in sozialen Situationen auch normal sind.

ad 2) Zur Erleichterung des Einstiegs mit einem »Icebreaker« beginnen: Jeder Teilnehmer ist eingeladen, etwas *Erfreuliches oder Unerfreuliches* der letzten Tage zu berichten. Die Teilnehmer thematisieren die Beiträge kurz durch Rückfragen und manchmal erwächst daraus ein Thema für die Gruppensitzung, sie können das Wort aber auch an den Nächsten weitergeben. Kein Beitrag ist zu unwichtig, um geäußert zu werden. So erfahren die Teilnehmer, dass sich das augenblickliche Befinden oft aus positiven und negativen Tönen mischt. Außerdem stehen im Erleben oft die negativen Aspekte im Vordergrund, die positiven erhalten weniger Gewicht und werden oft als nicht der Rede wert empfunden. Dem soll mit dieser Übung entgegengewirkt werden. Rasch bemerken die Patienten, dass die anderen Gruppenmitglieder sehr ähnliche, dennoch aber auch andere Erfahrungen im Alltag machen, was sich entängstigend auswirkt.

Zusätzlich kommt hier das gruppenanalytische Moment des »Modelling« zum Tragen. Der Gruppenleiter (und eventuell ein Ko-Leiter) halten die Runde lebendig im Gange, fragen interessiert nach, äußern gegebenenfalls Verständnis und Mitgefühl, schließen an Informationen oder Themen aus früheren Sitzungen an, erfragen Motive und Absichten.

ad 3) Das *»Slowing down«-Prinzip* ist ein kleinschrittiges »Step by step«-Vorgehen, das vorschnellen, nicht mentalisierenden Schlüssen (»jumping to conclusions«) entgegenwirken soll. Danach wird ein freieres Gruppengespräch über das eigene Erleben angestrebt. Ziel ist, die Aufmerksamkeit vom Patienten und von möglicherweise überwältigenden Ängsten wegzulenken und dadurch besser in einen mentalisierenden Modus zu kommen. Folgende Fragen beschäftigen die Gruppe: Welche Schlüsse ziehe ich aus dem Erlebtem? Kann ich mich gedanklich zwischen innerer und äußerer Welt hin- und herbewegen?

ad 4) Die Patienten *betrachten gemeinsam ein Foto* (über eine interpersonelle Situation) und bekommen folgende Anleitung: Betrachten Sie das Bild sehr genau! (Welche Stimmung vermittelt es? Was passiert in der Szene? Welche Personen sind beteiligt oder nur am Rande beteiligt?). Wählen Sie eine Person im Bild aus und versuchen Sie, sich in diese hineinzuversetzen. Schreiben Sie einen kurzen inneren Monolog zum abgebildeten Moment, d. h. schreiben Sie so, als würden Sie mit sich selbst sprechen, sich die eigenen Gedanken, Gefühle, Beziehungen vor Augen halten.

Die im Bild festgehaltenen Gesichter und Körperhaltungen veranlassen die Patienten zu unterschiedlichen Interpretationen über Gedanken, Gefühle, Wünsche und Befürchtungen der abgebildeten Personen sowie deren Beziehungen untereinander. Danach teilen die Gruppenteilnehmer ihre jeweiligen Monologe mit, wodurch sie verschiedene Blickwinkel in der Gruppe erfahren, die sie vermutlich auch neugierig auf die Sicht der anderen macht. Dabei geht es weniger um konkrete Inhalte, die man aufgreifen und deuten oder gar mit biographischen Ereignissen der Patienten in Verbindung bringen könnte, sondern vielmehr darum, die eigenen mentalen Prozesse während einer Begegnung oder Interaktion aufzuspüren und diese mit dem jeweiligen Befinden in Verbindung zu bringen. Dies geschieht zunehmend im Hier und Jetzt, in dem auch reflektiert wird, was diese Gespräche in den Teilnehmern auslösen.

ad 5) *Szenen mentalisieren.*
Szene 1: Zwei Personen A und B haben sich verabredet, B kommt 30 Minuten zu spät und ist auch nicht erreichbar. Aufteilen der Gruppe in zwei Untergruppen A und B. Die Teilnehmer bekommen einige Minuten Zeit, um sich in A oder B hineinzuversetzen. Sie reflektieren und besprechen dann folgende Fragen:

- Wie geht es Ihnen beim Warten?
- Was geht in Ihnen während des Wartens vor?
- Was denken Sie über sich und über den anderen?
- Was glauben Sie, wie der andere denkt?
- Wie fühlen Sie sich in Bezug auf den anderen?
- Wie vermuten Sie, fühlt der andere?
- Welche Schlüsse ziehen Sie?
- Was vermuten Sie, was wird der andere rückschließen?
- Wie verhalten Sie sich bzw. was tun Sie?
- Wie werden Sie reagieren, wenn Sie zusammentreffen?
- Was werden Sie sagen?
- Was wird der andere sagen?

Es ist wichtig, für diese Übung viel Zeit einzuplanen und die Äußerungen der Teilnehmer als gelungene mentalisierende Bemerkungen zu kommentieren. Weniger mentalisierende Äußerungen werden hinterfragt, um dem Mentalisieren auf die Spur zu kommen. Diese Übungen können thematisch variiert, mehrfach wiederholt werden.

Szene 2: A hat sich aus der Freundschaft/Beziehung zu B zurückgezogen und antwortet nicht auf Anrufe. Schließlich antwortet A doch und es wird ein Treffen vereinbart. Ebenso können modifizierte Szenen aus dem »Faux Pas Recognition Test« (www.autismresearchcentre.com) oder die sogenannten »Happé Stories« bei Kindern und Jugendlichen adaptiert und eingesetzt werden.

Fauxpas-Szene mentalisieren: Elisabeth ist eben erst in eine neue, schon möblierte Wohnung gezogen. Sie hatte große Freude dabei, einige neue Dinge für ihre Wohnung zu kaufen. Für das Schlafzimmer suchte sie neue Vorhänge aus. Als die Wohnung fertig war, kam ihre beste Freundin Susanne zu Besuch. Elisabeth führt sie durch die Wohnung und fragt: »Wie gefällt dir mein Schlafzimmer?« Susanne meint, »Ganz gut, bis auf die Vorhänge. Die sind schrecklich. Da musst du dir noch neue besorgen.«

Auch hier empfiehlt es sich, den Teilnehmern Zeit zu geben, um sich gedanklich und gefühlsmäßig in die Personen hineinzuversetzen und deren Inneres zu ergründen. Folgende Fragen, angelehnt an Fragen aus dem Fauxpas-Test, werden besprochen:

- Hat in dieser Geschichte jemand etwas Unpassendes geäußert?
- Wenn ja, wer?
- Warum war es unpassend?
- Wie geht es Elisabeth in dieser Situation?
- Wie fühlt sie sich?
- Wie reagiert sie auf diese Äußerung?
- Wie denkt Susanne?

Die Gruppenteilnehmer tendieren auf sehr unterschiedliche Weise, aber ähnlich rasch, zu voreiligen Schlüssen. Bezüglich Szene 1 argumentieren Teilnehmer manchmal so: »B hat sicher was Besseres vor« oder »B kommt nicht, also fahre ich nach Hause«. Die Teilnehmer sind oft erstaunt, wie unterschiedlich die Szene aufgefasst und interpretiert wird und zu welch unterschiedlichen, aber mitunter auch ähnlichen Reaktionen sie führt. Mentalisieren anhand dieser Szenen bietet sich gut an, um »ungestört« durch eventuell zu große emotionale Beteiligung am Prozess zu arbeiten.

Szenen aus dem Alltag: In der Folge wird an ähnlichen Szenen aus dem Alltag gearbeitet, wie z. B.: Ich sehe auf der Station einen Mitpatienten mit finsterem Gesichtsausdruck.

- Welche Schlüsse ziehe ich daraus?
- Wie wirken sich diese auf meine Befindlichkeit und auf mein Verhalten aus?
- Was schließe ich aus den eigenen Reaktionen oder den Reaktionen des anderen?
- Wie geht es mir dann?

ad 6) *Neugierig sein.* Die Teilnehmer werden dazu eingeladen »neugierig zu sein«, d. h. zu überlegen, ob sie von einem der anderen Gruppenteilnehmer mehr wissen oder etwas für sie Neues in Erfahrung bringen möchten.

Mehr und mehr ersetzen Szenen aus dem eigenen Alltag der Teilnehmer die gezielten Übungen in der gemeinsamen Reflexion. Im Verlauf der Therapie werden sie mutiger, diese von sich aus einzubringen. Durch aktives Erfragen und Hinterfragen, wie es ihnen in der Gruppe ergeht, wenn sie sprechen, von sich erzählen, wie sie die gemeinsame Arbeit erleben, wie sie die Therapeuten erleben und was sie von ihnen erwarten oder erhoffen, entsteht ein immer differenzierteres Bild von den anderen Gruppenteilnehmern, können sie sich langsam in diese hineinversetzen, die eigenen inneren Zustände und die der anderen explorieren und sich gleichzeitig in eine gewisse Nähe zueinander bringen. So können sie ihre inneren Zustände zunehmend unterscheiden, mit bestimmten interpersonalen Kontexten in Zusammenhang bringen und sich den aktuellen Kontext der Behandlung und das spezifische Vorgehen der Gruppenleiter besser vergegenwärtigen.

Mentalisieren der Persönlichkeit

Wer bin ich?

1. Objektive Fakten über mich auflisten (wie in einer Vorstellungsrunde)
2. Sich beschreiben, ohne äußere Fakten zu nennen: Eigenschaften und Charakter, typische Stimmung, Wünsche, Denkmuster …
3. Reflektieren: Wie beschreibe ich mich? Verändert sich das? Wodurch?
4. Was unterscheidet mich von anderen (Familienmitgliedern, Gruppenteilnehmern …)?
5. Die anderen Gruppenteilnehmer geben Rückmeldung (Selbstbild – Fremdbild)

Stimmungen verstehen

1. Beschreiben Sie die vorherrschende Stimmung von jemandem, den Sie gut kennen
2. Lassen Sie die gewählte Stimmung genau beschreiben
3. Womit hängt diese Stimmung zusammen, wodurch wird sie beeinflusst?
4. Färbt die Stimmung des Freundes/Partners … auf mich ab?
5. Kann ich diese Stimmung beeinflussen?
6. Beschreiben und analysieren Sie Ihre vorherrschende Stimmung in ähnlicher Weise

Auf diese Weise kann sich die Gruppe in relativ kurzer Zeit von einer leiterzentrierten Interaktionsform zu einer Gruppe mit teilnehmerzentrierter Kommunikation entwickeln. Den Teilnehmern kann es dadurch zunehmend gelingen, sich bei Wahrung einer ausreichenden Distanz zu öffnen und neugierig aufeinander zu werden.

Vignette

Martina ist eine junge Patientin, die befürchtet, jemand könnte ihrem Getränk eine Droge beigemischt haben, wodurch sie in der Öffentlichkeit nicht aus Gläsern oder bereits geöffneten Flaschen trinken kann. Sie berichtet in Zusammenhang mit der Übung »Szenen aus dem Alltag« von einem Ereignis am Wochenende, als sie mit einer Freundin im Kaffeehaus sitzt und ein Getränk bestellt. Die Theke ist ihr nicht einsichtig, weshalb sie nicht mitverfolgen kann, wie der Kellner ihr das Getränk einschenkt. In der Folge drängt sich ihr die Vorstellung auf, er könne ihr etwas ins Getränk gemischt haben. Es ist ihr danach nicht möglich, aus dem Glas zu trinken, obwohl sie eigentlich weiß, dass das nicht sein kann. Sie kann sich der ängstigenden Vorstellung nicht erwehren. Angeleitet durch die Therapeutin reflektieren die anderen Gruppenmitglieder nun, wie sich Martina wohl gefühlt haben mochte, was vielleicht in ihr vorging, aber sie überlegen auch mögliche Motive des Kellners, jemanden z. B. Drogen ins Getränk zu mischen. Sie tun dies, indem sie sich in sie hineinversetzen und laut darüber nachdenken, wie es ihnen wohl in so einer Situation ergangen wäre. Erstaunt über die unterschiedlichen Sichtweisen, stellt Martina im Laufe des Gesprächs fest, dass sie das so noch nicht gesehen habe. Am Ende der Therapie meint sie, sie habe es als besonders hilfreich erlebt, der Gruppe beim Reflektieren ihrer Kaffeehaus-Szene zuzuhören, und erlebe nun die Konfrontation mit anderen Blickwinkeln als sehr entlastend (»Ich habe das nie zu Ende gedacht«). Zusätzlich habe die vertraute Beziehung zu den anderen Gruppenmitgliedern es ihr erleichtert, deren Position auch sehen zu können (»Denen habe ich das abnehmen können!«).

4.2 »Social dreaming« – Eine »neue« Form, Mentalisieren zu fördern

»Social dreaming«, im Deutschen eher als »Soziale Traummatrix«[31] bekannt, ist eine Methode, bei der mit Hilfe der Untersuchung von Träumen ein Zugang zum sozialen Unbewussten einer Gruppe gesucht wird. Sie ist in Deutschland, insbesondere im klinischen Bereich, weitgehend unbekannt, eignet sich aber aus eigener Erfahrung sehr, im stationären wie tagesklinischen Setting Mentalisieren zu fördern, auch wenn noch keine wissenschaftlichen Daten dafür vorliegen. Die Methode des »social dreaming« unterscheidet sich von der Traumerzählung eines Gruppenmitglieds in einer laufenden Gruppenpsychotherapie, in der die Gruppe den Traum eines Gruppenmitglieds analysiert (Neri et al., 2002), durch eine andere Aufgabenstellung. Es geht weniger um den Träumer als um den oder die Träume.

Während der Traum für Freud ein »Königsweg zum Unbewussten« war und »Die Traumdeutung« (Freud 1900 a) wesentlich zur Begründung der Psychoanalyse beitrug, verlor sich mit der psychotherapeutischen Fokussierung auf das Individuum analog zur Einzeltherapie zunehmend die soziale Bedeutung von Träumen, die sie in der Geschichte der Menschheit bzgl. Weissagungen und Entscheidungen von Stämmen und Völkern durchaus gehabt hatte. Charlotte Beradt (1981), die in der Zeit des aufkommenden Nationalsozialismus in

Deutschland über befreundete Hausärzte Träume sammelte, inspirierte Gordon W. Lawrence, der 1971 als Forscher und Organisationsberater am *Tavistock Institute for Human Relations* arbeitete. Lawrence war gleichermaßen fasziniert und erschrocken über die Traumsammlung Beradts, in der jeder einzelne Träumer die sich entwickelnde Diktatur auf geradezu prophetische Weise in Form von Gleichschaltung und Terror in seinen Träumen schon im Jahre 1933 vorweggenommen hatte. Da sich Lawrence nicht als Psychotherapeut verstand, wandte er die Methode einerseits nicht in einem klinischen Setting an und verordnete ihr auch keinen Leiter, sondern einen oder mehrere »Gastgeber« (Lawrence 2005, 2010). Deren Aufgabe sei es nicht, die Träume zu interpretieren, sondern die Gruppe »nur« bei ihrem Austausch und dem Verstehen der Träume zu unterstützen.

Der »Gastgeber« einer sozialen Traummatrix, der in einer Klinik oder Tagesklinik auch der Gruppenleiter sein kann, eröffnet die Sitzung mit den Worten:

> Ich möchte mit Ihnen die soziale Traummatrix eröffnen. Sie wird xx Minuten bis XY Uhr dauern und sie wird einmal wöchentlich immer zur gleichen Zeit stattfinden. In der sozialen Traummatrix sind wir am Traum interessiert und nicht am Träumer. Wir wollen gemeinsam versuchen, die unbewusste Bedeutung unserer Träume zu erforschen. Wir alle sind eingeladen, unsere Träume miteinander zu teilen, ebenso wie unsere Einfälle zu den Träumen, zu einzelnen Traumelementen oder zu den Träumen und Bemerkungen anderer Teilnehmer in der Matrix. Sollten Ihnen, angeregt durch den Prozess, ältere Träume einfallen, sind diese ebenso wie alle anderen Einfälle willkommen. Wer berichtet uns den ersten Traum?

Zu unserem Erstaunen sind Patienten unserer Tagesklinik sehr bereitwillig, ihre Träume in einer Gruppe von 18 Teilnehmern und drei Therapeuten einmal pro Woche für 30 Minuten zu erzählen: Sie können sich besser aufeinander einlassen, wobei die Träume in verdichteter Form oft die Themen enthalten, die in den Kleingruppen erst später hochkommen. Weil es »nur« Träume waren, lösen sie auch deutlich weniger Angst und viel mehr Neugier aus. Insofern fördert der Austausch über Träume des oder der Anderen sowohl das Mentalisieren als auch Prozesse der Transformation. Sie ermöglichen einen Zugang zum unbewussten Denken, eng verknüpft mit Emotionen, Körperempfindungen, unbewussten Glaubenssätzen oder Mythen. Dabei wird die Gültigkeit der Einfälle der Gruppenteilnehmer nicht hinterfragt, es gibt kein richtig oder falsch. Dadurch entstehen Ketten von Einfällen, die die anderen Teilnehmer »verführen«, weitere Träume mitzuteilen, die mit den vorherigen verknüpft zu weiteren Einfällen, weiterem Material führen.

Im Unterschied zu Träumen in Gruppenpsychotherapien werden beim »social dreaming« mit der Gruppe, die nach Lawrence (2005) in Form eines sogenannten Schneeflocken-Musters sitzen sollte, Arbeitshypothesen entwickelt, wie die Träume im sozialen Kontext verstanden werden könnten. Auch wenn jeder einzelne Traum eine spezifisch individuelle Bedeutung für den jeweiligen Träumer hat und diese Bedeutung sich im Rahmen eines einzeltherapeutischen Prozesses herausarbeiten ließe, geht es beim »social dreaming« um die Bedeutung des Traumes für die Gruppe und deren Teilnehmer. Es ist der geteilte soziale Kontext, der sich in einer sozialen Traummatrix artikuliert, d. h. die Träume beleuchten, was die Teilnehmer der Gruppe gemeinsam bewegt. Wenn die Patienten einer Klinik bzw. Tagesklinik in einer »Sozialen Traummatrix« zusammensitzen, besteht die Möglichkeit, dass die Themen, die im Unbewussten der Organisation oder des sie behandelnden Teams oder des sozialen Unbewussten bedeutsam sind, in den Träumen der Teilnehmer auftauchen. Insofern entdecken sie die gemeinsamen Ängste und gemeinsamen unbewussten Phantasien in ihren Träumen. Je besser der Austausch und die Zusammenarbeit funktionieren, desto leichter gelingt der Übergang zu einer reflexiv-mentalisierenden Gruppe, die sich für eine festzulegende Zeit (je nach Gruppengröße) mit den Fragen beschäftigt:

- Was haben wir in der »Matrix« gehört und erfahren?
- Lassen sich in den Träumen und Einfällen Muster erkennen?

- Wo finden sich Verbindungen zwischen diesen Mustern und unserem sozialen Umfeld?
- Wie können wir die Gefühle, Phantasien, unser eigenes Befinden und Empfinden mit unseren Hypothesen verknüpfen?

So endet die »Social dreaming«-Gruppe damit, dass sie sich nicht mehr auf das direkte Erleben fokussiert, sondern mehr auf das Mentalisieren/Verstehen von Träumen im gruppalen Kontext. Weitere Forschungsarbeiten sind aber dringend erforderlich.

KAPITEL 5

Fort- und Weiterbildung oder Wie lernt man Mentalisieren in Gruppen?

Orlinsky und Mitarbeiter (2005) konnten weltweit an 5000 Therapeuten ganz verschiedener Schulen zeigen, dass es für die Entwicklung von Psychotherapeuten Zeit braucht. Allerdings wurde der Ausbildung und Entwicklung von Psychotherapeuten bisher wenig Aufmerksamkeit gezollt: In der Regel wurden Psychotherapiestudien den Psychotherapeutenstudien vorgezogen, »als ob Therapeuten, wenn angemessen ausgebildet, mehr oder weniger unbeeinflussbar« wären (Orlinsky et al. 2005, S. 5). Interessanterweise scheint Foulkes in ein ähnliches Horn geblasen zu haben, als er in einem der Nachwelt nicht erhaltenen Brief die psychoanalytische Ausbildung kritisierte und folgende Antwort von Freud erhielt[32]: »Vieles, was Sie in Ihrem Brief kritisch andeuten, ist leider gut begründet. Mir erscheint es als die größte Enttäuschung an der Analyse, dass sie an den Analytikern selbst nicht größere Veränderungen zustande bringt. Es hat noch niemand zum Gegenstand einer Untersuchung gemacht, mit welchen Mitteln die Analytiker es zustande bringen, sich den Einflüssen der Analyse auf ihre eigene Person zu entziehen […]« (Rothe 1996, S. 166). Orlinsky und Mitarbeiter vermuten, dass ein impliziter Grund für den Forschungsmangel zu Psychotherapeuten in der Annahme liege, dass es sich bei Psychotherapie basal um eine Anzahl von wirksamen Methoden, Techniken oder Prozeduren handelt, mit denen psychische Störungen geheilt oder gelindert werden könnten. Diese Fehlannahme wird durch eine wissenschaftliche Kultur der Moderne unterstützt, die Rationalität, Objektivität und Mechanismen als unpersönliche Prozesse konzipiert, durch die das persönliche Element oder die subjektive Gleichung bezüglich menschlicher Erfahrungen und Beziehungen als Quelle des Irrtums in der Forschung angesehen wird, die minimiert oder wie ein Placebo-Effekt kontrolliert werden muss.

Leider ist die gruppenanalytische Ausbildung bisher primär auf die Langzeit-Gruppenanalyse ausgerichtet und wird noch nicht hinreichend ergänzt durch die Besonderheiten einer Kurzzeit-Gruppenpsychotherapie in Kliniken oder Tageskliniken. Es fehlt eine qualifizierte Aus- und Weiterbildung für Ärzte und Psychologen (!), obwohl sie wegen Personalmangel in den Kliniken überwiegend Gruppenpsychotherapien zu leiten haben. Eine spezifische MBT-G-Ausbildung ist bisher nur in Norwegen etabliert. In Deutschland werden Workshops, Trainings in Weiterbildungsinstituten oder In-house-Fortbildungen mit Rollenspiel-Übungen in Kliniken angeboten. Regelmäßig wird auch auf den Lindauer Psychotherapiewochen und in Wien über den ÖAGG eine Weiterbildung in MBT und MBT-G durchgeführt. Ideal sind neben regelmäßiger Supervision und kotherapeutischer Teilnahme über sechs bis zwölf Monate an einer MBT-G regelmäßige »upgradings« in MBT-G auf den Jahrestagungen der Deutschen Gesellschaft für Gruppenanalyse (D3G), der Group Analytic Society international (GASi) oder in gruppenanalytischen Ausbildungszusammenhängen. Dies könnte einen möglichen Fehler mancher psychotherapeutischer Ausbildungsideale relativieren: Es ist falsch, wenn wir Weiterbildungsteilnehmern das Ideal, *über* den Situationen zu stehen, beibringen; richtiger wäre zu würdigen, wie sehr sie *in* den Situationen stehen. Und dass gerade darin ihre Chance zu intuitiver Kompetenz und angemessenen Antworten liegt! *In* der Situation sein und aus ihr angemessen handeln, würde »moments of meeting« (Stern 2004) mit Patienten ermöglichen.

5.1 MBT-Adhärenz- und -Kompetenz-Skalen

Es ist ein großes Problem in der Psychotherapie-Forschung, dass nur 3,5 % aller randomisierten Outcome- und Prozess-Studien die Behandlungsintegrität (in Form von Adhärenz und Kompetenz) kontrolliert haben (Perepletchikova 2011; Perepletchikova et al. 2007).

Nicht zuletzt aus diesem Grunde entwickelte Karterud (2015) mit seiner Arbeitsgruppe eine MBT-Adhärenz- und -Kompetenz-Skala, mit der die Interventionen des oder der Therapeuten beurteilt werden können. Im Folgenden werden die allgemeinen Kriterien für Auftreten und Häufigkeit (Adhärenz) und Qualität der Behandlungstechnik aufgeführt. Der Beurteiler macht sich Notizen über das Auftreten im Verlauf der Therapiestunde und notiert das Narrativ. Jeder Bereich sollte entsprechend den Kriterien bewertet werden. Bezüglich der Qualität bedeutet 4 eine adäquate Intervention (»gut genug«). Die Gesamtbewertung sollte als Beurteilung im Ganzen abgegeben werden, nicht als numerischer Mittelwert der einzelnen Bereiche. Falls die Bewertung Teil einer Supervision ist, sollten auf der letzten Seite aus MBT-Perspektive die positiven Aspekte des Stils des Therapeuten beschrieben und sollte festgehalten werden, welche Aspekte noch verbessert werden können.

0	Nicht angewendet	Die Intervention wird nicht beobachtet
1	Sehr schlecht	Der Therapeut handhabt den Bereich sehr schlecht
2	Schlecht	Der Therapeut handhabt den Bereich schlecht (z.B. signifikanter Mangel an Sachkunde, Verständnis, Fähigkeit, Engagement, Timing, unklare Sprache)
3	Akzeptabel	Der Therapeut handhabt den Bereich akzeptabel (»gut genug«), aber unterdurchschnittlich
4	Adäquat	Der Therapeut handhabt den Bereich wie ein typischer, durchschnittlicher Therapeut, der »gut genug« ist
5	Gut	Der Therapeut handhabt den Bereich auf überdurchschnittliche Weise
6	Sehr gut	Der Therapeut zeigt beachtliche Fähigkeiten und Geschick in dem Bereich
7	Extrem gut »exzellent«	Der Therapeut zeigt ein sehr hohes Ausmaß an Fähigkeiten und Geschick in dem Bereich

Tab. 5-1 Kriterien zum Beurteilen der Qualität der Behandlungstechnik

5.2 Bemerkungen für die Supervision

- Welche Art von Interventionen setzte der Therapeut in größerem, welche in geringerem Ausmaß ein?
- Welche klinischen Phänomene übersah der Therapeut, wie z. B. »versäumte Gelegenheiten«?
- In welchem Ausmaß setzte der Therapeut andere als MBT-Techniken ein?
- Welche Art von Interventionen setzte er aus MBT-Perspektive in hoher Qualität ein, welche in geringer?
- Empfehlungen, um die aktuelle MBT-Kompetenz zu verbessern.

Merkmal	Bemerkungen Adhärenz	Adhärenz Bewertung	Bemerkungen Qualität – 4	Qualität Bewertung
Engagement, Interesse und Wärme		Der Bereich wird nicht bewertet für die Adhärenz	Der Therapeut ist aufrichtig freundlich und interessiert. Der Beurteiler bekommt durch mehrere konkrete Interventionen den Eindruck, dass er Anteil nimmt.	
Exploration, Neugier und Haltung des Nichtwissens			Der Therapeut stellt angemessene Fragen, um die Erforschung der mentalen Zustände, Motive und Affekte des Patienten und Anderer zu fördern, und zeigt echtes Interesse, mehr darüber herauszufinden.	
Ungerechtfertigte Überzeugungen in Frage stellen (»Challenging«)			Der Therapeut konfrontiert ungerechtfertigte Überzeugungen über sich selbst oder andere und stellt sie in angemessener Weise in Frage.	
Anpassung an die Fähigkeit zu Mentalisieren		Der Bereich wird nicht bewertet für die Adhärenz	Der Therapeut passt sich dem Ausmaß an, in dem der Patient gerade mentalisieren kann, und seine Interventionen sind meistens kurz, präzise und einfach.	
Regulation des Erregungsniveaus		Der Bereich wird nicht bewertet für die Adhärenz	Der Therapeut interveniert aktiv um die emotionale Erregung auf einem optimalen Niveau zu halten (nicht zu hoch, sodass der Patient seine Fähigkeit zu mentalisieren nicht verliert; nicht zu niedrig, sodass die Sitzung nicht emotional bedeutungslos wird).	

Merkmal	Bemerkungen Adhärenz	Adhärenz Bewertung	Bemerkungen Qualität – 4	Qualität Bewertung
Mentalisieren im Behandlungsprozess fördern		Der Bereich wird nicht bewertet für die Adhärenz	Die Interventionen zielen klar darauf ab, einen fortlaufenden Prozess zu fördern, in dem Erfahrungen von sich selbst und anderen mentalisiert werden. Sie zielen weniger ab auf den Inhalt und die Deutung des Inhalts um Einsicht zu vermitteln.	
Positives Mentalisieren anerkennen			Der Therapeut erkennt und erforscht gutes Mentalisieren und begleitet dies mit anerkennenden Worten und angemessenem Lob.	
Als-ob-Modus/ Pseudomentalisieren Erkennen		Der Bereich wird nicht bewertet für die Adhärenz	Der Therapeut erkennt Als-ob-Modus und Pseudomentalisieren und interveniert um die Fähigkeit zum Mentalisieren zu verbessern.	
Äquivalenz-Modus erkennen			Der Therapeut erkennt Äquivalenz-Modus und interveniert um die Fähigkeit zum Mentalisieren zu verbessern.	
Affektfokus			Die Interventionen konzentrieren sich vorwiegend auf die Affekte, mehr als auf das Verhalten. Die Aufmerksamkeit wird auf die Affekte gerichtet, die im Hier und Jetzt und insbesondere in Bezug auf die Beziehung zwischen Patient und Therapeut ausgedrückt werden.	

Merkmal	Bemerkungen Adhärenz	Adhärenz Bewertung	Bemerkungen Qualität – 4	Qualität Bewertung
Affekt und zwischenmenschliche Ereignisse			Der Therapeut verbindet die Gefühle und Emotionen mit kürzlichen oder aktuellen zwischenmenschlichen Ereignissen.	
Stop and rewind			Der Therapeut erkennt mindestens eine Situation, in der der Patient unangemessen auf ein zwischenmenschliches Ereignis reagierte, und versucht dann das Tempo zu verlangsamen und die Situation Schritt für Schritt zu erforschen.	
Bestätigung von Gefühlsreaktionen			Der Therapeut drückt eine bestätigende Sicht auf die berechtigten emotionalen Reaktionen des Patienten aus, nachdem diese ausreichend erforscht und verstanden wurden.	
Übertragung und Beziehung zum Therapeuten			Der Therapeut kommentiert und versucht gemeinsam mit dem Patienten zu erforschen, wie der Patient in den Therapiestunden die Beziehung zum Therapeuten gestaltet, und fördert, wann immer angemessen, Überlegungen zu alternativen Sichtweisen.	

Merkmal	Bemerkungen Adhärenz	Adhärenz Bewertung	Bemerkungen Qualität – 4	Qualität Bewertung
Gegenübertragung nutzbar machen			Der Therapeut benutzt seine eigenen Gefühle und Gedanken über die Beziehung zum Patienten aktiv und versucht dadurch die Untersuchung der Beziehung zwischen beiden anzuregen.	
Das eigene Verständnis prüfen und Missverständnisse korrigieren			Der Therapeut prüft sein Verständnis von der Verfassung des Patienten und inwieweit es dem Verständnis des Patienten entspricht. Dann lässt er sein eigenes Verständnis durch das des Patienten beeinflussen und gibt Missverständnisse, wann immer sie auftreten, offen zu.	
Erfahrungen aus der aktuellen Gruppentherapie integrieren			Der Therapeut regt an, die Erfahrungen des Patienten in der Gruppentherapie zu erforschen, und hilft ihm, das Material zu integrieren, sodass die Therapie als Ganzes in sich geschlossen wird.	

Tabelle 5-2 MBT-Adhärenz- und -Kompetenz-Skala nach Karterud 2015

KAPITEL 6

Forschungsstand und Forschungsfragen

Im deutschen Gesundheitssystem zählen gruppenpsychotherapeutische Behandlungen – im Unterschied zum angloamerikanischen Raum – zum häufigsten Therapieangebot im stationären und tagesklinischen Setting und zum seltensten im ambulanten Bereich. Im stationären und tagesklinischen Bereich dominieren psychodynamische Behandlungskonzepte und entsprechende Gruppenpsychotherapieansätze, obwohl die behavioralen Gruppenkonzepte deutlich besser erforscht sind, was u.a. damit zu tun hat, dass sie wesentlich kürzere Behandlungsintensitäten haben. Eine systematische Metaanalyse zu stationären Gruppenpsychotherapien von Kösters und Mitarbeitern (2006; 2007) zeigt sowohl für naturalistische (Prä-Post-Studien) als auch für kontrollierte Studien ganz allgemein positive Effekte mit einem leider eher kleinen Anteil von Studien mit psychodynamischem Hintergrund. Eine grundsätzliche Schwierigkeit der Interpretation dieser Befunde besteht darin, dass stationäre Gruppentherapien in der Regel sehr komplexe Behandlungen darstellen und sich die Effekte meist nicht auf einzelne Bestandteile der Behandlung, insbesondere der Gruppenpsychotherapie im engeren Sinne, zurückführen lassen (Strauß 2016). Ähnlich positive Ergebnisse für Gruppenpsychotherapien finden sich in einer Metaanalyse der Arbeitsgruppe um Barkowski (2016b) zu sozialen Phobien und Ängsten. Überraschenderweise fanden sich auch keine Unterschiede bezüglich eines äquivalenten Vergleichs von Einzel- und Gruppenpsychotherapien bei den verschiedensten Störungen in allen untersuchten Parametern (Barkowski et al. 2016a). Einzige Ausnahme könnte sein, dass Patienten mit Depressionen möglicherweise eher von Einzeltherapien profitieren. Leider fehlen bisher

MBT-G-Studien zu diesem Bereich. Es gibt aber indirekte Hinweise, dass Mentalisieren auch in psychodynamischen Gruppentherapien wirksam sein muss. So zeigte sich eine nur viermonatige psychodynamische Gruppenpsychotherapie (1×/Woche) bei zwanzig Patienten mit Myokardinfarkt bezüglich der Reduzierung alexithymer Merkmale (TAS-20) in einer kontrollierten Studie gegenüber einer psychoedukativen Gruppe als deutlich wirksamer (Beresnevaite 2000; Beresnevaite et al. 2007). Die reduzierten Alexithymiewerte der Myokardinfarkt-Patienten blieben auch nach einem zweijährigen Follow-up stabil gegenüber der Kontrollgruppe. Noch wichtiger aber war der Befund, dass in der Gruppe mit verminderten Alexithymie-Werten auch weniger kardiale Ereignisse (Reinfarkt, plötzlicher Herztod, oder Rehospitalisierung wegen Rhythmusstörungen oder schwerer Angina pectoris) aufgetreten waren als bei Patienten, deren Alexithymie unverändert geblieben war.

Quantitativ orientierte Effektstärke-Studien von MBT-G als Verbundtherapie von Einzel- und Gruppenpsychotherapie zeigten speziell für BPS-Patienten erstaunlich gute Ergebnisse (Bales et al. 2012; Bateman & Fonagy 2009; Kvarstein et al. 2015; Rossouw & Fonagy 2012). Sie sind darüber hinaus für eine gemischte tagesklinische Klientel mindestens gleichwertig zu psychodynamischen Gruppentherapien, wobei sie den Vorteil haben, etwas besser Mentalisieren zu fördern, weniger leiterabhängig und dafür gruppenbezogener zu sein (Brand et al. 2013; Brand et al. 2016; Hecke et al. 2016).

Natürlich hat für einzelne, allerdings sehr wenige Patienten die Behandlung in einer Gruppe ihre Grenze, etwa mit schizoaffektiven, manischen oder hyperaktiven Symptomen, die auch durch MBT-Techniken nicht zu stoppen und/oder in die Gruppe zu integrieren sind. Dann sind manchmal Unterbrechungen erforderlich, bis ein gemeinsames Arbeiten wieder möglich ist. Aus klinischer Expertise verringert sich die Zahl der Kontraindikationen mit der zunehmenden Erfahrung des Gruppenleiters und der Qualität der Ausbildung.

Anmerkungen

1 Psychodynamisch ist der modernere Begriff für psychoanalytisch, da er die unterschiedlichen psychoanalytischen Psychotherapien ebenso erfasst wie die Psychoanalysen, die ebenfalls sehr heterogenen Schulen und Denkstilen entspringen.

2 Mit dem Adult Attachment Interview – AAI (George et al. 1985) kann u. a. dieses Mentalisierungsvermögen der Eltern (als »reflective functioning«) erhoben werden.

3 Persönliche Mitteilung von Meinhard Korte, dass sein Vater, ein Hausarzt, Neurosen so ergänzend bezeichnet habe.

4 Von Kleingruppen kann man bei bis zwölf Teilnehmern, von Mediangruppen bei 13–24 Teilnehmern sprechen. Großgruppen bestehen aus mindestens 25 Personen und – in der Regel – zwei oder drei Leitern, welche auf gruppenanalytischen Tagungen oder an institutionellen Weiterbildungsstätten oder in Organisationen eingesetzt werden, um ein Verständnis für Großgruppendynamiken und die Reaktionen jedes Individuums auf die Kräfte des Zusammenspiels zu entwickeln. Großgruppen können sehr verschiedene, heftige emotionale Reaktionen unter den Teilnehmern auslösen: von massiver Ablehnung, wegen der chaotischen Prozesse niemals wiederzukommen, bis hin zu Gleichgültigkeit oder aber neugierigem Interesse an diesen Prozessen (Berger 2012, S. 457 f.).

5 Während für die Einzeltherapie in Deutschland eine Unterscheidung zwischen Psychoanalyse und analytischer oder tiefenpsychologischer Psychotherapie sinnvoll ist (in Österreich zwischen Psychoanalyse und psychoanalytischer Psychotherapie oder psychoanalytisch orientierter Psychotherapie), ist eine Unterscheidung zwischen analytischer und tiefenpsychologischer Gruppenpsychotherapie bisher nicht wirklich gelungen, was sogar von den Autoren der Psychotherapie-Richtlinien eingeräumt wird (Rüger et al. 2009, S. 45).

6 »[…] Du weißt, ich arbeite mit der Annahme, daß unser psychischer Mechanismus durch Aufeinanderschichtung entstanden ist, indem von Zeit zu Zeit das vorhandene Material von Erinnerungsspuren eine Umordnung nach neuen Beziehungen, eine Umschrift erfährt. Das wesentlich Neue meiner Theorie ist also die Behauptung, daß das Gedächtnis nicht einfach, sondern mehrfach vorhanden ist, in verschiedenen Arten von Zeichen niedergelegt […] Wie viele solcher Niederschriften es gibt,

weiß ich nicht […]« (Brief von Sigmund Freud an Wilhelm Fließ vom 6. Dezember 1896; Freud 1985, S. 217).

7 Was z. B. die Neugier der Gruppenteilnehmer aktiviert, wie der Gruppenleiter lebt.

8 Wir danken Peter Döring für die Überlassung dieser Graphik.

9 Als strukturell beeinträchtigt gelten Patienten, die nicht in der Lage sind, sich selbst und ihre Beziehungen zu anderen Menschen angemessen wahrzunehmen und zu regulieren (Arbeitskreis OPD 2009).

10 Der Kohäsionsbegriff ist nicht leicht zu operationalisieren, weswegen mit ihm viele Metaphern verknüpft sind (Marquet 2008). Nach Earl Hopper schwimmt die Kohäsion wie ein Korken auf dem Meer der Nichtkohäsion (GASi-Forum vom 27. 01. 2016).

11 GAF: Global Assessment Functioning

12 Epistemisch = die Erkenntnis, das Wissen betreffend

13 Wir danken Elisabeth Vorspohl für ihre Übersetzungshinweise.

14 Kinder zeigen eine spezielle Sensitivität gegenüber solch anschaulichen Fingerzeigen, die die kommunikative Absicht des Lehrers signalisieren, neues und relevantes Wissen bezüglich eines referenziellen Objekts zu vermitteln. In diesem Sinne bietet Pädagogik die Perspektive früher triadischer, kommunikativer Interaktionen zwischen Erwachsenen und Kindern angesichts neuer Objekte, mit denen sie gemeinschaftlich verbunden sind. Das aktuell dominierende Verständnis solch triadischer Kommunikationen (im Sinne von »mindreading«) geht davon aus, dass Kinder die objektgerichteten Offenbarungen in Begriffen subjektiver mentaler Zustände (wie Emotionen, Stimmungen oder Intentionen) deuten, die sie der Psyche der anderen Person zuordnen. Der von Gergely und seiner Mitarbeiterin Egyed (2013; 2007) vertretene pädagogische Ansatz kontrastiert den »mindreading«-Ansatz und scheint weit reichende Implikationen bezüglich früher sozial-kognitiver Kompetenzen und zukünftiger Forschung bezüglich der kindlichen Entwicklung zu haben.

15 Die neurobiologische Repräsentanz des Spiegelneuronen-Systems (MNS) betrifft das Broca-Areal (BA 44), den fusiformen Gyrus (FG), den mittleren temporalen Gyrus (MTG), den inferioren Parietallappen (IPL), den intraparietalen Sulcus (IPS), die supplementäre motorische Region (SMA) und die extrastriatäre Sehregion (V5). Die neurobiologische Repräsentanz des Mentalisierungsnetzwerks (MENT) umfasst die temporo-parietale Verbindung (TPJ), den dorso-medialen präfrontalen Kortex (DMPFC) und den Precuneus (PREC) (Caspers et al. 2010).

16 So zeigen sich BPS-Patienten eingeschränkt in der Beurteilung verschiedener Aspekte des sozialen Ausdrucks von Gesichtern. Sie beurteilten zugängliche und vertrauenswürdige Gesichter als deutlich weniger zugänglich und vertrauenswürdig im Vergleich zu einer gesunden Kontrollgruppe (Nicol et al. 2013).

17 Gemessen mit der Child Reflective Function Scale (CRFS).

18 Gemessen mit dem Parent Development Interview-Revised (PDI-R).

19 Darunter ist eine Technik zu verstehen, jeden mit jedem in der Gruppe über ein Narrativ zu verbinden, d. h. jede individuelle Erzählung wird als Erzählung der Gruppe und für die Gruppe verstanden. Wenn einer eine traumatische Erfahrung erzählt, sollte der Gruppenleiter daran denken, dass mindestens ein(e) Zweite(r) in der Gruppe eine ähnliche Erfahrung gemacht, aber noch nicht berichtet hat.

20 »Ähnlich wie Freud das Unbewußte als das erste Schibboleth der Psychoanalyse anführt, könnte man die Intentionalität als das Schibboleth der Phänomenologie bezeichnen« (Waldenfels 2006 [2012], S. 34).

21 »Einen Anfangszustand stellen wir uns in der Art vor, dass die gesamte verfügbare Energie des Eros, die wir von nun ab *Libido* heißen werden, im noch undifferenzierten Ich-Es vorhanden ist und dazu dient, die gleichzeitig vorhandenen Destruktionsneigungen zu neutralisieren« (Freud 1940, S. 72).

22 Dynamic Maturational Model

23 Auch wenn Schweigen nicht bedeutet, dass keine Kommunikation stattfindet, und dieses in der analytischen Gruppenpsychotherapie sehr differenziert mit den verschiedensten Facetten beschrieben worden ist (Schlapobersky 2016 a), so ist es für strukturell gestörte Patienten, die noch über keine stabilen Selbst- und/oder Objektrepräsentanzen verfügen, in der Regel schädlich.

24 Durch die Psychotherapierichtlinien sind die Behandlungskontingente auch für Gruppenpsychotherapien in Deutschland beschränkt.

25 Der inzwischen gefasste Beschluss des GBA, dass bei entsprechender Indikation analytische und tiefenpsychologisch fundierte Psychotherapie »jeweils als Einzelbehandlung, als Gruppenbehandlung oder als Kombination aus Einzel- und Gruppenbehandlung durchgeführt werden« können, wird von vielen Praktikern als wenig hilfreich angesehen, die Gruppenpsychotherapie zu fördern, zumal die Evidenz für diese Entscheidung ebenfalls recht mager ist (Schultz-Venrath 2016). Der Beschluss ist nachzulesen unter: https://www.g-ba.de/downloads/39-261-2300/2015-07-16_PT-RL_Kombination-ET-GT_BAnz.pdf, die Begründung unter: https://www.g-ba.de/downloads/40-268-3283/2015-07-16_PT-RL_Kombination-ET-GT_TrG.pdf.

26 GAF = Global Assessment Functioning

27 Mentalisierte Affektivität charakterisiert das emotionale Selbstgefühl – »sich der eigenen Affekte bewusst zu sein und den Affektzustand gleichzeitig aufrechtzuerhalten« (Fonagy et al. 2004, S. 104) und die Bedeutung der eigenen emotionalen Zustände anzuerkennen. »Diese Form des Mentalisierens ist für die emotionale Regulation unabdingbar, denn diese setzt die Identifizierung, Modulierung und den Ausdruck der Affekte voraus – wobei ›Affektausdruck‹ nicht zwangsläufig bedeutet, dass wir ein Gefühl nach außen zeigen; es reicht, dass wir es uns selbst – innerlich – klarmachen« (Fonagy & Target 2006, S. 365).

28 Die im Transkript eingefügten Zahlen markieren die Sekunden, in denen geschwiegen bzw. nichts gesagt wird.
29 Andere Grenzverletzungen betreffen z. B. Alkohol oder Drogen auf Station.
30 Unter Auslöschungsangst (Winnicott 1956b, S. 303) werden intersubjektive Ängste verstanden, die als Ängste vor psychischer Einsamkeit auftreten.
31 Der Begriff »Soziale Traummatrix« ist leider nicht glücklich, da Gordon W. Lawrence den Matrix-Begriff anders als Foulkes mehr als freie, nicht wertende Assoziationskette verwendet. Vgl. http://www.socialdreaming.com/foundation.
32 Brief von Sigmund Freud an S. H. Fuchs vom 01. 05. 1932.

Literatur

Ainsworth, M. D. S., Blehar, M. C., Waters, E. & Wall, S. (1978). *Patterns of Attachment: A Psychological Study of the Strange Situation.* New York: Erlbaum.

Alba-Ferrara, L. M. (2011). *Emotional Prosody Processing in the Schizophrenia Spectrum.* Durham: Durham University.

Allen, J. G. (2003). Mentalizing. *Bull Menninger Clin, 67* (2), S. 91–112.

Allen, J. G., Fonagy, P. & Bateman, A. W. (2011). *Mentalisieren in der psychotherapeutischen Praxis.* 2. Aufl., Stuttgart 2016: Klett-Cotta.

Allen, J. G., O'Malley, F., Freeman, C. & Bateman, A. W. (2012). Brief treatment. In: Bateman, A. W. & Fonagy, P. (Hrsg.), *Handbook of Mentalizing in Mental Health Practice* (S. 159–196), Washington DC/London: American Psychiatric Publishing, Inc.

Allen, J. G., O'Malley, F., Freeman, C. & Bateman, A. W. (2015). Kurzzeitpsychotherapie. In: Bateman, A. W. & Fonagy, P. (Hrsg.), *Handbuch Mentalisieren* (S. 191–233), Gießen: Psychosozial-Verlag.

Allison, E. & Fonagy, P. (2016). When is truth relevant? *Psa Q, 85* (2), S. 275–303.

Altmeyer, M. (2011). Im Spiegel des Anderen: Gruppe, Narzissmus, Gruppennarzissmus. *Gruppenpsychother Gruppendynamik, 47* (2), S. 69–93.

Altmeyer, M. (2016). *Auf der Suche nach Resonanz.* Göttingen: Vandenhoeck & Ruprecht.

Ambrose, C. T. (2011). Joseph Hersey Pratt, M. D.: The Man who would be Osler. In: Barondess, J. A. & Bryan, C. A. (Hrsg.), *The Persisting Osler – IV* (S. 42–51), Sagamore Beach: Science History Publications/USA.

Andari, E., Duhamel, J. R., Zalla, T., Herbrecht, E., Leboyer, M. & Sirigu, A. (2010). Promoting social behavior with oxytocin in high-functioning autism spectrum disorders. *Proc Natl Acad Sci USA, 107* (9), S. 4389–4394.

Anderl, C., Hahn, T., Notebaert, K., Klotz, C., Rutter, B. & Windmann, S. (2015). Cooperative preferences fluctuate across the menstrual cycle. *Judgement and Decision Making, 10* (5), S. 400–406.

Anonymus (1997). *Li Gi – Das Buch der Riten, Sitten und Gebräuche.* München: Diederichs.

Antonsen, B. T., Kvarstein, E. H., Urnes, O., Hummelen, B., Karterud, S. & Wilberg, T. (2015). Favourable outcome of long-term combined psychotherapy for patients with borderline personality disorder: Six-year follow-up of a randomized study. *Psychother Res, 11,* S. 1–13.

Arbeitskreis OPD (Hrsg.) (2009). *Operationalisierte Psychodynamische Diagnostik OPD 2: Das Manual für Diagnostik und Therapieplanung.* 2., überarb. Aufl., Bern: Huber.

Badenoch, B. & Cox, P. (2010). Integrating Interpersonal Neurobiology with Group Psychotherapy. *Int J Group Psychother, 60* (4), S. 463–485.

Bahktin, M. (1979). *Die Ästhetik des Wortes.* Frankfurt am Main: Suhrkamp.

Bales, D., van Beek, N., Smits, M., Willemsen, S., Busschbach, J. J., Verheul, R. et al. (2012). Treatment outcome of 18-month, day hospital mentalization-based treatment (MBT) in patients with severe borderline personality disorder in the Netherlands. *J Pers Disord, 26* (4), S. 568–582.

Barkowski, S., Schwartze, D., Burlingame, G., Strauß, B. & Rosendahl, J. (2016 a). Wie wirksam ist Gruppenpsychotherapie im Vergleich zur Einzelpsychotherapie? *Gruppenpsychother Gruppendynamik,* 52, S. 142–155.

Barkowski, S., Schwartze, D., Strauß, B., Burlingame, G. M., Barth, J. & Rosendahl, J. (2016 b). Efficacy of group psychotherapy for social anxiety disorder: A meta-analysis of randomized-controlled trials. *J Anxiety Disord,* 39, S. 44–64.

Bartz, J. A., Zaki, J., Bolger, N. & Ochsner, K. N. (2011). Social effects of oxytocin in humans: context and person matter. *Trends Cogn Sci, 15* (7), S. 301–309.

Bateman, A. W. (2007). Mentalizing and borderline personality disorder. *Journal of Mental Health, 16,* S. 83–101.

Bateman, A. W. (2016). Vorwort. In: Kirsch, H., Brockmann, J. & Taubner, S. (Hrsg.), *Praxis des Mentalisierens.* Stuttgart: Klett-Cotta.

Bateman, A. W. & Fonagy, P. (1999). Effectiveness of partial hospitalization in the treatment of borderline personality disorder: a randomized controlled trial. *Am J Psychiatry, 156* (10), S. 1563–1569.

Bateman, A. W. & Fonagy, P. (2001). Treatment of borderline personality disorder with psychoanalytically oriented partial hospitalization: an 18-month follow-up. *Am J Psychiatry, 158* (1), S. 36–42.

Bateman, A. W. & Fonagy, P. (2003). The development of an attachment-based treatment program for borderline personality disorder. *Bull Menninger Clin, 67* (3), S. 187–211.

Bateman, A. W. & Fonagy, P. (2006). *Mentalization-Based Treatment for Borderline Personality Disorder. A Practical Guide.* Oxford: Oxford University Press.

Bateman, A. W. & Fonagy, P. (2008). *Psychotherapie der Borderline-Persönlichkeitsstörung. Ein mentalisierungsgestütztes Behandlungskonzept.* Gießen: Psychosozial-Verlag.

Bateman, A. W. & Fonagy, P. (2009). Randomized controlled trial of outpatient mentalization-based treatment versus structured clinical management for borderline personality disorder. *Am J Psychiatry, 166* (12), S. 1355–1364.

Bateman, A. W. & Fonagy, P. (2010). Mentalization-based treatment for borderline personality disorder. *World Psychiatry, 9,* S. 11–15.

Bateman, A. W. & Fonagy, P. (Hrsg.) (2011). *Handbook of Mentalizing in Mental Health Practice.* Washington DC/London: American Psychiatric Publishing, Inc.

Bateman, A. & Fonagy, P. (2016). *Mentalization-Based Treatment for Personality Disorders – A Practical Guide.* Oxford: Oxford University Press.

Bauer, J. (2005). *Warum Ich fühle, was Du fühlst. Intuitive Kommunikation und das Geheimnis der Spiegelneurone.* Hamburg: Hoffmann und Campe.

Beebe, B., Lachmann, F. & Jaffe, J. (1997). Mother-infant interaction structures and presymbolic self and object representations. *Psychoanal Dial, 7,* S. 113–182.

Behr, H. & Hearst, L. (2005). *Group-Analytic Psychotherapy. A Meeting of Minds.* London: Whurr Publishers Ltd.

Behr, H. & Hearst, L. (2009). *Gruppenanalytische Psychotherapie. Menschen begegnen sich.* Eschborn bei Frankfurt am Main: Verlag Dietmar Klotz.

Beradt, C. (1981). *Das Dritte Reich des Traums.* München: Suhrkamp.

Beresnevaite, M. (2000). Exploring the benefits of group psychotherapy in reducing alexithymia in coronary heart disease patients: a preliminary study. *Psychother Psychosom, 69* (3), S. 117–122.

Beresnevaite, M., Taylor, G. J. & Bagby, R. M. (2007). Assessing alexithymia and type A behavior in coronary heart disease patients: a multimethod approach. *Psychother Psychosom, 76* (3), S. 186–192.

Berger, M. (2012). The dynamics of mirror reactions and their impact on the analytic group. In: Kleinberg, J. L. (Hrsg.), *The Wiley-Blackwell Handbook of Group Psychotherapy* (S. 197–216). Chichester, West-Sussex: John Wiley & Sons.

Bertsch, K., Gamer, M., Schmidt, B., Schmidinger, I., Walther, S., Kastel, T. et al. (2013 a). Oxytocin and reduction of social threat hypersensitivity in women with borderline personality disorder. *Am J Psychiatry, 170* (10), S. 1169–1177.

Bertsch, K., Schmidinger, I., Neumann, I. D. & Herpertz, S. C. (2013 b). Reduced plasma oxytocin levels in female patients with borderline personality disorder. *Horm Behav, 63* (3), S. 424–429.

Bickart, K. C., Wright, C. I., Dautoff, R. J., Dickerson, B. C. & Barrett, L. F. (2011). Amygdala volume and social network size in humans. *Nat Neurosci, 14* (2), S. 163–164.

Bion, W. R. (1961 [1990]). *Erfahrungen in Gruppen und andere Schriften.* Frankfurt am Main: Fischer Taschenbuch Verlag. Aktuelle Ausgabe: *Erfahrungen in Gruppen und andere Schriften,* 4. Aufl., Stuttgart 2015: Klett-Cotta.

Bion, W. R. (1971). *Erfahrungen in Gruppen.* Stuttgart: Klett. Aktuelle Ausgabe: *Erfahrungen in Gruppen und andere Schriften,* 4. Aufl., Stuttgart 2015: Klett-Cotta.

Bion, W. R. (1990). *Lernen durch Erfahrung.* Frankfurt am Main: Suhrkamp.

Bion, W. R. (2006). *Aufmerksamkeit und Deutung. Tübingen: edition diskord.*

Blair, R. J. R., Morris, J. S., Frith, C. D., Perrett, D. I. & Dolan, R. J. (1999). Dissociable neural responses to facial expressions of sadness and anger. *Brain, 122 (Pt 5)*, S. 883–893.

Blum, H. M. & Marziali, E. (1988). Time-limited group psychotherapy for borderline patients. *Can J Psychiatry, 33* (5), S. 364–369.

Bogner, A. (2004). In fremder Umwelt: Die Fremdheit des Fremdsprachensprechers. [Electronic Version]. *TRANS – Internet-Zeitschrift für Kulturwissenschaften*, 15 from http://www.inst.at/trans/15Nr/06_4/06_4inhalt15.htm.

Bormann, B. & Strauß, B. (2012). Therapeutische Beziehungen in Gruppen. In: Strauß, B. & Mattke, D. (Hrsg.), *Gruppenpsychotherapie – Lehrbuch für die Praxis* (S. 69–84), Berlin/Heidelberg: Springer.

Bowlby, J. (1969). *Attachment and Loss*, Vol. 1: *Attachment*. New York: Basic Books.

Brand, T., Barzynski, E., Fuhrländer, S., Hecke, D. & Schultz-Venrath, U. (2013). Psychodynamische versus mentalisierungsbasierte Gruppenpsychotherapie – Versorgungsforschung in einer Tagesklinik. *Gruppenpsychother Gruppendynamik, 49* (4), S. 350–369.

Brand, T., Hecke, D., Rietz, C. & Schultz-Venrath, U. (2016). Therapieeffekte mentalisierungsbasierter und psychodynamischer Gruppenpsychotherapie in einer randomisierten Tagesklinik-Studie. *Gruppenpsychother Gruppendynamik, 52* (2), S. 156–175.

Brandes, H. (2008). *Selbstbildung in Kindergruppen. Die Konstruktion sozialer Beziehungen*. München/Basel: Ernst Reinhardt Verlag.

Brent, B. K. (2015). A mentalization-based approach to the development of the therapeutic alliance in the treatment of schizophrenia. *J Clin Psychol, 71* (2), S. 146–156.

Brent, B. K., Holt, D. J., Keshavan, M. S., Seidman, L. J. & Fonagy, P. (2014 a). Mentalization-based treatment for psychosis: Linking an attachment-based model to the psychotherapy for impaired mental state understanding in people with psychotic disorders. *Isr J Psychiatry Relat Sci, 51* (1), S. 17–24.

Brent, B. K., Seidman, L. J., Thermenos, H. W., Holt, D. J. & Keshavan, M. S. (2014 b). Self-disturbances as a possible premorbid indicator of schizophrenia risk: a neurodevelopmental perspective. *Schizophr Res, 152* (1), S. 73–80.

Bretherton, I. (2005). In pursuit of the internal working model construct and its relevance to attachment relationships. In: Grossmann, K. E., Grossmann, K. & Waters, E. (Hrsg.), *Attachment from Infancy to Childhood. The Major Longitudinal Studies*. (S. 13–47), New York/London: Guilford Press.

Brizic, K. (2006). The secret life of languages. Origin-specific differences in L1/L2acquisition by immigrant children. *International Journal of Applied Linguistics 16* (3), S. 339–362.

Brown, S. & Vaughan, C. (2009). *Play. How It Shapes the Brain, Opens the Imagination, and Invigorates the Soul*. New York: Avery.

Brüne, M. & Juckel, G. (2010). Soziale Kognition bei Schizophrenien. Mentalisierung und psychosoziales Funktionsniveau. *Nervenarzt, 81*, S. 339–346.

Brunnlieb, C., Munte, T. F., Kramer, U., Tempelmann, C. & Heldmann, M. (2013 a). Vasopressin modulates neural responses during human reactive aggression. *Soc Neurosci, 8* (2), S. 148–164.

Brunnlieb, C., Munte, T. F., Tempelmann, C. & Heldmann, M. (2013 b). Vasopressin modulates neural responses related to emotional stimuli in the right amygdala. *Brain Res, 1499*, S. 29–42.

Brunnlieb, C., Nave, G., Camerer, C. F., Schosser, S., Vogt, B., Munte, T. F. et al. (2016). Vasopressin increases human risky cooperative behavior. *Proc Natl Acad Sci USA, 113* (8), S. 2051–2056.

Buchholz, M. B. (2007). Zur Diskussion – Entwicklungsdynamik psychotherapeutischer Kompetenzen. *Psychotherapeutenjournal, 4*, S. 373–382.

Budnik, V., Ruiz-Canada, C. & Wendler, F. (2016). Extracellular vesicles round off communication in the nervous system. *Nature Reviews Neuroscience, 17*, S. 160–172.

Burgdorf, J. & Panksepp, J. (2006). The neurobiology of positive emotions. *Neurosci Biobehav Rev, 30* (2), S. 173–187.

Burgdorf, J., Kroes, R. A., Beinfeld, M. C., Panksepp, J. & Moskal, J. R. (2010). Uncovering the molecular basis of positive affect using rough-and-tumble play in rats: a role for insulin-like growth factor I. *Neuroscience, 168* (3), S. 769–777.

Burlingame, G. M., Strauß, B. & Johnson, J. (2008). Gibt es allgemeine Veränderungsmechanismen in Gruppenpsychotherapien? *Gruppenpsychother Gruppendynamik, 44*, S. 177–214.

Burrow, T. (1913). Psychoanalysis and life. In: Gatti Pertegato, E. & Pertegato, G. O. (Hrsg.), *From Psychoanalysis to Group Analysis. The Pioneering Work of Trigant Burrow.* (S. 7–16), London: Karnac.

Burrow, T. (1917). Conceptions and Misconceptions in Psychoanalysis. *The Journal of the American Medical Association, 58*, S. 355–360.

Burrow, T. (1926). Die Gruppenmethode in der Psychoanalyse. *Imago, 12*, S. 211–222.

Burrow, T. (1928). The basis of group analysis, or the analysis of the reactions of normal and neurotic individuals. *The British Journal of Medical Psychology, 8*, S. 198–206.

Burrow, T. (2015). Die Gruppenmethode in der Psychoanalyse. *Gruppenpsychother Gruppendynamik, 51* (1), S. 5–14.

Callan, D. E., Tsytsarev, V., Hanakawa, T., Callan, A. M., Katsuhara, M., Fukuyama, H. et al. (2006). Song and speech: brain regions involved with perception and covert production. *Neuroimage, 31* (3), S. 1327–1342.

Campos, J. (1992). Burrow, Foulkes and Freud: A historical perspective. *Lifwynn Correspondence, 2*, S. 2–9.

Caspers, S., Zilles, K., Laird, A. R. & Eickhoff, S. B. (2010). ALE meta-analysis of action observation and imitation in the human brain. *Neuroimage, 50* (3), S. 1148–1167.

Chiesa, M., Sharp, R. & Fonagy, P. (2011). Clinical associations of deliberate self-injury and its impact on the outcome of community-based and long-term inpatient treatment for personality disorder. *Psychother Psychosom, 80* (2), S. 100–109.

Choi-Kain, L. W. & Gunderson, J. G. (2008). Mentalization: ontogeny, assessment, and application in the treatment of borderline personality disorder. *Am J Psychiatry, 165* (9), S. 1127–1135.

Cole, S. W., Capitanio, J. P., Chun, K., Arevalo, J. M., Ma, J. & Cacioppo, J. T. (2015). Myeloid differentiation architecture of leukocyte transcriptome dynamics in perceived social isolation. *Proc Natl Acad Sci USA, 112* (49), S. 15142–15147.

Corballis, M. C. (1999). The gestural origins of language. *American Scientist, 87* (2), S. 138–145.

Corballis, M. C. (2009). The evolution of language. *Ann NY Acad Sci, 1156*, S. 19–43.

Cordes, A. & Schultz-Venrath, U. (2015). Mentalisieren im System. Anwendungsbezogene Fragen in der mentalisierungsbasierten Familien- und Paartherapie. *Familiendynamik, 40* (2), S. 128–141.

Corriveau, K. H., Harris, P. L., Meins, E., Fernyhough, C., Arnott, B., Elliott, L. et al. (2009). Young children's trust in their mother's claims: longitudinal links with attachment security in infancy. *Child Dev, 80* (3), S. 750–761.

Csibra, G. & Gergely, G. (2009). Natural pedagogy. *Trends Cogn Sci, 13* (4), S. 148–153.

Datler, W. (2009). Von der akademischen Entwicklungspsychologie zur psychoanalytischen Säuglingsbeobachtung. Über Esther Bick, die Methode der Infant Observation und die Entwicklung von psychosozialer Kompetenz. In: Diem-Wille, G. & Turner, A. (Hrsg.), *Ein-Blicke in die Tiefe. Die Methode der psychoanalytischen Säuglingsbeobachtung und ihre Anwendungen* (S. 41–66), Stuttgart: Klett-Cotta.

Davidsen, K. A. & Rosenbaum, B. (2012). Fear of annihilation in subjects at risk of psychosis: A pilot study. *Psychosis: Psychological, Social and Integrative Approaches, 4*, S. 149–160.

de Maré, P. (1972). *Perspectives in Group Psychotherapy*. London: Allen and Unwin.

de Mendelssohn, F. (2014). Krieg. Trauma. Gruppenanalyse. Bemerkungen zur Entwicklung der gruppenanalytischen Ausbildung im deutschsprachigen Raum. *gruppenanalyse, 24* (1), S. 26–35.

Debbané, M., Benmiloud, J., Salaminios, G., Solida-Tozzi, A., Armando, M., Fonagy, P. et al. (2016). Mentalization-based treatment in clinical high-risk for psychosis: A rationale and clinical illustration. *Journal of Contemporary Psychotherapy*, S. 1–9.

Descartes, R. (1984). *Die Leidenschaften der Seele*. Hamburg: Meine.

DeWall, C. N., Masten, C. L., Powell, C., Combs, D., Schurtz, D. R. & Eisenberger, N. I. (2012). Do neural responses to rejection depend on attachment style? An fMRI study. *Soc Cogn Affect Neurosci, 7* (2), S. 184–192.

di Pellegrino, G., Fadiga, L., Fogassi, L., Gallese, V. & Rizzolatti, G. (1992). Understanding motor events: a neurophysiological study. *Exp Brain Res, 91* (1), S. 176–180.

Dimaggio, G., Salvatore, G., Popolo, R. & Lysaker, P. H. (2012). Autobiographical memory and mentalizing impairment in personality disorders and schizophrenia: clinical and research implications. *Front Psychol, 3*, S. 529.

Dimaggio, G., Popolo, R., Salvatore, G. & Lysaker, P. H. (2013). Mentalizing in schizophrenia is more than just solving theory of mind tasks. *Front Psychol, 4*, S. 83.

Domes, G., Heinrichs, M., Glascher, J., Buchel, C., Braus, D. F. & Herpertz, S. C. (2007). Oxytocin attenuates amygdala responses to emotional faces regardless of valence. *Biol Psychiatry, 62* (10), S. 1187–1190.

Donald, M. (2001). *A Mind so Rare. The Evolution of Human Consciousness.* London/New York: Norton.

Döring, P., Haubl, R., Pavlovic, M. & Schultz-Venrath, U. (2011). Die Zukunft der Gruppenanalyse. In: Springer, A., Janta, B. & Münch, K. (Hrsg.), *Angst* (S. 91–105), Gießen: Psychosozial-Verlag.

Dornes, M. (2004). Über Mentalisierung, Affektregulation und die Entwicklung des Selbst. *Forum der Psychoanalyse, 20*, S. 175–199.

Dunkley, B. T., Pang, E. W., Sedge, P. A., Retly, R., Doesburg, S. M. & Taylor, M. J. (2015). Threatening faces induce fear circuitry hypersynchrony in soldiers with post-traumatic stress disorder [Electronic Version]. *Heliyon* 2, e00063.

Dziobek, I., Fleck, S., Kalbe, E., Rogers, K., Hassenstab, J., Brand, M. et al. (2006). Introducing MASC: a movie for the assessment of social cognition. *J Autism Dev Disord, 36* (5), S. 623–636.

Egle, U. T. (2016). Stressinduzierte Schmerzsyndrome. *Physioactive, 1*, S. 15–21.

Egyed, K., Kiraly, I. & Gergely, G. (2013). Communicating shared knowledge in infancy. *Psychol Sci, 24* (7), S. 1348–1353.

Ehmer-von Geiso, C., Brey, J., Koelsch, R., Jakobi, M., Preinhelter-Powels, U., Röck, S. et al. (2011). Das Integrationssetting (Borderline-Persönlichkeitsstörungen). In: Huber, D. & Von Rad, M. (Hrsg.), *Störungsorientierte psychodynamische Therapie im Krankenhaus* (S. 20–77), Stuttgart: Kohlhammer.

Eichenbaum, H. (2002). *The cognitive neuroscience of memory: An introduction.* New York: Oxford University Press.

Eisenberger, N. I., Lieberman, M. D. & Williams, K. D. (2003). Does rejection hurt? An FMRI study of social exclusion. *Science, 302* (5643), S. 290–292.

Ekman, P., Friesen, W. & Ellsworth, P. (1972). *Emotion in the Human Face.* Oxford: Pergamon Press.

Elias, N. (1939 a). Über den Prozeß der Zivilisation. Soziogenetische und psychogenetische Untersuchungen. Erster Band. Wandlungen des Verhaltens in den weltlichen Oberschichten des Abendlandes. Basel: Verlag Haus zum Falken.

Elias, N. (1939 b). Über den Prozeß der Zivilisation. Soziogenetische und psychogenetische Untersuchungen. Zweiter Band. Wandlungen der Gesellschaft. Entwurf einer Theorie der Zivilisation. Basel: Verlag Haus zum Falken.

Elias, N. (1969 [2013]). Sociology and Psychiatry. In: Foulkes, S. H. & Prince, S. G. (Hrsg.), *Psychiatry in a Changing Society* (S. 117–144), London: Taylor & Francis.

Elias, N. (2006). Soziologie und Psychiatrie. In: Hammer, H. (Hrsg.), *Aufsätze und andere Schriften I* (Bd. 14, S. 287–330), Frankfurt am Main: Suhrkamp.

Emde, R. N. (2009). From ego to »we-go«: Neurobiology and questions for psychoanalysis: Commentary on papers by Trevarthen, Gallese, and Ammaniti & Trentini. *HPSD, 19* (5), S. 556–564.

Ensink, K., Normandin, L., Target, M., Fonagy, P., Sabourin, S. & Berthelot, N. (2015). Mentalization in children and mothers in the context of trauma: An initial study of the validity of the Child Reflective Functioning Scale. *Br J Dev Psychol, 33* (2), S. 203–217.

Ensink, K., Normandin, L., Plamondon, A., Berthelot, N. & Fonagy, P. (2016). Intergenerational pathways from reflective functioning to infant attachment through parenting. *Canadian Journal of Behavioural Science, 48* (1), S. 9–18.

Enzensberger, H. M. (2015). Schwärmt ihr noch, oder denkt ihr schon? *Frankfurter Allgemeine Zeitung* vom 22.10.2015, S. 11.

Euler, M. (1990). Biophysik des Gehörs unter dem Paradigma der Selbstorganisation. In: Kratky, K. W. & Wallner, F. (Hrsg.), *Grundprinzipien der Selbstorganisation* (S. 31–58), Darmstadt: Wissenschaftliche Buchgesellschaft.

Euler, S. & Schultz-Venrath, U. (2014). Mentalisierungsbasierte Therapie (MBT) – Mentalisieren als Grundlage wirksamer Psychotherapien. *Psychotherapie im Dialog – PiD, 15*, S. 40–43.

Falzeder, E. & Brabant, E. (Hrsg.) (2005). *Sigmund Freud – Sándor Ferenczi. Briefwechsel.* (Band III/2, 1925–1933). Wien/Köln/Weimar: Böhlau.

Farrell, J. & Shaw, I. (2011). Schematherapie-Gruppen für Patienten mit Borderline-Persönlichkeitsstörung: Das Beste aus zwei Welten der Gruppen-Psychotherapie. In: Roediger, E. & Jacob, G. (Hrsg.), *Fortschritte der Schematherapie. Konzepte und Anwendungen* (S. 235–258), Göttingen: Hogrefe.

Farrell, J. M. & Shaw, I. (2013). *Schematherapie in Gruppen. Therapiemanual für die Borderline-Persönlichkeitsstörung; mit Online-Materialien.* Weinheim u. a.: Beltz.

Farrell, J. M., Shaw, I. A. & Webber, M. A. (2009). A schema-focused approach to group psychotherapy for outpatients with borderline personality disorder: a randomized controlled trial. *J Behav Ther Exp Psychiatry, 40* (2), S. 317–328.

Feldman, R., Gordon, I. & Zagoory-Sharon, O. (2010). The cross-generation transmission of oxytocin in humans. *Horm Behav, 58* (4), S. 669–676.

Felsberger, H. (2015). Mentalisierungsbasierte Psychotherapie als intersubjektives Verfahren. In: Potthoff, P. & Wollnik, S. (Hrsg.), *Die Begegnung der Subjekte. Die intersubjektiv-relationale Perspektive in Psychoanalyse und Psychotherapie* (S. 189–199), Gießen: Psychosozial-Verlag.

Ferguson, J. N., Aldag, J. M., Insel, T. R. & Young, L. J. (2001). Oxytocin in the medial amygdala is essential for social recognition in the mouse. *J Neurosci, 21* (20), S. 8278–8285.

Ferguson, J. N., Young, L. J. & Insel, T. R. (2002). The neuroendocrine basis of social recognition. *Front Neuroendocrinol, 23* (2), S. 200–224.

Fertuck, E. A., Jekal, A., Song, I., Wyman, B., Morris, M. C., Wilson, S. T. et al. (2009). Enhanced »Reading the Mind in the Eyes« in borderline personality disorder compared to healthy controls. *Psychol Med, 39* (12), S. 1979–1988.

Feurer, M. (2015). Die Kunst, zu finden, was man nicht schon weiß. *Projekt Psychotherapie – bvvp* (4), S. 18–20.

Flakne, A. (2007). Contact/improv: a synaesthetic rejoinder to Derrida's reading of Merleau- Ponty. *Philosophy Today – SPEP Suppl, 51*, S. 42–49.

Fonagy, P. (2015). The effectiveness of psychodynamic psychotherapies: an update. *World Psychiatry, 14*, S. 137–150.

Fonagy, P., Steele, H. & Steele, M. (1991a). Maternal representations of attachment during pregnancy predict the organization of infant-mother attachment at one year of age. *Child Dev, 62* (5), S. 891–905.

Fonagy, P., Steele, M., Steele, H., Moran, G. S. & Higgitt, A. C. (1991b). The capacity for understanding mental states: The reflective self in infant. *Mental Health Journal, 12*, S. 201–218.

Fonagy, P. & Target, M. (1996). Playing with reality: I. Theory of mind and the normal development of psychic reality. *Int J Psychoanal, 77*, S. 217–233.

Fonagy, P., Target, M., Gergely, G., Allen, J. G. & Bateman, A. (2003). The developmental roots of borderline personality disorder in early attachment relationships: A theory and some evidence. *Psychoanalytic Inquiry, 23*, S. 412–459.

Fonagy, P., Gergely, G., Jurist, E. L. & Target, M. (2004). *Affektregulierung, Mentalisierung und die Entwicklung des Selbst.* 5. Aufl., Stuttgart 2015: Klett-Cotta.

Fonagy, P. & Target, M. (2006). *Psychoanalyse und die Psychopathologie der Entwicklung.* 4. Aufl., Stuttgart 2015: Klett-Cotta.

Fonagy, P. & Bateman, A. W. (2008). The development of borderline personality disorder – a mentalizing model. *J Pers Disord, 22* (1), S. 4–21.

Fonagy, P. & Luyten, P. (2011). Die entwicklungspsychologischen Wurzeln der Borderline-Persönlichkeitsstörung in Kindheit und Adoleszenz: Ein Forschungsbericht unter dem Blickwinkel der Mentalisierungtheorie. *Psyche – Z Psychoanal, 65*, S. 900–952.

Fonagy, P. & Allison, E. (2014). The role of mentalizing and epistemic trust in the therapeutic relationship. *Psychotherapy (Chic.), 51* (3), S. 372–380.

Fonagy, P. & Campbell, C. (2015). Bad Blood Revisited: Attachment and Psychoanalyis 2015. *Brit J Psychotherapy, 31* (2), S. 229–250.

Fonagy, P., Luyten, P. & Allison, E. (2015a). Epistemic petrification and the restoration of epistemic trust: A new conceptualization of borderline personality disorder and its psychosocial treatment. *J Pers Disord, 29* (5), S. 575–609.

Fonagy, P., Luyten, P. & Bateman, A. (2015b). Translation: Mentalizing as treatment target in borderline personality disorder. *Personal Disord, 6* (4), S. 380–392.

Foulkes, S. H. (1946). On group analysis. *Int J Psycho-Anal, 27*, S. 46–51.

Foulkes, S. H. (1964). *Therapeutic Group Analysis*. London: George Allen & Unwin Ltd.

Foulkes, S. H. (1969 [2001]). The Issue. In: Foulkes, S. H. & Stewart Prince, G. (Hrsg.), *Psychiatry in a Changing Society* (S. 17–29), London/New York: Routledge.

Foulkes, S. H. (1973). The group as a matrix of the individual's mental life. In: Foulkes, S. H. (Hrsg.), *Selected Papers* (S. 223–233), London: Karnac.

Foulkes, S. H. (1974). *Gruppenanalytische Psychotherapie. München: Pfeiffer.*

Foulkes, S. H. (1975). *Group Analytic Psychotherapy. Methods and Principles.* London: Karnac.

Foulkes, S. H. (2004). Mind. *Arbeitshefte Gruppenanalyse, 19*, S. 106–112.

Foulkes, S. H. (2008). Ein Memorandum zur Gruppenpsychotherapie von Major S. H. Foulkes, R.A.M.C., Specialist Psychiatrist Northfield Military Psychiatric Hospital – Juli 1945. *Gruppenpsychother Gruppendynamik, 44*, S. 222–235.

Foulkes, S. H. & Lewis, E. (1944). Die Gruppenanalyse. Eine Studie zur Behandlung in Gruppen nach psychoanalytischen Richtlinien. In: Foulkes, S. H. (Hrsg.), *Gruppenanalytische Psychotherapie* (S. 42–62, 175–184), München 1992: Pfeiffer.

Foulkes, S. H. & Anthony, E. J. (1957). *Group Psychotherapy. The Psychoanalytic Approach.* London: Karnac.

Foulkes, S. H. & Pines, M. (1990). *Selected Papers: Psychoanalysis and Group Analysis.* London: Karnac.

Frank, C. (2015). Über die Notwendigkeit einer Fähigkeit zur Reverie – Zur Bedeutung des Ertragens von Nichtwissen in der analytischen Psychotherapie. *Projekt Psychotherapie – bvvp* (4), S. 21–23.

Freud, S. (1900a). *Die Traumdeutung. GW II/III.* Frankfurt am Main: S. Fischer.

Freud, S. (1912–13 a). *Totem und Tabu. Einige Übereinstimmungen im Seelenleben der Wilden und der Neurotiker. GW IX.* Frankfurt am Main: S. Fischer.
Freud, S. (1912 e). Ratschläge für den Arzt bei der psychoanalytischen Behandlung. *GW VIII* (S. 376–387). Frankfurt am Main: Fischer.
Freud, S. (1920 g). Jenseits des Lustprinzips. *GW XIII* (S. 1–69). Frankfurt am Main: Fischer.
Freud, S. (1921 c). Massenpsychologie und Ich-Analyse. *GW XIII* (S. 71–161). Frankfurt am Main: S. Fischer.
Freud, S. (1940). Abriß der Psychoanalyse. *GW XVII* (S. 63–138). Frankfurt am Main: Fischer.
Frith, C. D. (1992). *The cognitive neuropsychology of schizophrenia.* Hove, East Sussex: Erlbaum.
Frith, C. & Wolpert, D. (2004). *The Neuroscience of Social Interaction. Decoding, Imitating, and Influencing the Actions of Others.* Oxford: Oxford University Press.
Frota, S., Elordieta, G. & Prieto, P. (Hrsg.) (2011). *Prosodic Categories: Production, Perception and Comprehension* (Studies in Natural Language and Linguistic Theory series). Dordrecht: Springer.
Fuchs, M. (2008). Landmarken der physiologischen Entwicklung der Stimme bei Kindern und Jugendlichen (Teil 1). *Laryngo-Rhino-Otol, 87,* S. 10–16.
Fusar-Poli, P., Deste, G., Smieskova, R., Barlati, S., Yung, A. R., Howes, O. et al. (2012). Cognitive functioning in prodromal psychosis: a meta-analysis. *Arch Gen Psychiatry, 69* (6), S. 562–571.
Gatti Pertegato, E. (2014). Foulkes' roots in Trigant Burrows writings. *Group Analysis, 47* (3), S. 312–328.
Gatti Pertegato, E. & Pertegato, G. O. (2013). *From Psychoanalysis to Group Analysis. The Pioneering Work of Trigant Burrow.* London: Karnac.
Gantt S. P. & Badenoch B. (Hrsg.) (2015). *The Interpersonal Neurobiology of Group Psychotherapy and Group Process.* London: Karnac.
George, C., Kaplan, N. & Main, M. (1985). The Adult Attachment Interview. In: Solomon, J. & George, C. (Hrsg.), *Attachment Disorganization.* Berkeley: University of California.
Gergely, G. (2007). Learning »about« versus learning »from« other minds: Natural pedagogy and its implications. In: Carruthers, P. (Hrsg.), *The Innate Mind. Vol. 3: Foundations and the Future* (S. 170–198), Oxford: Oxford University Press.
Gergely, G. & Watson, J. S. (1996). The social biofeedback theory of parental affect-mirroring: the development of emotional self-awareness and self-control in infancy. *Int J Psychoanal, 77 (Pt 6),* S. 1181–1212.
Gergely, G., Egyed, K. & Kiraly, I. (2007). On pedagogy. *Dev Sci, 10* (1), S. 139–146.
Gergely, G. & Unoka, Z. (2011). Bindung und Mentalisierung beim Menschen. Die Entwicklung des affektiven Selbst. *Psyche – Z Psychoanal, 65,* S. 862–899.

Gimenez, G. (2011). Polyphonic listening and associative work in a psychoanalytic group of schizophrenic patients. *Group Analysis, 44* (2), S. 208–221.

Goldstein, K. (1934). *Der Aufbau des Organismus. Einführung in die Biologie unter besonderer Berücksichtigung der Erfahrungen am kranken Menschen.* Den Haag: Martinus Nijhoff.

Gordon, I., Vander Wyk, B. C., Bennett, R. H., Cordeaux, C., Lucas, M. V., Eilbott, J. A. et al. (2013). Oxytocin enhances brain function in children with autism. *Proc Natl Acad Sci USA, 110* (52), S. 20953–20958.

Grawe, K., Donati, R. & Bernauer, F. (1995). *Psychotherapie im Wandel – Von der Konfession zur Profession.* 4. Aufl., Göttingen: Hogrefe.

Grossmann, K., Grossmann, K. E. & Kindler, H. (2006 a). Early Care and the roots of attachment and partnership representations. The Bielefeld and Regensburg Longitudinal Studies. In: Grossmann, K. E., Grossmann, K. & Waters, E. (Hrsg.), *Attachment from Infancy to Adulthood* (S. 98–136), New York/London: The Guilford Press.

Grossmann, K. E., Grossmann, K. & Waters, E. (2006 b). *Attachment from Infancy to Adulthood. The Major Longitudinal Studies.* New York/London: The Guilford Press.

Gumley, A., Schwannauer, M., MacBeth, A. & Read, J. (2008). Emotional recovery and staying well after psychosis: An attachment-based conceptualisation. *Attachment: New Directions in Psychotherapy and Relational Psychoanalysis, 2*, S. 127–148.

Haas, J.-P. (1997). Bions Beitrag zu einer psychoanalytischen Theorie der Emotionen. In: Eickhoff, F. W. (Hrsg.), *Jahrbuch der Psychoanalyse. Beiträge zur Theorie, Praxis und Geschichte, Band 38* (S. 137–193), Stuttgart: frommann-holzboog.

Harder, S., Koester, A., Valbak, K. & Rosenbaum, B. (2014). Five-year follow-up of supportive psychodynamic psychotherapy in first-episode psychosis: long-term outcome in social functioning. *Psychiatry, 77* (2), S. 155–168.

Hayes, A. M., Castonguay, L. G. & Goldfried, M. R. (1996). Effectiveness of targeting the vulnerability factors of depression in cognitive therapy. *J Consult Clin Psychol, 64* (3), S. 623–627.

Hecke, D., Brand, T., Rietz, C. & Schultz-Venrath, U. (2016). Prozess-Outcome-Studie zum Gruppenklima in psychodynamischer (PDGT) und mentalisierungsbasierter Gruppenpsychotherapie (MBT-G) in einem tagesklinischen Setting – Was verändert wen? *Gruppenpsychother Gruppendynamik,* 52 (2), S. 175–193.

Heigl-Evers, A., Heigl, F. & Ott, J. (1995). Zur Theorie und Praxis der psychoanalytisch-interaktionellen Gruppentherapie. In Heigl-Evers, A. & Ott, J. (Hrsg.), *Die psychoanalytisch-interaktionelle Methode. Theorie und Praxis* (S. 226–264), Göttingen: Vandenhoeck & Ruprecht.

Henke, W. & Rothe, H. (2015). *Menschwerdung.* Frankfurt am Main: Fischer.

Herpertz, S. C. (2011). Beitrag der Neurobiologie zum Verständnis der Borderline-Persönlichkeitsstörungen. *Nervenarzt, 82*, S. 9–15.

Herpertz, S. C., Dietrich, T. M., Wenning, B., Krings, T., Erberich, S. G., Willmes, K. et al. (2001). Evidence of abnormal amygdala functioning in borderline personality disorder: a functional MRI study. *Biol Psychiatry, 50* (4), S. 292–298.

Hill, D. (2015). *Affect Regulation Theory – A Clinical Model.* New York/London: Norton & Company.

Hinshelwood, R. D. (2007). Bion and Foulkes: The Group-as-a-Whole. *Group Analysis, 40* (3), S. 344–356.

Hirsch, M. (2008). Mentalisierung und Symbolisierung in der analytischen Gruppenpsychotherapie traumatisierter Patienten. In: Hirsch, M. (Hrsg.), *Die Gruppe als Container. Mentalisierung und Symbolisierung in der analytischen Gruppenpsychotherapie* (S. 34–85), Göttingen: Vandenhoeck & Ruprecht.

Hooker, C. I., Paller, K. A., Gitelman, D. R., Parrish, T. B., Mesulam, M. M. & Reber, P. J. (2003). Brain networks for analyzing eye gaze. *Brain Res Cogn Brain Res, 17* (2), S. 406–418.

Hooker, C. I., Verosky, S. C., Germine, L. T., Knight, R. T. & D'Esposito, M. (2008). Mentalizing about emotion and its relationship to empathy. *Soc Cogn Affect Neurosci, 3* (3), S. 204–217.

Hopper, E. (1991). Encapsulation as a defence against the fear of annihilation. *International Journal of Psychoanalysis, 72* (4), S. 607–624.

Hopper, E. (2003). *Traumatic Experience in the Unconscious Life of Groups. The Fourth Basic Assumption: Incohesion: Aggregation/Massification or (ba) I:A/M.* London/Philadelphia: Jessica Kingsley Publishers.

Hopper, E. & Weinberg, H. (Hrsg.) (2011). *The Social Unconscious in Persons, Groups and Societies – Mainly Theory* (Vol. 1). London: Karnac.

Hopper, E. & Weinberg, H. (Hrsg.) (2016). *The Social Unconscious in Persons, Groups and Societies – Mainly Foundation Matrix* (Vol. 2). London: Karnac.

Hummelen, B., Wilberg, T. & Karterud, S. (2007). Interviews of female patients with borderline personality disorder who dropped out of group psychotherapy. *Int J Group Psychother, 57* (1), S. 67–91.

Iacoboni, M. & Mazziotta, J. C. (2007). Mirror neuron system: basic findings and clinical applications. *Ann Neurol, 62* (3), S. 213–218.

Insel, T. R. (2003). Is social attachment an addictive disorder? *Physiol Behav, 79* (3), S. 351–357.

Insel, T. R. & Young, L. J. (2001). The neurobiology of attachment. *Nat Rev Neurosci, 2* (2), S. 129–136.

Jacob, G. A. & Arntz, A. (2011). Schematherapie. *Psychotherapeut, 56*, S. 247–258.

Janssen, P. L. (2010). Stationäre und ambulante analytische Borderline-Therapie in Gruppensettings. In: Tschuschke, V. (Hrsg.), *Gruppenpsychotherapie. Von der Indikation bis zu Leitungstechniken* (S. 221–224), Stuttgart/New York: Thieme.

Jappe, G. (1971). *Über Wort und Sprache in der Psychoanalyse.* Frankfurt am Main: S. Fischer.

Jentschke, S., Koelsch, S., Sallat, S. & Friederici, A. D. (2008). Children with specific language impairment also show impairment of music-syntactic processing. *J Cogn Neurosci, 20* (11), S. 1940–1951.

Jobst, A., Albert, A., Bauriedl-Schmidt, C., Mauer, M. C., Renneberg, B., Buchheim, A. et al. (2014). Social exclusion leads to divergent changes of oxytocin levels in borderline patients and healthy subjects. *Psychother Psychosom, 83* (4), S. 252–254.

Jobst, A., Sabass, L., Palagyi, A., Bauriedl-Schmidt, C., Mauer, M. C., Sarubin, N. et al. (2015). Effects of social exclusion on emotions and oxytocin and cortisol levels in patients with chronic depression. *J Psychiatr Res, 60,* S. 170–177.

Johannessen, J. O. (2004). Development of early intervention services. In: Read, J., Mosher, L. R. & Bentall, R. P. (Hrsg.), *Models of Madness: Psychological, Social and Biological Approaches to Schizophrenia* (S. 319–333), Hove, East Sussex: Brunner-Routledge.

Johnson, J. E., Burlingame, G., Strauß, B. & Bormann, B. (2008). Die therapeutischen Beziehungen in der Gruppenpsychotherapie. *Gruppenpsychother Gruppendynamik, 44,* S. 52–89.

Johnson, K. V. A. & Dunbar, R. I. M. (2016). Pain tolerance predicts human social network size. *Scientific Reports, 6,* Artikel-Nummer 25267 (Online-Veröffentlichung).

Jorgensen, C. R., Freund, C., Boye, R., Jordet, H., Andersen, D. & Kjolbye, M. (2013). Outcome of mentalization-based and supportive psychotherapy in patients with borderline personality disorder: a randomized trial. *Acta Psychiatr Scand, 127* (4), S. 305–317.

Joseph, R. (1999). Environmental influences on neural plasticity, the limbic system, emotional development and attachment: a review. *Child Psychiatry Hum Dev, 29* (3), S. 189–208.

Jurist, E. L. (2005). Mentalized affectivity. *Psychoanalytic Psychology, 22* (3), S. 426–444.

Kanas, N. (2001). Gruppenpsychotherapie für Patienten mit Schizophrenie und bipolaren Störungen. In: Tschuschke, V. (Hrsg.), *Praxis der Gruppenpsychotherapie* (S. 301–304), Stuttgart/New York: Thieme.

Kandel, E. (2006). *Auf der Suche nach dem Gedächtnis. Die Entstehung einer neuen Wissenschaft des Geistes.* München: Siedler.

Karterud, S. (2011). Constructing and mentalizing the matrix. *Group Analysis, 44* (4), S. 357–373.

Karterud, S. (2012). Konstruieren und Mentalisieren der Matrix. *Gruppenpsychother Gruppendynamik, 48,* S. 379–396.

Karterud, S. (2015a). *Mentalization-Based Group Therapy (MBT-G)*. Oxford: Oxford University Press.

Karterud, S. (2015b). On structure and leadership in mentalization-based group therapy and group analysis. *Group Analysis, 48* (2), S. 137–149.

Karterud, S., Pedersen, G., Engen, M., Johansen, M. S., Johansson, P. N., Schluter, C. et al. (2013). The MBT Adherence and Competence Scale (MBT-ACS): Development, structure and reliability. *Psychother Res, 23* (6), S. 705–717.

Kazdin, A. E. (2007). Mediators and mechanisms of change in psychotherapy research. *Ann Rev Clin Psychol, 3*, S. 1–27.

Keats, J. (1958). *The Letters of John Keats*, Vol. I (1814–1818). Cambridge: Cambridge University Press.

Kennard, D., Roberts, J. & Winter, D. A. (2000). *Arbeitsbuch gruppenanalytischer Interventionen*. Heidelberg: Mattes Verlag.

Kernberg, O. F., Yeomans, F. E., Clarkin, J. F. & Buchheim, P. (2008). Psychodynamische übertragungsfokussierte Psychotherapie (TFP) von Patienten mit einer Borderline-Persönlichkeitsorganisation. In: Dreyer, K.-H. & Schmidt, M. G. (Hrsg.), *Niederfrequente psychoanalytische Psychotherapie. Theorie, Technik, Therapie* (S. 167–196), 2. Aufl., Stuttgart 2009: Klett-Cotta.

Kets de Vries, M. F. R. (1998). *Führer, Narren und Hochstapler. Essays über die Psychologie der Führung*. Stuttgart: Verlag Internationale Psychoanalyse.

Kim, S., Fonagy, P., Allen, J., Martinez, S., Iyengar, U. & Strathearn, L. (2014). Mothers who are securely attached in pregnancy show more attuned infant mirroring 7 months postpartum. *Infant Behavior and Development, 37*, S. 491–504.

Kircher, T. & Leube, D. (2007). Selbst-Fremd-Repräsentation und ihre Störungen bei Schizophrenie. In: Förstl, H. (Hrsg.), *Theory of Mind. Neurobiologie und Psychologie sozialen Verhaltens* (S. 285–294), Heidelberg: Springer Medizin Verlag.

Klein, G. S. (1967). Peremptory ideation: Structure and force in motivated ideas. *Psychological Issues, 5*, S. 80–130.

Koelsch, S. (2006). Significance of Broca's area and ventral premotor cortex for music-syntactic processing. *Cortex, 42* (4), S. 518–520.

Koelsch, S. (2008). Die emotionale Stimme. *Musiktherapeutische Umschau, 29* (3), S. 201–208.

Koelsch, S., Fritz, T., Cramon, D. Y., Muller, K. & Friederici, A. D. (2006). Investigating emotion with music: an fMRI study. *Hum Brain Mapp, 27* (3), S. 239–250.

Koelsch, S., Skouras, S. & Jentschke, S. (2013). Neural correlates of emotional personality: a structural and functional magnetic resonance imaging study. *PLoS One, 8* (11), S. e77196.

Kohut, H. (1971). *Narzißmus – Eine Theorie der Behandlung narzißtischer Persönlichkeitsstörungen*. Frankfurt am Main: Suhrkamp.

König, K. (2008). *Gruppenanalyse im Göttinger Modell.* Heidelberg: Mattes Verlag.

König, K. & Kreische, R. (2000). Gruppentherapie mit Borderline-Patienten. In: Kernberg, O. F., Dulz, B. & Sachsse, U. (Hrsg.), *Handbuch der Borderline-Störungen* (S. 625–632), Stuttgart/New York: Schattauer.

König, O. (2015). Sozialwissenschaftliche Überlegungen zum interaktionellen Raum stationärer Gruppen. In: Mattke, D., Streeck, U. & König, O. (Hrsg.), *Praxis stationärer und teilstationärer Gruppen* (S. 185–213), Reihe Leben lernen, Stuttgart: Klett-Cotta.

Kosfeld, M., Heinrichs, M., Zak, P. J., Fischbacher, U. & Fehr, E. (2005). Oxytocin increases trust in humans. *Nature, 435,* S. 673–676.

Kösters, M., Burlingame, G. M., Nachtigall, C. & Strauß, B. (2006). A meta-analytic review of the effectiveness of inpatient group psychotherapy. *Group Dynamics: Theory, Research and Practice, 10* (2), S. 146–163.

Kösters, M. & Strauß, B. (2007). Wirksamkeit stationärer Gruppenpsychotherapie – Eine kritische Betrachtung deutschsprachiger Studien. *Gruppenpsychother Gruppendynamik, 43* (3), S. 181–200.

Kovacs, A. M., Teglas, E. & Endress, A. D. (2010). The social sense: susceptibility to others' beliefs in human infants and adults. *Science, 330* (6012), S. 1830–1834.

Krischke, W. (2016). Das Wir entscheidet – Neue Erkenntnisse zur Entstehung der Sprache. *Frankfurter Allgemeine Zeitung* vom 20.01.2016.

Kütemeyer, M. & Schultz, U. (1984). Kurt Goldstein (1878–1965): Begründer einer psychosomatischen Neurologie? In: Pross, C. & Winau, R. (Hrsg.), *Nicht mißhandeln. Das Krankenhaus Moabit. 1920–1933 ein Zentrum jüdischer Ärzte in Berlin. 1933–1945 Verfolgung Widerstand Zerstörung* (S. 133–139), Berlin: Edition Hentrich.

Kutter, P. (1984). *Psychoanalyse in der Bewährung. Methode, Theorie und Anwendung.* Frankfurt am Main: Fischer Taschenbuch Verlag.

Kutter, P. (2010). Aus der Enge in die Weite. In: Hermanns, L. M. (Hrsg.), *Psychoanalyse in Selbstdarstellungen, Bd. VIII* (S. 117–185), Frankfurt am Main: Brandes & Apsel.

Kvarstein, E. H., Pedersen, G., Urnes, O., Hummelen, B., Wilberg, T. & Karterud, S. (2015). Changing from a traditional psychodynamic treatment programme to mentalization-based treatment for patients with borderline personality disorder – does it make a difference? *Psychol Psychother, 88* (1), S. 71–86.

Lana, F., Marcos, S., Mollá, L., Vilar, A., Pérez, V., Romero, M. et al. (2015). Mentalization-based group psychotherapy for psychosis: A pilot study to assess safety, acceptance and subjective efficacy [Electronic Version]. *Int J Psychol Psychoanal, 1,* S. 1–6.

Lawrence, G. W. (2005). *Introduction to Social Dreaming.* London: Karnac.

Lawrence, G. W. (Hrsg.) (2010). *The Creativity of Social Dreaming.* London: Karnac.

Leichsenring, F. & Leibing, E. (2003). The effectiveness of psychodynamic therapy and cognitive behavior therapy in the treatment of personality disorders: a meta-analysis. *Am J Psychiatry, 160*, S. 1223–1232.

Leikert, S. (2007). Die Stimme, Transformation und Insistenz des archaischen Objekts – Die kinetische Semantik. *Psyche – Z Psychoanal, 61* (5), S. 463–492.

Lewis, T., Amini, F. & Lannon, R. (2000). *A General Theory of Love*. New York: Random House.

Lindner, W.-V. (2005). Das Göttinger Modell der Anwendung der Psychoanalyse in Gruppen: Geschichte, Theorie, therapeutische Konzepte und Anwendung im sozialen Feld. *Gruppenpsychother Gruppendynamik, 41*, S. 99–129.

Lorentzen, S. (2014). *Group Analytic Psychotherapy. Working with Affective, Anxiety and Personality Disorders*. Hove, East Sussex: Routledge.

Lorentzen, S. & Høglend, P. (2004). Predictors of change during long-term analytic group psychotherapy. *Psychother Psychosom, 73* (1), S. 25–35.

Lorentzen, S. & Høglend, P. (2005). Predictors of change after long-term analytic group psychotherapy. *J Clin Psychol, 61* (12), S. 1541–1553.

Lorentzen, S., Ruud, T., Fjeldstad, A. & Høglend, P. (2014). Personality disorder moderates outcome in short- and long-term group analytic psychotherapy: A randomized clinical trial. *Br J Clin Psychol,* 54 (2), S, 129–146.

Lorentzen, S., Ruud, T., Fjeldstad, A. & Hoglend, P. A. (2015). Personality disorder moderates outcome in short- and long-term group analytic psychotherapy: A randomized clinical trial. *Br J Clin Psychol,* 54 (2), S. 129–146.

Lorenzer, A. (1970). *Sprachzerstörung und Rekonstruktion*. Frankfurt am Main: Suhrkamp.

Lorenzer, A. (1972 a). *Kritik des psychoanalytischen Symbolbegriffs*. Frankfurt am Main: Suhrkamp.

Lorenzer, A. (1972 b). *Perspektiven einer kritischen Theorie des Subjekts*. Frankfurt am Main: Seminar-Verlag.

Ludwig-Körner, C. (2015). Und wer denkt an das Baby? Überlegungen zur Methode der Säuglingsbeobachtung. *Psyche – Z Psychoanal,* 69 (12), S. 1162–1184.

Luyten, P. & Fonagy, P. (2015). The neurobiology of mentalizing. *Personality Disorders: Theory, Research, and Treatment,* 6 (4), S. 366–379.

Luyten, P., Fonagy, P., Lowyck, B. & Vermote, R. (2015). Beurteilung des Mentalisierens. In: Bateman, A. W. & Fonagy, P. (Hrsg.), *Handbuch Mentalisieren* (S. 67–89), Gießen: Psychosozial-Verlag.

Lysaker, P. H., Buck, K. D. & Ringer, J. (2007). The recovery of metacognitive capacity in schizophrenia across thirty two months of individual psychotherapy: A case study. *Psychother Res 17* (12), S. 713–720.

Lysaker, P.H., Buck, K.D., Carcione, A., Procacci, M., Salvatore, G., Nicolo, G. et al. (2011 a). Addressing metacognitive capacity for self reflection in the psychotherapy for schizophrenia: a conceptual model of the key tasks and processes. *Psychol Psychother, 84* (1), S.58–69; Diskussion S.98–110.

Lysaker, P.H., Dimaggio, G., Buck, K.D., Callaway, S.S., Salvatore, G., Carcione, A. et al. (2011 b). Poor insight in schizophrenia: links between different forms of metacognition with awareness of symptoms, treatment need, and consequences of illness. *Compr Psychiatry*, 52 (3), S.253–260.

Lysaker, P.H., Tunze, C., Yanos, P.T., Roe, D., Ringer, J. & Rand, K. (2012). Relationships between stereotyped beliefs about mental illness, discrimination experiences, and distressed mood over 1 year among persons with schizophrenia enrolled in rehabilitation. *Soc Psychiatry Psychiatr Epidemiol, 47* (6), S.849–855.

MacBeth, A. (2008). *The function of attachment in First Episode Psychosis: A theoretical integration and clinical investigation. Volume 1.* Glasgow: University of Glasgow.

MacBeth, A., Schwannauer, M. & Gumley, A. (2008). The association between attachment style, social mentalities, and paranoid ideation: an analogue study. *Psychol Psychother, 81* (Pt 1), S.79–93.

MacBeth, A., Gumley, A., Schwannauer, M. & Fisher, R. (2011). Attachment states of mind, mentalization, and their correlate in a first-episode psychosis sample. *Psychology and Psychotherapy: Theory, Research and Practice,* 84, S.42–57.

MacKenzie, K.R. & Livesley, W.J. (1983). A developmental model for brief group therapy. In: Dies, R.R. & MacKenzie, K.R. (Hrsg.), *Advances in Group Psychotherapy: Integrating Research and Practice* (S.101–116), Madison, CT: International Universities Press.

Main, T. (2000). The concept of the therapeutic community: variations and vicissitudes. In: Pines, M. (Hrsg.), *The Evolution of Group Analysis* (S.197–217), London: Jessica Kingsley Publishers.

Malla, A. & Payne, J. (2005). First-episode psychosis: psychopathology, quality of life, and functional outcome. *Schizophr Bull, 31* (3), S.650–671.

Malloch, S. (1999). Mothers and infants and communicative musicality. Rhythms, musical narrative, and the origins of human communication. *Musicae Scientiae*, S.13–28.

Malloch, S. & Trevarthen, C. (2009). *Communicative Musicality: Exploring the Basis of Human Companionship.* Oxford: Oxford University Press.

Malmberg, L. & Fenton, M. (2000). Individual psychodynamic psychotherapy and psychoanalysis for schizophrenia and severe mental illness. *Cochrane Database Syst Rev* (2), S.CD001360.

Malmberg, L. & Fenton, M. (2001). Individual psychodynamic psychotherapy and psychoanalysis for schizophrenia and severe mental illness. *Cochrane Database Syst Rev* (3), S.CD001360.

Marquet, A. (2008). *Kohäsion in psychotherapeutischen Gruppen. Entwicklung und Anwendung einer Skala zur Messung von Gruppenkohäsion unter Berücksichtigung der Perspektiven Patient, Therapeut und Beobachter.* Hamburg: Verlag Dr. Kovac.

Marziali, E. & Munroe-Blum, H. (1994). *Interpersonal group psychotherapy for borderline personality disorder.* New York: Basic Books.

Marziali, E., Munroe-Blum, H. & McCleary, L. (1997). The contribution of group cohesion and group alliance to the outcome of group psychotherapy. *Int J Group Psychother, 47* (4), S. 475–497.

Mattke, D. (2011). Psychodynamische Gruppenpsychotherapie. Indikation, Komposition und Vorbereitung. *Psychotherapeut,* 56, S. 437–448.

Mattke, D., Streeck, U. & König, O. (2015). *Praxis stationärer und teilstationärer Gruppen.* Reihe Leben lernen. Stuttgart: Klett-Cotta.

McDougall, W. (1920). *The Group Mind. A Sketch of the Principles of Collective Psychology with some Attempt to Apply them to the Interpretation of National Life and Character.* London: Cambridge University Press.

Mead, G. H. (1932 [2002]). *Philosophy of the Present.* New York: Prometheus Books.

Mead, G. H. (1934 [1962]). *Mind, Self and Society.* Chicago: The University of Chicago Press.

Meltzoff, A. N. & Moore, M. K. (1977). Imitation of facial and manual gestures by human neonates. *Science, 198,* S. 75–78.

Merlau-Ponty, M. (1945). *Phénoménologie de la perception.* Paris: Gallimard.

Merlau-Ponty, M. (1965 [1974]). *Phänomenologie der Wahrnehmung.* Berlin: Walter de Gruyter & Co.

Meshi, D., Tamir, D. I. & Heekeren, H. R. (2015). The emerging neuroscience of social media. *Trends Cogn Sci, 19* (12), S. 771–781.

Mies, T. (2007). Annäherung an eine gruppenanalytische Gedächtnisauffassung. *gruppenanalyse. Zeitschrift für gruppenanalytische Psychotherapie, Supervision und Beratung, 17,* S. 51–72.

Mithen, S. (2005). *The Singing Neanderthals: the Origins of Music, Language, Mind and Body.* London: Weidenfeld & Nicholson.

Mittelstraß, J. (2014). Die Verhältnisse zum Tanzen bringen. *Frankfurter Allgemeine Zeitung* vom 22.09.2014, S. 6.

Monroe-Blum, H. & Marziali, E. (1995). A controlled trial of short-term group treatment for borderline personality disorder. *J Pers Disord, 9,* S. 190–198.

Moore, R., Blackwood, N., Corcoran, R., Rowse, G., Kinderman, P., Bentall, R. et al. (2006). Misunderstanding the intentions of others: an exploratory study of the cognitive etiology of persecutory delusions in very late-onset schizophrenia-like psychosis. *Am J Geriatr Psychiatry, 14* (5), S. 410–418.

Murakami, Y. (2013). Affection of contact and transcendental telepathy in schizophrenia and autism. *Phenomenology and the Cognitive Sciences, 12* (1), S. 179–194.

Nagy, E. (2008). Innate intersubjectivity: newborns' sensitivity to communication disturbance. *Dev Psychol, 44* (6), S. 1779–1784.

Neri, C., Pines, M. & Friedman, R. (Eds.) (2002). *Dreams in Group Psychotherapy. Theory and Technique.* London, Philadelphia: Jessica Kingsley.

New, A. S., Hazlett, E. A., Buchsbaum, M. S., Goodman, M., Mitelman, S. A., Newmark, R. et al. (2007). Amygdala-prefrontal disconnection in borderline personality disorder. *Neuropsychopharmacology, 32* (7), S. 1629–1640.

Nicol, K., Pope, M., Sprengelmeyer, R., Young, A. W. & Hall, J. (2013). Social judgement in borderline personality disorder. *PLoS One, 8* (11), S. e73440.

Nitsun, M. (1996). *The Anti-Group – Destructive Forces in the Group and Their Creative Potential.* London: Routledge.

Nitsun, M. (2013). Überlebensfragen im 21. Jahrhundert: Die Herausforderung für die Gruppenanalyse. *Gruppenpsychother Gruppendynamik, 49* (4), S. 298–315.

Nitsun, M. (2015 a). *Beyond the Anti-Group. Survival and Transformation.* London/New York: Routledge.

Nitsun, M. (2015 b). Group analysis and cognitive-behavioral therapy (CBT). In: Nitsun, M. (Hrsg.), *Beyond the Anti-Group. Survival and Transformation* (S. 87–109), London/New York: Routledge.

Ogden, T. H. (2004). *Gespräche im Zwischenreich des Träumens – Der analytische Dritte in Träumen, Dichtung und analytischer Literatur.* Gießen: Psychosozial Verlag.

Orlinsky, D. E., Rønnestad, M. H. & Ambühl, H. (2005). *How Psychotherapists Develop a Study of Therapeutic Work and Professional Growth.* Washington, DC: American Psycholog. Assoc.

Orlinsky, D., Heinonen, E. & Hartmann, A. (2015). Psychotherapy Process Research. In: Wright, J. D. (Hrsg.), *International Encyclopedia of the Social & Behavioral Sciences* (2. Aufl., S. 515–520), Oxford: Elsevier.

Ormay, T. A. P. (2012). *The Social Nature of Persons: One Person is No Person.* London: Karnac.

Out, D., Bakermans-Kranenburg, M. J. & Van Ijzendoorn, M. H. (2009). The role of disconnected and extremely insensitive parenting in the development of disorganized attachment: validation of a new measure. *Attach Hum Dev, 11* (5), S. 419–443.

Ozdemir, E., Norton, A. & Schlaug, G. (2006). Shared and distinct neural correlates of singing and speaking. *Neuroimage, 33* (2), S. 628–635.

Panksepp, J. (1998). *Affective Neuroscience. The Foundations of Human and Animal Emotions.* Oxford: Oxford University Press.

Panksepp, J. & Biven, L. (2012). *The Archaelogy of Mind. Neuroevolutionary Origins of Human Emotions.* New York/London: W. W. Norton & Company.

Parncutt, R. (2006). Prenatal development. In: Mcpherson, G. E. (Hrsg.), *The Child as Musician* (S. 1–31), Oxford: Oxford University Press.

Partanen, E., Kujala, T., Tervaniemi, M. & Huotilainen, M. (2013). Prenatal music exposure induces long-term neural effects. *PLoS One, 8* (10), S. e78946.

Perepletchikova, F. (2011). On the topic of treatment integrity. *Clin Psychol (New York), 18* (2), S. 148–153.

Perepletchikova, F., Treat, T. A. & Kazdin, A. E. (2007). Treatment integrity in psychotherapy research: analysis of the studies and examination of the associated factors. *J Consult Clin Psychol, 75* (6), S. 829–841.

Peterson, M. (2015). A response to »On Structure and Leadership in Mentalization-based Group Therapy and Group Analysis« by Sigmund Karterud. *Group Analysis, 48* (3), S. 379–381.

Picht, J. (2015). Sprache, Musik und das Unbewusste. *Psyche – Z Psychoanal, 69* (12), S. 1115.

Pines, M. (1982). Reflections on mirroring. *Group Analysis, 15*, S. 2–26.

Pines, M. (1983). *The Evolution of Group Analysis*. London: Routledge.

Pines, M. (1990). Group analytic psychotherapy and the borderline patient. In: Roth, B. E., Stone, W. N. & Kibel, H. D. (Hrsg.), *The Difficult Patient in Group*. Madison, CT: International Universities Press.

Pines, M. (2000). The contribution of S. H. Foulkes to group therapy. In: Pines, M. (Hrsg.), *The Evolution of Group Analysis* (S. 265–285), London/Philadelphia: Jessica Kingsley Publishers.

Pines, M. (2015). Steps towards a basic theory of groups. *Group Analysis, 48* (2), S. 120–125.

Potthoff, P. (2014). Intersubjektivität und Gruppenanalyse. In: Potthoff, P. & Wollnik, S. (Hrsg.), *Die Begegnung der Subjekte. Die intersubjektiv-relationale Perspektive in Psychoanalyse und Psychotherapie* (S. 141–156), Gießen: Psychosozial-Verlag.

Potthoff, P. & Moini-Afchari, U. (2012). Mentalization based treatment (MBT) in der Gruppe – neues Paradigma oder alter Wein in neuen Schläuchen? *Gruppenpsychother Gruppendynamik, 48*, S. 198–214.

Pratt, J. H. (1945). Group method in the treatment of psychosomatic disorders. *Sociometry, 8*, S. 323–331.

Premack, D. & Woodruff, G. (1978). Does the chimpanzee have a »theory of mind«? *Behav Brain Sci, 1*, S. 115–119.

Putnam, R. D. (2000). *Bowling Alone: The Collapse and Revival of American Community*. New York: Simon & Schuster.

Rash, J. A., Aguirre-Camacho, A. & Campbell, T. S. (2014). Oxytocin and pain: a systematic review and synthesis of findings. *Clin J Pain, 30* (5), S. 453–462.

Reddy, V. N. V. (2008). *How Infants Know Minds*. Cambridge, Mass.: Harvard University Press.

Renneberg, B., Herm, K., Hahn, A., Staebler, K., Lammers, C. H. & Roepke, S. (2012). Perception of social participation in borderline personality disorder. *Clin Psychol Psychother, 19* (6), S. 473–480.

Richter, H.-E. (1972). *Die Gruppe. Hoffnung auf einen neuen Weg, sich selbst und andere zu befreien. Psychoanalyse in Kooperation mit Gruppeninitiativen*. Reinbek bei Hamburg: Rowohlt.

Rinne, T., de Kloet, E. R., Wouters, L., Goekoop, J. G., DeRijk, R. H. & van den Brink, W. (2002). Hyperresponsiveness of hypothalamic-pituitary-adrenal axis to combined dexamethasone/corticotropin-releasing hormone challenge in female borderline personality disorder subjects with a history of sustained childhood abuse. *Biol Psychiatry*, 52 (11), S. 1102–1112.

Rizzolatti, G., Fadiga, L., Fogassi, L. & Gallese, V. (1999). Resonance behaviors and mirror neurons. *Archives Italiennes de Biologie*, *137*, S. 83–99.

Rizzolatti, G. & Craighero, L. (2007). Language and mirror neurons. In: Gaskell, G. (Hrsg.), *Oxford Handbook of Psycholinguistics*. Oxford: Oxford University Press.

Rizzolatti, G. & Sinigaglia, C. (2008). *Empathie und Spiegelneurone. Die biologische Basis des Mitgefühls*. Frankfurt am Main: Suhrkamp.

Rogers, S. M. (2014). The neurobiology of a transformation from asocial to social life during swarm formation in desert locusts. In: Decety, J. & Christen, Y. (Hrsg.), *New Frontiers in Social Neuroscience* (S. 11–31). Basel: Springer International Publishing.

Rosa, H. (2016). *Resonanz: Eine Soziologie der Weltbeziehung*. Frankfurt am Main: Suhrkamp.

Rossell, S. L., Van Rheenen, T. E., Groot, C., Gogos, A., O'Regan, A. & Joshua, N. R. (2013). Investigating affective prosody in psychosis: a study using the Comprehensive Affective Testing System. *Psychiatry Res*, *210* (3), S. 896–900.

Rossouw, T. I. & Fonagy, P. (2012). Mentalization-based treatment for self-harm in adolescents: a randomized controlled trial. *J Am Acad Child Adolesc Psychiatry*, 51 (12), S. 1304–1313 e1303.

Roth, B. E., Stone, W. N. & Kibel, H. D. (1990). *The Difficult Patient in Group*. International Universities Press: Madison.

Roth, G. & Strüber, N. (2014). *Wie das Gehirn die Seele macht*. 6. Aufl., Stuttgart 2016: Klett-Cotta.

Rothe, S. (1996). Psychoanalyse im Netzwerk der Gruppe. S. H. Foulkes in Frankfurt a. M. In: Plänkers, T., Laier, M., Otto, H.-H., Rothe, H.-J. & Siefert, H. (Hrsg.), *Psychoanalyse in Frankfurt am Main. Zerstörte Anfänge – Wiederannäherung – Entwicklungen* (S. 161–179), Tübingen: edition diskord.

Rubin, R. (1975). Maternal tasks in pregnancy. *Maternal Child Nursing Journal*, *4*, S. 143–153.

Rudolf, G. (2006 a). Psychoanalytische Therapie struktureller Störungen. Behandlung »as usual« oder strukturbezogene Modifikation. In: Springer, A., Gerlach, A. & Schlösser, A.-M. (Hrsg.), *Störungen der Persönlichkeit* (S. 93–112), Gießen: Psychosozial-Verlag.

Rudolf, G. (2006 b). *Strukturbezogene Psychotherapie. Leitfaden zur psychodynamischen Therapie struktureller Störungen*. Stuttgart: Schattauer.

Rüger, U., Dahm, A. & Kallinke, D. (2009). *Faber/Haarstrick: Kommentare Psychotherapie-Richtlinien*. München/Jena: Urban & Fischer.

Sachs, G. & Felsberger, H. (2013). Mentalisierungsbasierte Psychotherapie bei Psychosen. *Psychotherapeut, 58* (4), S. 339–343.

Sandell, R., Blomberg, J., Lazar, A., Carlsson, J., Broberg, J. & Schubert, J. (2000). Varieties of long-term outcome among patients in psychoanalysis and long-term psychotherapy. A review of findings in the Stockholm Outcome of Psychoanalysis and Psychotherapy Project (STOPP). *Int J Psychoanal, 81 (Pt 5)*, S. 921–942.

Sandner, D. (1998). Die Begründung der Gruppenanalyse durch Trigant Burrow – Eine eigentümliche Amnesie innerhalb der gruppenanalytischen Tradition. *Luzifer-Amor. Zeitschrift zur Geschichte der Psychoanalyse, 21* (11), S. 7–29.

Sandner, D. (2013). *Die Gruppe und das Unbewusste.* Berlin/Heidelberg: Springer.

Schachter, J. (1988). Concurrent individual and individual-in-a-group psychoanalytic psychotherapy. *J Am Psychoanal Assoc, 36* (2), S. 455–480.

Schiffman, J., Lam, C. W., Jiwatram, T., Ekstrom, M., Sorensen, H. & Mednick, S. (2004). Perspective-taking deficits in people with schizophrenia spectrum disorders: a prospective investigation. *Psychol Med, 34* (8), S. 1581–1586.

Schilbach, L., Derntl, B., Aleman, A., Caspers, S., Clos, M., Diederen, K. M. et al. (2016). Differential patterns of dysconnectivity in mirror neuron and mentalizing networks in schizophrenia. *Schizophr Bull.*, March 2016.

Schlapobersky, J. R. (2016 b). *From the Couch to the Circle. Group-Analytic Psychotherapy in Practice.* Abingdon/Oxon/New York: Routledge.

Schmidt, M. G. (2014). Der Einfluss der Präsenztheorie auf die psychoanalytische Behandlungstechnik. *Psyche – Z Psychoanal, 68*, S. 951–970.

Schmidt, M. G. (2016). H. v. Foerster »Was wir als Wirklichkeit wahrnehmen, ist unsere Erfindung«. Psychoanalytische Arbeitsgemeinschaft Köln-Düsseldorf.

Schore, A. N. (2007). *Affektregulation und die Reorganisation des Selbst.* 2. Aufl., Stuttgart 2009: Klett-Cotta.

Schore, A. N. (2015). Foreword. In: Hill, D. (Hrsg.), *Affect Regulation Theory* (S. xiii–xxv), New York/London: Norton.

Schrott, R. & Jacobs, A. (2011). *Gehirn und Gedicht. Wie wir unsere Wirklichkeiten konstruieren. München: Carl Hanser.*

Schultz-Venrath, U. (2008). »Heute war ein historischer Augenblick der Psychiatrie, aber niemand weiß etwas davon« – Zu den Anfängen analytischer Gruppenpsychotherapie durch S. H. Foulkes im Northfield Military Psychiatric Hospital. *Gruppenpsychotherapie und Gruppendynamik, 44*, S. 215–221.

Schultz-Venrath, U. (2011). Das Gehirn in der Gruppe oder die Gruppe im Gehirn – Zur Neurobiologie des Mentalisierens in Gruppenpsychotherapien. *Gruppenpsychother Gruppendynamik, 47*, S. 111–140.

Schultz-Venrath, U. (2013 [2015]). *Lehrbuch Mentalisieren. Psychotherapien wirksam gestalten.* 3., überarb. Aufl., Stuttgart: Klett-Cotta.

Schultz-Venrath, U. (2015). Die Entdeckung der »Gruppenmethode in der Psychoanalyse« (1926) von Trigant Burrow – ein verhinderter Paradigmawechsel? *Gruppenpsychother Gruppendynamik*, 51, S. 5–15.
Schultz-Venrath, U. (2016). Zur Wirksamkeit von Gruppenpsychotherapien. *Gruppenpsychother Gruppendynamik*, 52 (2), S. 108–110.
Schultz-Venrath, U. & Döring, P. (2009). Hat die Ausbildung in Gruppenanalyse und analytischer Gruppenpsychotherapie eine Zukunft? *Gruppenpsychother Gruppendynamik*, 45, S. 139–163.
Schumacher, K. & Calvet, C. (2008). Synchronisation – Musiktherapie bei Kindern mit Autismus [DVD-Box]. Göttingen: Vandenhoeck & Ruprecht.
Schumann, J. H. (1976). Second language acquisition: the Pidginization hypothesis. *Language Learning*, 26 (2), S. 391–408.
Selting, M. & Couper-Kuhlen, E. (2000). Argumente für die Entwicklung einer »interaktionalen Linguistik«. *Gesprächsforschung – Online-Zeitschrift zur verbalen Interaktion*, S. 76–95.
Sharp, C., Pane, H., Ha, C., Venta, A., Patel, A. B., Sturek, J. et al. (2011). Theory of mind and emotion regulation difficulties in adolescents with borderline traits. *J Am Acad Child Adolesc Psychiatry*, 50 (6), S. 563–573.
Sperber, D., Clement, F., Heintz, C., Mascaro, O., Mercier, H., Origgi, G. et al. (2010). Epistemic vigilance. *Mind and Language*, 25, S. 359–393.
Spitzer, M. (2015). Verschwörungstheorien – ganz normal und doch ein Problem. *Nervenheilkunde*, 34, S. 195–202.
Sprong, M., Schothorst, P., Vos, E., Hox, J. & van Engeland, H. (2007). Theory of mind in schizophrenia: meta-analysis. *Br J Psychiatry*, 191, S. 5–13.
Staebler, K., Helbing, E., Rosenbach, C. & Renneberg, B. (2011). Rejection sensitivity and borderline personality disorder. *Clin Psychol Psychother*, 18 (4), S. 275–283.
Staun, L., Kessler, H., Buchheim, A., Kächele, H. & Taubner, S. (2010). Mentalisierung und Depression. *Psychotherapeut*, 55, S. 299–305.
Stehr, H. (2012). Die intersubjektive Erkundung des Unbewussten in Gruppen am Beispiel von Irvin D. Yaloms Roman »Die Schopenhauer-Kur«. *Gruppenpsychother Gruppendynamik*, 48 (1), S. 53–77.
Stehr, H. (2013). Wege und Auswege von Hass und Destruktivität in Gruppen. *Gruppenpsychother Gruppendynamik*, 49 (4), S. 331–349.
Stern, D. (1977 [2002]). *The First Relationship – Infant and Mother (Developing Child)*. Cambridge, Mass.: Harvard University Press.
Stern, D. N. (1985). *The Interpersonal World of the Infant*. New York: Basic Books.
Stern, D. N. (1995). *Motherhood Constellation: A Unified View of Parent-Infant Psychotherapy*. New York: Basic Books.
Stern, D. N. (2007). *Der Gegenwartsmoment. Veränderungsprozesse in Psychoanalyse, Psychotherapie und Alltag*. 2. Aufl., Frankfurt am Main: Brandes & Apsel.
Stern, D. N. (2012). *Veränderungsprozesse. Ein integratives Paradigma*. Frankfurt am Main: Brandes & Apsel.

Strauß, B. (2009). Evidenzbasierte Gruppenpsychotherapie: Ergebnisse der Gruppenpsychotherapieforschung. In: Mattke, D., Reddemann, L. & Strauß, B. (Hrsg.), *Keine Angst vor Gruppen. Gruppenpsychotherapie in Praxis und Forschung*, Reihe Leben Lernen (S. 179–277), 2., durchges. Aufl., Stuttgart 2011: Klett-Cotta.

Strauß, B. (2016). Zum Stand der empirischen Forschung in der psychodynamischen Gruppenpsychotherapie. *Gruppenpsychother Gruppendynamik,* 52 (2), S. 111–127.

Strauß, B. & Burgmeier-Lohse, M. (1994). Prozess-Ergebnis-Zusammenhänge in der analytisch orientierten Gruppenpsychotherapie. Eine Erkundungsstudie im stationären Rahmen. *Psychotherapeut, 39*, S. 239–250.

Strauß, B., Schreiber-Willnow, K., Kruse, J., Schattenburg, L., Seidler, K.-P., Fischer, T. et al. (2012). Ausbildungshintergrund, Alltagspraxis und Weiterbildungsbedarf von Gruppenpsychotherapeuten in der stationären Psychotherapie – Ergebnisse einer Umfrage. *Z Psychosom Med Psychother,* 58 (4), S. 394–408.

Strauß, B., Spangenberg, L., Brähler, E. & Bormann, B. (2015). Attitudes towards (psychotherapy) groups: Results of a survey in a representative sample. *International Journal of Group Psychotherapy,* 65 (3), S. 410–430.

Streeck, U. (2008). *Psychoanalytisch-interaktionalle Gruppentherapie bei Persönlichkeitsstörungen.* Paper presented at the Jahrbuch für Gruppenanalyse und ihre Anwendungen. Aufbruch ins Ungewisse – Identitätswandel in Gruppen.

Streeck, U. (2015). Gruppe als Chance – Interpersonelle Beziehungen im Brennpunkt. In: Mattke, D., Streeck, U. & König, O. (Hrsg.), *Praxis stationärer und teilstationärer Gruppen*, Reihe Leben lernen (S. 184–199), Stuttgart: Klett-Cotta.

Streeck, U. & Leichsenring, F. (2015). *Handbuch psychoanalytisch-interaktionelle Therapie: Zur Behandlung von Patienten mit strukturellen Störungen und schweren Persönlichkeitsstörungen.* Göttingen: Vandenhoeck & Ruprecht.

Suslow, T., Kugel, H., Rauch, A. V., Dannlowski, U., Bauer, J., Konrad, C. et al. (2009). Attachment avoidance modulates neural response to masked facial emotion. *Hum Brain Mapp, 30* (11), S. 3553–3562.

Target, M. & Fonagy, P. (1996). Playing with reality II: The development of psychic reality from a theoretical perspective. *Int J Psychoanal, 77*, S. 459–479.

Tauber, M., Mantoulan, C., Copet, P., Jauregi, J., Demeer, G., Diene, G. et al. (2011). Oxytocin may be useful to increase trust in others and decrease disruptive behaviours in patients with Prader-Willi syndrome: a randomised placebo-controlled trial in 24 patients. *Orphanet Journal of Rare Diseases, 6* (1), S. 47.

Taubner, S. (2015). *Konzept Mentalisieren – Eine Einführung in Forschung und Praxis.* Gießen: Psychosozial-Verlag.

Taubner, S., Kessler, H., Buchheim, A., Kächele, H. & Staun, L. (2011). The role of mentalization in the psychoanalytic treatment of chronic depression. *Psychiatry, 74* (1), S. 49–57.
Taubner, S. & Sevecke, K. (2015). Kernmodell der Mentalisierungsbasierten Therapie. *Psychotherapeut, 60* (2), S. 169–184.
Te Wildt, B. T. & Schultz-Venrath, U. (2004). Magical ideation – defense mechanism or neuropathology? A study with multiple sclerosis patients. *Psychopathology, 37* (3), S. 141–144.
Tomasello, M. (1999). *Die kulturelle Entwicklung des menschlichen Denkens.* Frankfurt am Main: Suhrkamp.
Tomasello, M. (2009). *Die Ursprünge der menschlichen Kommunikation.* Frankfurt am Main: Suhrkamp.
Tomasello, M., Call, J. & Gluckman, A. (1997). Comprehension of novel communicative signs by apes and human children. *Child Dev, 68* (6), S. 1067–1080.
Tomatis, A. A. (1978). *L'oreille et le langage.* Ghigliano/Cinzia: Seuil.
Tost, H. & Meyer-Lindenberg, A. (2012). Puzzling over schizophrenia: schizophrenia, social environment and the brain. *Nat Med, 18* (2), S. 211–213.
Trabant, J. (1988). Vom Ohr zur Stimme. Bemerkungen zum Phonozentrismus zwischen 1770 und 1830. In: Gumbrecht, H. U. & Pfeiffer, K. L. (Hrsg.), *Materialität der Kommunikation* (S. 63–79), Frankfurt am Main: Suhrkamp.
Trehub, S. E. (2003). The developmental origins of musicality. *Nat Neurosci, 6* (7), S. 669–673.
Trevarthen, C. (1979). Communication and cooperation in early infancy: a description of primary intersubjectivity. In: Bullowa, M. (Hrsg.), *Before speech: The Beginning of Interpersonal Communication* (S. 321–347), Cambridge, UK: Cambridge University Press.
Tschuschke, V. (Hrsg.) (2001). *Praxis der Gruppenpsychotherapie.* Stuttgart/New York: Thieme.
Tschuschke, V., Anbeh, T. & Kiencke, P. (2007). Evaluation of long-term analytic outpatient group therapies. *Group Analysis, 40*, S. 140–159.
Tschuschke, V. & Anbeh, T. (2010). Wirksamkeit ambulanter Gruppenpsychotherapie in Deutschland: Ergebnisse der PAGE-Studie. *Gruppenpsychother Gruppendynamik, 46*, S. 198–214.
Tubert-Oklander, J. (2014). *The One and the Many. Relational Psychoanalysis and Group Analysis.* London: Karnac.
Turner, E. H., Matthews, A. M., Linardatos, E., Tell, R. A. & Rosenthal, R. (2008). Selective publication of antidepressant trials and its influence on apparent efficacy. *N Engl J Med, 358* (3), S. 252–260.
van Os, J., Kenis, G. & Rutten, B. P. (2010). The environment and schizophrenia. *Nature, 468* (7321), S. 203–212.

van Vreeswijk, M. & Broersen, J. (2014). *Schemafokussierte Kurzzeittherapie in Gruppen. Anleitung für Therapeuten – Kognitiv-behaviorale Techniken.* Lichtenau: G. P. Probst Verlag.

Vrticka, P. & Vuilleumier, P. (2012). Neuroscience of human social interactions and adult attachment style. *Front Hum Neurosci, 6*, S. 212.

Vygotskij, L. S., Hanfmann, E., Vakar, G. & Kozulin, A. (2012). *Thought and Language.* Cambridge, Mass.: MIT Press.

Waldenfels, B. (1992). *Einführung in die Phänomenologie.* Paderborn: Fink.

Waldenfels, B. (2003). Stimme am Leitfaden des Leibes. In: Epping-Jäger, C. & Linz, E. (Hrsg.), *Medien/Stimmen* (S. 19–35), Köln: Dumont.

Waldenfels, B. (2006 [2012]). *Grundmotive einer Phänomenologie des Fremden.* Frankfurt am Main: Suhrkamp.

Waldenfels, B. (2007). *The Question of the Other.* New York: State University of New York Press.

Waldenfels, B. (2011). *Phenomenology of the Alien. Basic Concepts.* Evanston, Ill.: Northwestern University Press.

Wander, E. (1935). *Gruppenbildung im zweiten Lebensjahr.* Wien: Dissertation Universität Wien.

Watzlawick, P., Beavin, J. H. & Jackson, D. D. (2011). *Menschliche Kommunikation: Formen, Störungen, Paradoxien.* Bern: Huber.

Weber, R., Ogrodniczuk, J., Schultz-Venrath, U. & Strauß, B. (2013). Zum Verhältnis von Forschung und klinischer Praxis – Ergebnisse der Mitgliederbefragung der Deutschen Gesellschaft für Gruppenanalyse und Gruppenpsychotherapie (D3G) zur Wahrnehmung von Psychotherapieforschung. *Gruppenpsychother Gruppendynamik, 49*, S. 47–63.

Weinberg, E. (2006). Mentalization, affect regulation, and development of the self. *Journal of the American Psychoanalytic Association, 54* (1), S. 251–270.

Weinberg, H. (2014). *The Paradox of Internet Groups – Alone in the Presence of Virtual Others.* London: Karnac.

Welzer, H. (2006). Über Engramme und Exogramme. Die Sozialität des autobiographischen Gedächtnisses. In: Welzer, H. & Markowitsch, H.-J. (Hrsg.), *Warum Menschen sich erinnern können. Fortschritte der interdisziplinären Gedächtnisforschung* (S. 111–128), Stuttgart: Klett-Cotta.

Wildgruber, D., Hertrich, I., Riecker, A., Erb, M., Anders, S., Grodd, W. et al. (2004). Distinct frontal regions subserve evaluation of linguistic and emotional aspects of speech intonation. *Cereb Cortex, 14* (12), S. 1384–1389.

Wilson, D. & Sperber, D. (2012). *Meaning and Relevance.* Cambridge, UK: Cambridge University Press.

Winnicott, D. W. (1956 a). Mirror role of mother and family in child development. In: Winnicott, D. W. (Hrsg.), *Playing and Reality* (S. 111–118), London: Tavistock.

Winnicott, D. W. (1956 b). *Through Paediatrics to Psychoanalysis.* London: Hogarth.

Winnicott, D. W. (1971). *Vom Spiel zur Kreativität.* 14. Aufl., Stuttgart 2015: Klett-Cotta.

Wotton, L. (2015). Improvising a home amongst strangers. *Group Analysis,* 48, S. 447–454.

Yalom, I. (1975). *Theory and Technique of Group Psychotherapy.* New York: Basic Books.

Yalom, I. D. (2005a). *Die Schopenhauer-Kur.* München: btb.

Yalom, I. D. (2005b). *Im Hier und Jetzt. Richtlinien der Gruppenpsychotherapie.* München: btb.

Yalom, I. D. & Leszcz, M. (2007). *Theorie und Praxis der Gruppenpsychotherapie. Ein Lehrbuch.* 11. Aufl., Stuttgart 2012: Klett-Cotta.

Young, J. E., Klosko, J. S. & Weishaar, M. E. (2003). *Schema Therapy: A Practitioner's Guide.* New York: Guilford.

Zahavi, D. (2005). *Subjectivity and Selfhood: Investigating the First-Person Perspective.* Cambridge, Mass.: MIT Press.

Zahavi, D. (2007). Self and other: The limits of narrative understanding. In: Hutto, D. D. (Hrsg.), *Narrative and Understanding Persons. Royal Institute of Philosophy. Supplement* 60 (S. 179–201), Cambridge: Cambridge University Press.

Zahavi, D. (2009). Is the self a social construct? *Inquiry,* 52 (6), S. 551–573.

Zahavi, D. (2010). Complexities of self. *Autism,* 14 (5), S. 547–551.

Zhang, X., Li, T. & Zhou, X. (2008). Brain responses to facial expressions by adults with different attachment-orientations. *Neuroreport,* 19 (4), S. 437–441.

Zimmermann, J., Schwarzer, I., Masuhr, O., Jaeger, U., Spitzer, C. & Wright, A. G. C. (2016). Tägliches Erleben im stationären Setting: Eine Tagebuchstudie zum Einfluss der psychoanalytisch-interaktionellen Gruppentherapie. *Psychodynamische Psychotherapie* [im Druck].

Die Autoren

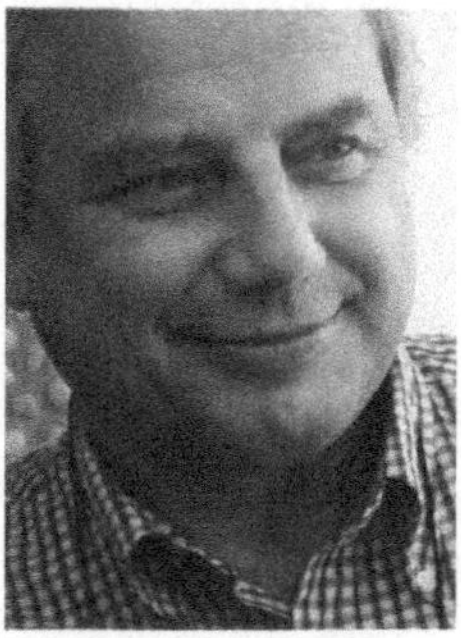

© privat

Ulrich Schultz-Venrath, Prof. Dr. med., ist Arzt für Psychotherapeutische Medizin (DGPM) und Nervenheilkunde (DGN), Psychoanalytiker (DPV/DGPT/IPA), Gruppenlehranalytiker (D3G, GASI) und Chefarzt der Klinik für Psychiatrie, Psychotherapie und Psychosomatik, Ev. Krankenhaus Bergisch Gladbach sowie Professor für Psychosomatik an der Universität Witten/Herdecke. Sprecher der Herausgeber der Zeitschrift »Gruppenpsychotherapie und Gruppendynamik – Zeitschrift für Theorie und Praxis der Gruppenanalyse«.

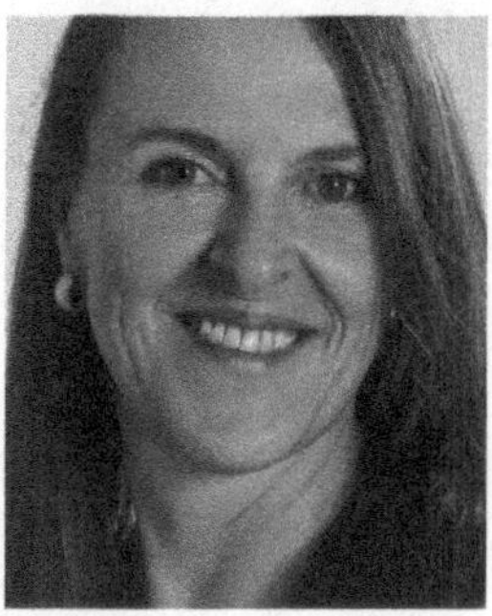

© privat

Helga Felsberger, Mag. Dr. phil., Klinische und Gesundheitspsychologin, Psychotherapeutin (Gruppenanalyse und Psychoanalytische Psychotherapie), Supervisorin, Lehrtherapeutin im ÖAGG und im Seminar für Gruppenanalyse Zürich, tätig in freier Praxis sowie an der ÖAGG Psychotherapeutischen Ambulanz in Wien. Leiterin des ÖAGG-Weiterbildungscurriculum Mentalisierungsbasierte Psychotherapie und Beratung. Adjunct Professor an der Webster University Vienna, Mitherausgeberin der Zeitschrift »Gruppenpsychotherapie und Gruppendynamik – Zeitschrift für Theorie und Praxis der Gruppenanalyse«.